HEPATOBILIARY AND
PANCREATIC SURGERY
CHEN'S THEORY AND TECHNOLOGY

陈孝平●主编

湖北省学术著作
Hubei Special Funds for
Academic Publications 出版专项资金

陈氏
肝胆胰外科
理论与技术

长江出版传媒
湖北科学技术出版社

图书在版编目（CIP）数据

陈氏肝胆胰外科理论与技术 / 陈孝平主编 . —武汉：湖北科学
技术出版社，2024.10
　　ISBN 978-7-5706-0903-1

　　Ⅰ . ①陈…　Ⅱ . ①陈…　Ⅲ . ①肝疾病－外科学　②胆道疾病－外科学
③胰腺疾病－外科学　Ⅳ . ① R657.3　② R657.4　③ R657.5

中国版本图书馆 CIP 数据核字（2020）第 225514 号

陈氏肝胆胰外科理论与技术
CHEN SHI GANDANYI WAIKE LILUN YU JISHU

| 策　　划：黄国香 | 责任校对：王　璐 |
| 责任编辑：黄国香　常　宁 | 封面设计：喻　杨 |

出版发行：湖北科学技术出版社
地　　址：武汉市雄楚大街 268 号（湖北出版文化城 B 座 13—14 层）
电　　话：027-87679468　　　　　　　　　　　　　　　　　　邮　　编：430070

印　　刷：武汉市华康印务有限责任公司　　　　　　　　　　　　邮　　编：430021

| 889×1194　　　1/16 | 15.75 印张　　320 千字 |
| 2024 年 10 月第 1 版 | 2024 年 10 月第 1 次印刷 |

定　　价：108.00 元

《陈氏肝胆胰外科理论与技术》
编 委 会

主 编 简 介

陈孝平，中国科学院院士，肝胆胰外科及器官移植领域专家；华中科技大学同济医学院名誉院长，华中科技大学同济医学院附属同济医院外科学系主任、肝胆胰外科研究所所长；器官移植教育部重点实验室主任、国家卫生健康委员会器官移植重点实验室主任、中国医学科学院器官移植重点实验室主任。意大利 Insubria 大学外科学系名誉教授，香港中文大学威尔斯亲王医院外科客座教授。

他在肝胆胰外科和器官移植领域做出了较系统的创新性成果：提出新的肝癌分类和大肝癌可安全切除的理论，创立控制肝切除出血技术 3 项和肝移植术式 1 项，提出小范围肝切除治疗肝门部胆管癌的理念，创立不缝合胆管前壁的胆肠吻合术和插入式胆肠吻合术，改进了胰十二指肠切除术操作步骤，创立陈氏胰肠缝合技术等。这些理论和技术在全国 22 个省、5 个自治区、4 个直辖市的 200 多家医院被推广应用达 50000 多例，效果显著。其成果曾获得国家科学与技术进步奖二等奖、教育部提名国家科技进步奖一等奖、中华医学科技奖一等奖、何梁何利基金科学与技术进步奖、中国抗癌协会科技奖一等奖、湖北省科技成果推广奖一等奖、湖北省科技进步奖一等奖各 1 项。

鉴于陈孝平教授在肝胆胰外科领域所作出的杰出贡献及成就，他曾荣获中国肝胆胰外科领域杰出成就金质奖章（2008 年）、亚太肝胆胰协会杰出成就金质奖章（2017 年）、国际肝胆胰协会杰出贡献奖及金质奖章（2023 年度全球唯一获此殊荣者）。意大利 Insubria 大学前任校长 Renzo 教授在 Nature 专刊上发表署名文章，称陈孝平为"国际肝胆胰外科技术改进与创新的领导者"。

现任亚太腹腔镜肝切除推广与发展专家委员会主席，中国腹腔镜肝切除推广与发展专家委员会主任委员，国际肝胆胰协会中国分会主席，亚太肝癌协会常委，美国外科学会外籍荣誉委员，美国外科学院院士，国际外科专家组（ISG）成员（中国大陆仅 1 名），中华医学会外科学分会常务委员兼肝脏学组组长，中国医师协会外科医师分会副会长和器官移植分会副会长，中国抗癌协会腔镜与机器人分会主任委员，武汉医学会会长。担任全国高等学校 5 年制本科国家级规划教材《外科学》第 8～10 版主编、全国高等学校 7 年制《外科学》第 1 版及 8 年制国家级规划教材《外科学》第 1～4 版主编、《黄家驷外科学》第 9 版主编；另外主编其他辅助教材和著作 20 余部。被评为全国教学名师（2006 年）、宝钢优秀教师特等奖（2006 年）；获国家级教学成果奖二等奖（2005 年、2023 年）、教育部课程思政教学名师（2021 年）以及首届全国教材建设奖全国教材建设先进个人（2021 年）。

前　言

在腹部外科中，肝胆胰外科手术技术比较复杂，难度大、风险高。医学发展到今天，肝胆胰外科中的很多问题仍然亟待解决。湖北科学技术出版社的黄国香博士邀请笔者编著一本肝胆胰外科著作，以将笔者从医50余年的经验和广大医师分享。起初，她将书名拟定为《陈孝平肝胆胰外科学》。经过认真思考，我认为再写一本厚厚的理论著作，倒不如从解决实际问题的角度出发，编撰一本书，能让医师真正获得肝胆胰外科中的新理念和关键技术。于是就有了这本《陈氏肝胆胰外科理论与技术》。

本书共分20章，放弃了按照解剖、病理生理、疾病诊断、疾病治疗、围手术期处理等为框架的传统编撰结构，而是重点介绍笔者在肝、胆、胰外科中提出的新理念以及手术中的若干技术改进和创新。肝脏解剖复杂，血供丰富，具有重要的生理功能。即使在医学相当发达的今天，很多基层医院仍不能很好地开展肝脏外科手术。笔者实施了1万余例各种肝胆胰手术，希望能通过此书将笔者的经验和技术介绍给广大医师。好的技术一定要简单、有效。例如第四章介绍的第一肝门阻断联合肝下下腔静脉阻断技术应用于肝切除术中控制出血，操作非常简单，通常1分钟左右就能完成，有经验的医生，几秒钟就可以完成这一操作，而且控制肝切除术中出血效果显著，立竿见影。重要的是，这项技术操作完全由外科医师实施，而不像低中心静脉压技术需要依赖麻醉师实施。由于操作简单，此项技术非常适合在广大基层医院应用和推广。胆道、胰腺外科相关章节着重介绍了两项吻合技术。插入式胆肠吻合主要解决了细小胆管的吻合问题。该技术是20世纪80年代初笔者在辅助性部分肝移植实验研究中遇到技术难题时采取的办法，后来经过改进逐渐应用到临床，解决困难胆道重建问题（如多个细小胆管胆肠吻合），取得了很好的效果。笔者创立的胰肠吻合技术始于1995年，经过多年实践和数次改进，大幅度降低了术后胰漏的发生率。

上述技术已在全国各地广泛推广，不仅应用于传统开腹手术，而且已应用到腹腔镜及机器人辅助下肝胆胰手术。

笔者更期待的是，通过研习这些创新的理念和技术，能激发读者的创造性思维，形成独自解决问题的能力。读者亦可通过认真研习本书，提高肝胆胰外科的理论水平和临床技能。我相信无论是年轻医生，还是中高年资的医生，均可从此书中获得有用的知识和启发。当然，书中肯定存在不足甚或错误，衷心希望广大读者予以批评指正！

目 录

第一章 术前评估肝功能方法的改进

肝脏有人体的"生化工厂"之称，具有合成、代谢、解毒、内分泌及免疫调节等重要生理功能。此外，肝脏还有很强的再生能力，肝再生能力是肝切除术得以安全实施的前提条件之一。然而，在特定条件下，如大范围肝切除术后残肝体积不足，或伴有肝实质损害的基础疾病如肝硬化、脂肪肝等，肝储备功能会出现不同程度的降低，如在术前没能准确评估病人的肝脏储备功能则可能引起术后肝功能衰竭，甚至危及病人生命。因此，术前准确评估肝功能和肝储备功能，对于选择合理的治疗方法，把握安全的肝切除范围，从而提高肝脏外科疾病治疗的安全性具有重要意义[1]。

随着对肝脏生理功能的认识不断加深，以及影像学和计算机科学的不断发展，目前术前评估肝功能方法包括肝功能血清生化检测、肝脏储备功能评估、肝脏影像学评估三大部分内容。临床医生通常以上述评估结果为基础和依据，进而为肝脏外科疾病制订完整而行之有效的治疗计划。

第一节 肝功能血清生化检测

通过检测血清中肝脏合成和分泌的物质含量或酶的活性，可判断肝功能损害程度。上述检测指标常与其他的实验室指标及病人临床表现相结合，用于判断术后肝功能衰竭的风险和评估预后。常用的肝功能临床评分系统包括 Child-Pugh 评分系统和终末期肝病模型（model for end stage liver disease，MELD）。

一、胆红素

胆红素（bilirubin，BIL）是血红蛋白代谢的主要降解产物，其血浆浓度反映了肝细胞通过肝脏网状内皮系统对胆红素进行摄取、结合和排泄的程度。正常情况下，血浆总胆红素低于 17.1μmol/L。肝实质严重损害、胆汁淤积或多种原因（如脾功能亢进）引起的红细胞破坏增多均可导致血浆总胆红素水平升高，确定不同性质的黄疸对决定是否施行肝切除术具有重要意义：一般而言，因肝脏疾病出现黄疸时，不宜做大范围肝切除术，肝细胞性黄疸常常是肝切除术的禁忌证；脾功能亢进病人红细胞破坏增多导致的总胆红素增高（溶血性黄疸），通常这对施行脾切除术的安全性无影响；而如果是胆道肿瘤等因素引起的阻塞性黄疸，则应结合肝功能的其他指标、肿瘤可切除性及残肝体积等综合判断，评估肝切除是否安全。

二、白蛋白与前白蛋白

合成蛋白质是肝脏重要功能之一。尤其是白蛋白（albumin，ALB），几乎全部在肝脏内合成。因此，人血白蛋白水平可反映肝脏慢性损害程度。白蛋白的循环半衰期较长，约为20d，检测血浆白蛋白水平可反映稳态下肝脏的蛋白合成功能，正常值为38～50g/L。

前白蛋白（pre-albumin，pre-ALB）亦主要由肝细胞合成，在电泳分离时，常显示在白蛋白的前方。其半衰期很短，仅约1.9d，可作为早期肝功能损伤的指标，比白蛋白具有更高的敏感性。此外，前白蛋白和白蛋白亦可用于判断病人的术前营养状态，且前白蛋白更敏感。

三、凝血酶原时间

肝脏是合成凝血因子的最主要场所。肝功能异常病人可出现凝血因子的合成减少和凝血时间异常。临床上最常用的是凝血酶原时间（prothrombin time，PT），它反映了包括凝血因子Ⅱ、凝血因子Ⅴ、凝血因子Ⅶ、凝血因子Ⅹ和纤维蛋白原在内的外源性凝血通路的活性。凝血酶原时间受凝血因子Ⅶ影响最大，因其半衰期较短，且其发挥功能依赖于维生素K。因此，各种病理因素如胆道梗阻或蛋白合成障碍所致凝血因子的缺乏亦可引起凝血酶原时间异常。

四、胆固醇

总胆固醇（total cholesterol）是指血液中所有脂蛋白所含胆固醇之总和，包括游离胆固醇和胆固醇酯，肝脏是合成和贮存胆固醇的主要器官。胆固醇是合成胆汁酸、皮质醇、性激素及维生素D等的重要原料，也是构成细胞膜的主要成分。血浆总胆固醇正常值为3～5.69mmol/L。慢性肝损害时，胆固醇合成受影响，血浆总胆固醇水平可能会降低。我们的研究结果发现：总胆固醇<2.8mmol/L的慢性乙型肝炎或丙型肝炎相关的肝细胞癌病人，在肝切除术后更容易出现术后肝功能不全等相关并发症，可作为术后肝功能衰竭的危险预测因素[2]。

五、血小板

血小板是从骨髓中成熟巨核细胞的胞浆脱落下来的小块胞质，正常值为（100～300）×10⁹/L。在肝硬化病人中，由于脾功能亢进等原因而导致血小板水平有不同程度的下降。华中科技大学同济医学院附属同济医院肝脏外科中心（简称"本中心"，后同）前期研究表明，在肝硬化病人中，血小板水平可以作为评估肝硬化严重程度的血清学指标。以血小板水平、影像学所见的门静脉宽度、脾脏厚度、胃底食管静脉曲张程度为基础建立的肝硬化严重程度评分（cirrhotic severity scoring，CSS）模型可准确评估肝功能代偿期的肝硬化病人的肝硬化严重程度[3]（详见本章第四节）。

六、转氨酶

主要包括丙氨酸转氨酶（alanine aminotransferase，ALT）和天冬氨酸转氨酶（aspartate aminotransferase，AST），是肝细胞损伤的敏感指标，其水平升高提示肝细胞已经受到了不同程度的损害。术前转氨酶升高往往暗示着有肝细胞损害的相关基础病变，如慢性活动性肝炎或酒精性肝炎或胆道感染等。ALT 主要存在于细胞质中，特异性高。AST 主要存在于细胞质和线粒体中，敏感性更高，但特异性不如 ALT（如心肌损伤相关疾病时 AST 往往升高）。

七、碱性磷酸酶和 γ–谷氨酰转肽酶

碱性磷酸酶（alkaline phosphatase，ALP）是一组去磷酸酶，主要存在于肝脏的毛细胆管、骨、肾和胎盘中；γ–谷氨酰转肽酶（γ–glutamyltranspeptidase，γ–GT）主要存在于肝、胰、脾、肾、心、脑等器官的细胞膜上。当存在胆汁淤滞或肝实质损害时，ALP 和 γ–GT 水平升高。本中心的前期研究表明，在肝癌破裂出血病人中，治疗前的 ALP 水平是影响肝癌破裂出血病人无病生存时间和总体生存时间长短的独立危险因素（详见本章第四节）。

第二节　肝脏储备功能评估

肝脏储备功能是指肝脏应对生理负荷增加时可动员的额外代偿潜能。正常肝脏的再生能力很强，储备功能很大，一个健康的肝脏可耐受 80% 体积的切除。然而，肝脏实质细胞有病变如慢性肝炎、代谢性脂肪性肝病、肝硬化等时，肝脏储备功能会受到不同程度的影响。病人对肝切除手术的耐受力降低，若不把握好手术适应证及肝切除范围，有可能导致术后肝功能衰竭及死亡。临床上需施行肝切除治疗的疾病中，相当一部分合并有肝细胞的损害。因此，对于这类病人，术前肝脏储备功能评估非常重要。临床常用的评估肝脏储备功能的方法是吲哚菁绿试验。

吲哚菁绿试验

吲哚菁绿（indocyanine green，ICG）是一种合成的三羰花青系红外感光深蓝绿色染料，静脉注射后与 α1 脂蛋白和白蛋白结合，肝细胞将其高效摄取，而后从肝细胞以游离形式将 ICG 分泌入胆汁中。ICG 无毒性且不参与胆红素的肝肠循环，易于测定其在血液中的浓度。ICG 的代谢取决于肝细胞功能及肝细胞受体数量。因而，此试验可用于间接估计肝细胞总量，了解肝脏储备功能。

ICG 试验的具体实施方法为将 ICG 按 0.5mg/kg 的剂量由静脉注射，通过无创的经皮探针和光电传感器检测血中 ICG 浓度。静脉注射后，2～3min 内 ICG 即可均匀分布于血液中，约 20min 后血液中 97% 的 ICG 已被排泄。通常以注射 15min 血清 ICG 滞留率（indocyanine green retention rate at 15min，ICG–R15）或者 ICG 最大清除率（ICG Rmax）作为量化评估肝脏储备功能的指标。一般认为，当 Child A 级病人 ICG–R15 < 10% 时，可耐受大范围肝切除（4 个肝段）；ICG–R15 为 10%～19% 时，可耐受较大范围肝切除（2～3 个肝段）；ICG–R15 为 20%～29% 时，只允许施行单个肝段切除；当 ICG–R15 为 30%～39% 时，只能施行局限性小量肝切除；当 ICG–R15 > 40% 时，只能施行肿瘤剜除术。

临床进行 ICG 试验时须注意，由于 ICG 经胆汁排泄，因而在梗阻性黄疸病人中 ICG 血浆清除率降低，对此类病人应在胆道梗阻解除后进行 ICG 试验。

近年来，随着荧光实时显像系统的发展和成熟，ICG 的应用范围被大大拓展，不仅可用于术前评估病人的肝脏储备功能，ICG 荧光染色结合荧光腹腔镜与术中超声引导下的门静脉穿刺技术可实现对肝病损部位及所在肝段或流域的准确定位。本中心即在国内率先报道了 ICG 实时成像技术在机器人辅助腹腔镜下肝切除术中的应用[4]。上述技术现已广泛应用于腹腔镜及机器人肝切除术中。

对于肝脏储备功能测定，尚有其他一些定量检查：如动脉血酮体比、利多卡因代谢试验、氨基比林清除试验和口服葡萄糖糖耐量试验、四溴酚酞磺酸钠试验、去唾液酸糖蛋白受体闪烁显像等等。由于对肝脏储备功能评估的临床价值尚未获得统一意见，且其检测方法烦琐，故尚未能在临床上常规应用[5]。

第三节　肝脏影像学评估

影像学评估主要包括肝脏体积测定和肝实质病变影像学评估。准确地测定肝脏体积，是肝脏功能术前评估的重要组成部分。尤其在大肝癌切除的术前评估中，肝脏体积及肝实质切除率的精确测算结合肝脏储备功能的量化评估，对于合理选择治疗方式和确定肝脏切除安全限量具有重要价值。

肝脏体积的测量方法主要分手工测算法和三维重建法两种。手工测算法是利用 CT、MRI 等断层影像逐层将目标肝脏区段的轮廓描出，由计算机软件自动计算得出各层面轮廓线之内的像素量，得出其横断面积，各层面肝脏面积乘以层厚再累加得出全部体积。三维重建法是利用三维重建软件，将肝脏薄层 CT 或 MRI 扫描的断层图像进行三维重建，进而基于体素的原理计算各个感兴趣肝脏区段的体积[6,7]。一般而言，正常肝脏可耐受肝实质切除率为 70% 左右，而对肝硬化病人，剩余肝脏体积占全肝体积的百分比应 ≥ 50%。

通过上述两种方法均可以较准确地计算出全肝脏体积（total liver volume，TLV）、肝脏各区段体积、肝实质体积、肿瘤体积、预计切除肝脏体积、预留肝脏体积，进而计算出预计肝实质切除率。公式如下：

TLV= 预留肝脏体积 + 预计切除肝脏体积

预计肝实质切除率 =（预计切除肝脏体积—肿瘤体积）/（TLV —肿瘤体积）×100%

20 世纪 80 年代，本中心课题组研究肝细胞癌病人的影像资料时发现，大肝癌或巨大肝癌病人肿瘤侧的肝组织由于受肿瘤的压迫或直接破坏，实际残存量已很少；而无瘤侧的肝脏体积大多呈代偿性增大。这种现象在小肝癌病人中并没有发现。因此本中心在 1994 年提出了大肝癌可切除理论：就相同解剖范围内的肝切除而言，肿瘤越小，切除的正常肝组织量越多；而肿瘤越大，切除的正常肝组织量越少[8]。例如，以右半肝切除术治疗位于右半肝的直径 > 10cm 和 < 5cm 肿瘤，后者的正常肝组织切除量多于前者。因此，两者所经受的肝实质切除量和肝脏功能储备破坏程度

也不相同，2014 年才有国外学者提出相似理念 [9]。近年来，本中心课题组通过三维重建技术分析大肝癌病人影像学资料进一步证实了这一理论（图 1-1）[10]。

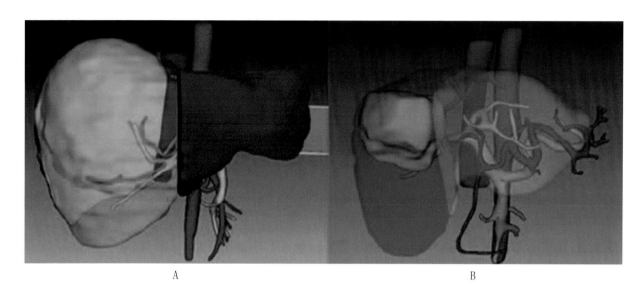

A   B

图 1-1　三维重建技术分析肿瘤大小与切除正常肝脏体积的关系

注：A—病例 1，右半肝肿瘤体积 1444.59cm^3，切除正常肝脏体积 210.83cm^3；B—病例 2，右半肝肿瘤体积 155.11cm^3，切除正常肝脏体积 764.99cm^3（引用自本中心已发表研究 [10]）。

当肝脏质地正常时，肝脏功能性肝细胞群的数量与肝脏体积成正比关系。但是在肝脏不同病变（肝硬化、脂肪肝、慢性肝炎等）背景下，肝细胞群数量减少及肝细胞功能受损可致病变肝脏功能性肝细胞群总量的降低和不同肝脏区段之间功能性肝细胞群数量的差异。因此，肝脏体积和肝实质切除量的测量尚需结合全肝实质病变的影像学评估及肝脏功能的评估才能为手术方式和肝切除范围的合理选择提供可靠的依据。

第四节　肝功能临床评分系统

一、Child-Pugh 评分系统

Child-Pugh 评分系统于 1964 年由美国密歇根大学 Child C. G. 首先描述，并于 1973 年由英国伦敦国王学院医院的 Pugh R. N. H. 改进，又称改良 Child 氏评分。Child-Pugh 评分系统由总胆红素、白蛋白、凝血酶原活动度、腹腔积液和肝性脑病五个评估因素组成，是目前临床应用最广泛的肝功能评估系统（表 1-1）。根据各项目得分相加后的总分可分级如下：Child A 级，5 ~ 6 分；Child B 级，7 ~ 9 分；Child C 级，10 ~ 15 分。

表 1-1　Child Pugh 评分系统

项目	得分		
	1 分	2 分	3 分
总胆红素（μmol/L）	< 34	34 ～ 51	> 51
白蛋白（g/L）	> 35	28 ～ 35	< 28
凝血酶原活动度	< 70%	40% ～ 70%	< 40%
腹腔积液	无	轻度（可用药控制）	中度（顽固性腹水）
肝性脑病	无	Ⅰ～Ⅱ度（可用药控制）	Ⅲ～Ⅳ度（顽固性的）

Child-Pugh 评分系统是判断肝硬化病人预后较为可靠的半定量方法。Child A 级代表肝脏功能代偿，病人 1 年内发生肝功能衰竭相关病死率 < 5%；Child B 级代表肝脏功能失代偿，病人 1 年内发生肝功能衰竭相关病死率约为 20%；Child C 级代表了肝脏功能严重失代偿，病人 1 年内发生肝功能衰竭相关病死率约为 55%。

在评估肝硬化病人的肝脏手术相关并发症的风险中，Child B 级和 Child C 级肝硬化病人的手术相关并发症和病死率显著高于 Child A 级者。Child B 级只允许行局部或小范围肝切除。Child C 级是肝切除术禁忌证[11]。

二、终末期肝病模型

终末期肝病模型（MELD）评分常用于肝移植病人的病情评估，同样也可用于拟行肝切除术的病人。评分计算公式为：MELD=9.57 × ln（肌酐 mg/dL）+3.78 × ln（胆红素 mg/dL）+11.2 × ln（INR）+6.43 × 病因（胆汁淤积性肝硬化或酒精性肝硬化为 0，病毒或其他原因导致的肝硬化为 1）。结果取整数。该模型除纳入了肝功能相关的评价指标外，还考虑了病人的肾功能状况。研究发现病人 MELD 评分 > 9 分与术后肝功能衰竭发生率，并发症发生率以及长期生存有关[12]。MELD 评分对肝功能的评估能力与区分度是否优于 Child-Pugh 分级尚待深入研究[13]。

三、肝硬化严重程度评分

在肝功能代偿期（Child A 级）肝硬化病人中，虽然病人均表现为肝功能未见明显异常，但病人肝硬化程度不尽相同。本中心的前期研究表明，在行肝切除术的肝功能为 Child A 级的早期肝癌（单个肿瘤，直径 < 5cm）病人中，肝组织病理为中到重度肝硬化（Laennec 分期 F4B ～ F4C 期）的病人术后出现肝功能不全的发生率以及术后长期生存率明显低于无肝硬化或轻度肝硬化（Laennec 分期 F4A 期）病人[14, 15]。本中心进而开发出一套以实验室和影像学检查指标，包括血

小板计数，影像学评估的门静脉主干最宽径、脾厚度和食管胃底静脉曲张程度四个指标为基础的用以评估肝硬化病人硬化严重程度的临床评分（Clinical scoring system，CSS）（表1-2）模型[3]，并证明 CSS 模型与病人的肝组织病理所见的胶原沉积程度和肝硬化病理学分期（Laennec 分期）呈现高度的相关性[16]。此外，CSS 模型对于 Child A 级病人术后出现肝功能衰竭的预测能力明显优于 ICG-R15[17]。

表 1-2　肝硬化严重程度评分模型

项目	得分		
	0 分	1 分	2 分
门静脉直径（cm）#	< 1.2	1.2 ～ 1.4	> 1.4
血小板计数（10^9/L）	≥ 100	70 ～ 100	< 70
脾厚度（cm）*	< 4.0	4.0 ～ 5.0	> 5.0
食管胃底静脉曲张程度$	无	轻度	中到重度

注：各项得分总和即为 CSS 评分的具体值。其中 0 ～ 1 分代表无或轻度肝硬化，2 ～ 3 分代表有中度肝硬化，≥ 4 代表有重度肝硬化。

\# 指影像学测量的门静脉直径为门静脉与肝动脉交叉点处的最大前后径。

* 指在影像学测量下脾门与脾后缘切线之间的垂直距离。

\$ 指病人在内镜检查下的食管胃底静脉曲张的分级：F1（轻度），静脉曲张呈直线形或略有迁曲；F2（中度），蛇形，迁曲隆起，占 < 1/3 管腔；F3（重度），串珠状、结节状或瘤样，占管腔的 1/3 以上。

四、肝癌破裂出血病人相关因素预后评分系统

肝癌破裂出血是肝癌严重而危及生命的并发症之一。在肝癌破裂发生的急性期内，病人存在活动性的腹腔内出血，严重时可导致失血性休克。肝癌破裂出血病人在急性期死亡率可高达 25% ～ 75%[18, 19]。在这类病人的救治中，如何对可能迅速恶化的病情做出准确判断和评估是处理的要点和难点之一。本中心在诊治这类病人的基础上开展了相关回顾性研究，以肿瘤直径、术前甲胎蛋白（AFP）水平和 ALP 水平为基础建立了肿瘤相关因素（tumor associated antigen，TAA）评分系统可评估行肝切除术治疗的肝癌破裂出血病人的预后（表1-3），并发现 TAA 评分系统较巴塞罗那临床肝癌（BCLC）评分系统、意大利肝癌计划（CLIP）预后系统、Okuda 分期等对肝切除术后肝癌破裂出血病人的预后评估具有更好的同质性和鉴别能力[20]。

表 1-3　行肝切除术治疗的肝癌破裂出血病人 TAA 预后评分系统

风险因素	得分 *
肿瘤直径（cm）	
＜ 5	0
5 ～ 10	4
≥ 10	5
甲胎蛋白（AFP，ng/mL）	
≤ 20	0
20 ～ 400	3
＞ 400	5
碱性磷酸酶（ALP，U/L）	
≤ 100.5	0
＞ 100.5	3

注：* 三项得分相加的总得分在 0 ～ 5 为低风险组，低风险组术后 2 年、3 年和 5 年的生存率分别为 73.8%、64.1% 和 44.2%。

总得分在 6 ～ 9 为中风险组，中风险组术后 2 年、3 年和 5 年的生存率分别为 27.3%、24.8% 和 15.5%。

总得分在 10 ～ 13 为高风险组，高风险组术后 2 年、3 年和 5 年的生存率分别为 9.3%、4.7% 和 0。

第五节　总　　结

术前对肝切除的安全性进行全面、细致的评估，制订相应的手术方案及进行充分的术前准备是降低肝切除术后并发症发生率和手术病死率的关键[21]。其中，术前对病人肝脏储备功能进行正确评估、准确估计余肝体积及功能、选择安全的治疗方式是术前评估的重要组成部分。随着影像学、计算机科学和材料学的发展，3D 打印、虚拟现实技术让上述评估手段的精确度和可视化程度明显提高[22]，上述评估方法尚有改进之处，例如如何更准确地评估功能性肝细胞体积并有效降低肝切除术的风险，需要外科医生在今后的临床实践中不断探索、积累经验，以进一步提高术前肝功能评估的准确性和肝脏外科疾病治疗的安全性。

（丁则阳　陈孝平）

参 考 文 献

[1] 张伟，陈孝平.肝脏外科的发展现状及展望[J].中华外科杂志，2019，57（7）：488-493.

[2] WANG Q，LAU W Y，ZHANG B，et al. Preoperative total cholesterol predicts postoperative outcomes after partial hepatectomy in patients with chronic hepatitis B- or C-related hepatocellular carcinoma[J]. Surgery，2014，155（2）：263-270.

[3] ZHANG E L，ZHANG Z Y，WANG S P，et al. Predicting the severity of liver cirrhosis through clinical parameters[J]. J Surg Res，2016，204（2）：274-281.

[4] 陈琳，罗鸿萍，李玕勋，等.吲哚菁绿荧光实时成像技术在机器人肝切除中的初步应用（附二例报告）[J].腹部外科，2017，30（4）：254-256.

[5] 李哲夫，陈孝平.肝脏储备功能的检测方法及意义[J].中华肝胆外科杂志，2006，12（10）：714-716.

[6] 陈琳，罗鸿萍，董水林，等.三维重建技术在评估大肝癌手术安全性中的作用[J].中华外科杂志，2016，54（9）：669-674.

[7] 张志伟，陈孝平，胡道予，等.多排螺旋CT三维重建在肝脏外科中的应用[J].中国实用外科杂志，2004，11：29-31.

[8] 陈孝平，裘法祖，吴在德.肝切除治疗巨大肝癌的体会[J].肝胆外科杂志，1994，2（4）：193-195.

[9] RAMESH H. Resection for hepatocellular carcinoma[J]. J Clin Exp Hepatol，2014，4（3）：90-96.

[10] 陈琳，董为，张必翔，等.肝胆胰外科新理念与新技术[J].科学通报，2017，1：36-46.

[11] 黄志勇，梁宾勇，陈孝平.术前如何评估肝切除术的安全性[J].中华外科杂志，2010，48（3）：163-166.

[12] 陈孝平.肝脏外科的发展历程与展望[J].中华消化外科杂志，2015，14（1）：9-10.

[13] 张贯启，张志伟，李常海，等.ICG-R15、iMELD及CLD评分在预测肝细胞癌术后肝功能不全程度中的作用及相关性研究[J].肝胆胰外科杂志，2014，26（6）：463-465.

[14] HUANG Z Y，LIANG B Y，XIONG M，et al. Severity of cirrhosis should determine the operative modality for patients with early hepatocellular carcinoma and compensated liver function[J]. Surgery，2016，159（2）：621-631.

[15] ZHANG E L，LIANG B Y，CHEN X P，et al. Severity of liver cirrhosis: a key role in the selection of surgical modality for Child-Pugh A hepatocellular carcinoma[J]. World J Surg Oncol，2015，13（1）：48.

[16] GU J，ZHANG E，LIANG B，et al. Liver collagen contents are closely associated with the severity of cirrhosis and posthepatectomy liver failure in patients with hepatocellular carcinoma and Child-Pugh Grade A liver function [J]. Ann Surg Oncol，2021，8（28）：4227-4235.

[17] GU J, ZHANG E, LIANG B, et al. Effectiveness comparison of indocyanine green retention test with the cirrhotic severity scoring in evaluating the pathological severity of liver cirrhosis in patients with hepatocellular carcinoma and Child-Pugh grade A liver function[J]. World J Surg Oncol, 2020, 18 (1): 79.

[18] LAI E C, LAU W Y. Spontaneous rupture of hepatocellular carcinoma: a systematic review[J]. Arch Surg, 2006, 141 (2): 191-198.

[19] ZHANG W, ZHANG Z W, ZHANG B X, et al. Outcomes and Prognostic Factors of Spontaneously Ruptured Hepatocellular Carcinoma [J]. J Gastrointest Surg, 2019, 23 (9): 1788-1800.

[20] WU J, ZHU P, ZHANG Z, et al. A new tumor-associated antigen prognostic scoring system for spontaneous ruptured hepatocellular carcinoma after partial hepatectomy[J]. Cancer Biol Med, 2018, 15 (4): 415-424.

[21] 陈孝平, 张志伟. 肝细胞癌诊断与治疗路线图（修订版）[J]. 中华外科杂志, 2012, 50 (6): 505-506.

[22] 梁宾勇, 黄志勇, 陈孝平. 精准医学背景下肝癌的治疗策略[J]. 临床外科杂志, 2017, 25 (1): 5-7.

第二章　肝缺血耐受时限的实验研究和临床探索

在肝切除术中，首要关心的问题是如何减少术中出血。常温下暂时性全肝入肝血流阻断法由 Pringle 于 1908 年首先倡导应用，故称 Pringle 法（图 2-1）。它是一种方法最简便、应用最广泛的控制肝脏手术时出血的措施。时至今日，仍被广泛应用。华中科技大学同济医学院附属同济医院自 20 世纪 50 年代初就开始采用此法阻断入肝血流以施行肝切除术。其具体方法是：在小网膜松弛部打开小网膜，以肾蒂钳穿过小网膜孔，于肝十二指肠韧带后方绕一条带或橡皮管，将条带或橡皮管缩紧，以阻断入肝血流。阻断的力度以触不到阻断带远端肝动脉搏动为宜，避免因阻断力度过大损伤肝十二指肠韧带内的胆管和血管。如有源于胃左动脉的异位肝左动脉应一并予以阻断。离断肝实质后松开阻断条带或橡皮管，并取出，恢复入肝血流。实践证明，在大多数病人用该方法控制肝切除术中的出血是安全、有效的。

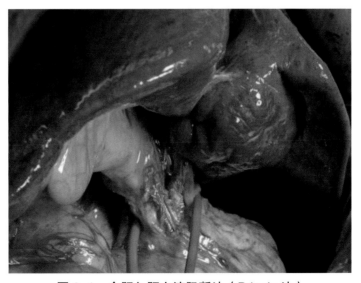

图 2-1　全肝入肝血流阻断法（Pringle 法）

然而，如果持续阻断肝脏入肝血流超过一定时限，肝脏热缺血及随后的再灌注损伤可能会造成剩余肝实质细胞不可逆性损伤。因此，肝切除时肝脏缺血耐受时限是肝脏外科领域关注的焦点。

20 世纪，国内外学者在这方面做了大量的研究，我们也进行了相关的探索[1,3-7]，现将其具体研究介绍如下。需要指出的是，移植肝的缺血耐受时限虽然和本主题在原理上有相似之处，但其具体机制有很大的不同，故不在本章讨论之列。

一、常温下阻断肝血流的最大耐受时限

1925 年，Duchinova 首先对狗施行了常温下阻断肝动脉和门静脉的实验研究[2]。结果显示，阻断时间仅几分钟，少数延长到 35min，狗即死亡。死亡的原因是阻断肝动脉和门静脉后迅速发生门静脉系统瘀血及休克。为了防止门静脉系统瘀血，Raffucci 等在阻断狗的第一肝门的同时，亦阻断腹腔动脉，结果狗可以耐受阻断全肝入肝血流 20min。Goodall 等做了类似的实验，阻断入肝血流 20min 的狗全部存活，30min 组存活率为 50%，40min 组全部死亡，证实了 Raffucci 的实验结果。1955 年，Drapanas 等在常温下阻断狗的入肝血流的同时，通过侧门腔静脉分流来防止门静脉系统瘀血。结果如下：17 条狗阻断入肝血流时间为 30 ～ 75min，16 条存活；9 条阻断 90min，只有 3 条（33%）存活；阻断 90min 以上的狗全部死亡。Hiens 等采用同样的方法实验，而阻断入肝血流 30min 的 10 条狗中 9 条死亡；阻断 60min 的 24 条狗中 23 条死亡，未能重复出 Drapanas 的实验结果。Jolly 等采用脾静脉—左侧髂静脉插管转流来防止阻断入肝血流时的门静脉系统瘀血，阻断入肝血流 15 ～ 49min 的 11 条狗全部存活；50 ～ 59min 的 14 条狗中 8 条（57%）存活；60 ～ 75min 的 18 条狗中 7 条（39%）存活；90 ～ 100min 的 7 条狗中 2 条（29%）存活；120 ～ 130min 的 8 条狗中仅 1 条（13%）存活。Farkouh 等的实验方法与 Jolly 的方法相似，发现阻断入肝血流 40min 的狗全部存活；50 ～ 70min 组有 40% 的狗死亡；80min 以上组的狗全部死亡。故认为，对于狗常温下阻断入肝血流最大的安全时限是 40min。

我们在对家兔进行实验中，在常温下阻断入肝血流的同时，行肠系膜静脉—颈外静脉转流，以减压门静脉。结果，阻断入肝血流 30 ～ 60min 的家兔全部存活；阻断 90min 的 10 只兔中 6 只（60%）存活；阻断 120min 的 10 只兔全部死亡（表 2-1）。

表 2-1　不同阻断时间组家兔生存情况

组别	生存	肝功能损害	组织学改变
30min	11/11	轻度、暂时	轻度
45min	12/12	轻度、暂时	轻度
60min	12/12	轻度、暂时	轻度
90min	6/11	较重、较长	较重
120min	0/10	—	严重

注：引自陈孝平，吴在德，裘法祖.家兔常温下阻断肝门最大耐受时限的实验研究 [J]. 中华外科杂志，1984，22：153-155.

1980 年，Nordlinger 等用猪做实验，在未施行门静脉减压组，阻断入肝血流 30min 的猪均于术后 24h 内死亡；而在通过脾静脉－颈静脉插管转流减压门静脉组，阻断入肝血流 60 ～ 120min 的 18 只猪均存活，阻断 180min 的 3 只猪均死亡。此结果表明，猪对常温下阻断入肝血流的耐受性较好，最大安全时限为 120min。而对于鼠，即使行门静脉减压，阻断入肝血流 90min 时只有 23％的可存活。Holper 等选用狒狒做实验，在无门静脉减压的情况下，阻断入肝血流 90min 时尚有 45％的动物可存活，表明灵长类动物对门静脉阻断的耐受性较好。

通常认为对于人在常温下阻断入肝血流的安全时限为 15 ～ 20min。显然，这样短的时间对完成较为复杂的肝切除术是不够的。阻断入肝血流的同时予以腹腔内降温或采用间断反复多次短时间阻断入肝血流法可略补其不足，但增加了手术的复杂性，延长了手术时间，从而影响这一技术在临床上的充分开展。值得指出的是，15 ～ 20min 这一"安全时限"是根据 20 世纪 50 年代初狗的实验结果推测得来的，并无充分的临床依据。从上述实验研究情况来看，狗对常温下阻断入肝血流的耐受性比其他动物差。因为狗的肝静脉小分支有较丰富的括约肌，短时间的缺血就会使其痉挛，以致恢复入肝血流后，发生肝血液回流受阻情况。由此可见，狗对常温下阻断入肝血流的耐受性如何，既不能代表其他类动物，更不能代表人类。1957 年，Wangensteen 在施行肝脏手术时，有 2 例病人的常温下阻断入肝血流时间分别为 20min 和 33min，术后存活；但另 1 例病人的阻断时间为 27min，术后死于持续性低血压。Williams 曾报告 1 例肝损伤的病人，在施行肝切除术时，常温下阻断入肝血流长达 75min，术后病人存活，唯术后早期有暂时性肝功能损害。1978 年 Huguet 等在施行肝切除术时，常温下按序阻断腹主动脉、第一肝门、肝下下腔静脉和肝上下腔静脉，使肝脏血流完全被阻断。24 例病人的常温下肝血流完全阻断的时间为 24 ～ 65min，平均 39min。全组无手术中死亡，术后死亡率为 25％，死亡原因与肝病性质和残肝质量有关。但阻断肝血流 65min 的 1 例术后恢复良好。1983 年 Pachter 等报告对 75 例严重肝损伤病人，均采用常温下阻断入肝血流法控制出血，如阻断入肝血流前给予琥珀酸甲泼尼龙 30 ～ 40mg，可使近 50％的病人能耐受阻断入肝血流 40min 以上。1987 年安徽医科大学报告 1 例手术中意外将肝十二指肠韧带横断，被迫做长时间的第一肝门阻断，以做血管和胆管的吻合。此例手术中常温下阻断入肝血流时间为 68min，术后恢复良好。

20 世纪 80 年代，我们在家兔实验研究的基础上，开展"超安全时限"阻断入肝血流方面的研究 [3]。早期的部分结果见表 2-2、图 2-2。27 例肝切除病人入肝血流阻断时间为 20 ～ 60min，平均 35min。全组无手术死亡者、无肝性脑病者，术后转氨酶一过性升高，一般 15d 内恢复正常。后期总计观察采用常温下阻断入肝血流技术的 134 例中，46 例阻断时间为 20 ～ 60min，平均 31.4min。其中，阻断时间为 40 ～ 60min 者 8 例，无术中、术后死亡者。

表 2-2 不同肝门阻断时间病人临床比较

项目	长时间组	短时间组
切肝例数（例）	46	35
阻断肝门时间（min）	20~60	2~19
平均时间（min）	31.4	7.5
手术死亡	无	无
长时间肝功能异常	无	无

注：引自陈孝平，吴在德.肝切除术中常温阻断入肝血流时间的探讨 [J].中华外科杂志，1989，9：523.

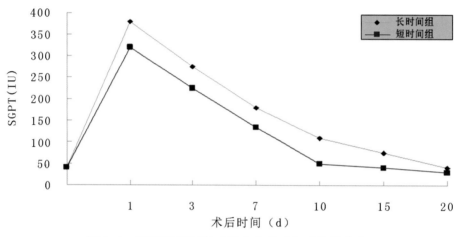

图 2-2 不同肝门阻断时间病人术后肝功能的变化

注：引自陈孝平，吴在德.肝切除术中常温阻断入肝血流时间的探讨 [J].中华外科杂志，1989，9：523.

上述资料表明，临床上施行肝切除术时，如有必要，常温下阻断肝血流的时间是可以超过 15 ～ 20min 这一所谓安全时限的，可达 30 ～ 60min，这是对传统观念的重要突破，可以很好地指导临床实践。然而应该说明的是，人的常温下阻断肝血流的最大耐受时限是多久，目前仍不清楚。因为它受病人的年龄、肝硬化程度、肝脏储备功能及肝切除范围大小等多方面因素的影响，尚需进一步深入细致的研究。

目前比较一致地认为，肝硬化程度和肝脏储备功能情况，是影响人对常温下阻断肝血流耐受性的最主要因素之一。1989 年 Delva 报告 142 例肝切除术中，对 107 例采用了常温下阻断入肝血流法，阻断时间为 8 ～ 70min，平均 30.4min；采用按序阻断腹主动脉、第一肝门、肝下下腔静脉及肝上下腔静脉的全肝血流完全阻断法的有 35 例，阻断时间为 18 ～ 90min，平均 40min。142 例中死亡 8 例（5.6%）。在分析失败的原因时发现，在年龄、肝切除范围大小、标本质量、输血量和肝血流阻断时间等诸因素均相似的有肝硬化和无肝硬化两组中，有肝硬化组术后发生肝衰者更常见（$P < 0.001$）。我们的 134 例中，2 例术后发生轻度肝性脑病。其中，1 例原发性肝癌病人有慢性活动性肝炎史十余年，有较明显的肝硬化，施行肝第 V 段切除时阻断入肝血流仅 15min。术后第 2 天出现肝性脑病症状，血氨值达 76.31μmol/L，ALT 值达 20570U/L。经治疗，于术后第 5 天症状缓解。另 1 例原发性肝癌病人，术前曾做过 5 次介入性肝动脉插管栓塞加化疗，肿瘤缩小后行肝段切除术，术中阻断入肝血流 17min。术后第 3 天出现肝性脑病症状，血氨值 38.16μmol/L，ALT 达 5084U/L。经治疗，于术后第 8 天症状缓解。因此，对有明显肝硬化的病人，手术中应严格限制常温下阻断全肝入肝血流的时间，最好不超过 10 ～ 15min；或采用常温下仅阻断病侧肝血流的方法，阻断时间可延长到 20 ～ 30min。

此外，当预计肝血流阻断时间超过 30min 时，许多外科医生会选择间断性应用 Pringle 法。但本中心及其他单位的临床研究发现，在肝功能代偿良好的慢性肝病病人中，肝脏同样可以安全耐受 30min 以上的持续性入肝血流阻断，并未增加术后并发症的发生率。相对于间断性 Pringle 法，持续性 Pringle 法不仅可以显著减少肝脏手术中出血量、降低围手术期输血病人的比例及输血量，而且也并未增加术后剩余肝实质的损害。

二、阻断肝血流后血流动力学变化

动物实验发现，阻断入肝血流而无门静脉减压的情况下，由于门静脉系统瘀血而引起体循环血容量明显减少，甚至造成深度休克而死亡。如阻断入肝血流的同时施行门静脉减压，其血流动力学的变化是否会因为门静脉减压而减轻？ Nordlinger 等研究发现，对猪施行脾静脉－颈静脉插管转流，转流量为（265 ± 45）mL/min，整个肝血流阻断期间未发生明显的肠道瘀血。Jolly 等对狗施行脾静脉－颈静脉插管转流，动物的动脉血压一般可保持在 12.64 ～ 19.29kPa，只有少数动物血压下降到 9.31 ～ 11.97kPa。我们在家兔的实验中，行肠系膜静脉支－颈静脉插管转流，即使阻断入肝血流长达 120min，亦未发现明显的肠道瘀血情况。

对于人，若仅阻断病侧肝脏的血流，则不会引起明显的血流动力学改变。若将入肝血流完全阻断，平均动脉压将升高 15%，体循环血管阻力增加 44%，心脏指数下降 11%，舒张期肺动脉压无明显变化，也不会发生明显的肠道瘀血，因为人的门静脉系统与体循环之间有广泛的侧支通道。阻断肝下下腔静脉后，平均动脉压下降 19%，心脏指数下降 20%，舒张期肺动脉压下降 35%，体循环血管阻力无变化。同时阻断第一肝门、肝下下腔静脉和肝上下腔静脉后，平均动脉压、舒张期肺动脉压和心脏指数分别下降 14%、19% 和 52%，同时体循环血管阻力增加 80%，收缩期动脉压下降而舒张期动脉压不变或有所升高。如果同时阻断腹主动脉，平均动脉压升高 33%，体循环血管阻力增加 14%，心脏指数减少 41%，舒张期肺动脉压不变。有肝硬化与无肝硬化病人之间血流动力学的变化无差异。肝血流阻断完全开放后，动脉压一般下降 25% ～ 40%，最多可下降 56%。开放肝血流 20 ～ 120s 内变化最明显，持续时间约 2min 后回升，肺动脉压立即恢复到术前水平，并持续上升，维持 7 ～ 20min。肺动脉收缩压上升 45% 左右，舒张压上升 49% 左右。其原因除回心血量增加外，尚与腹主动脉阻断时，内脏及下肢组织因缺氧，释放出前列腺素 E 等血管活性物质有关。肺动脉压上升可通过淋巴系统使液体渗出增加，但发生肺水肿者并不多。肝血流完全阻断开放后，回心血量增加 20% ～ 50%，心排出量增加一半左右，同时心率加快。因此，为了防止肝血流完全阻断开放后回心血量过快增加，造成高血容量性心衰，开放腹主动脉、第一肝门及下腔静脉过程一定不要过急。

三、肝血流阻断引起的生化及细胞因子改变

常温下暂时阻断肝血流会引起某些生化方面的改变，其变化程度随阻断时间的延长而加重。对于狗，常温下阻断入肝血流 45min 后，AST、ALT、乳酸脱氢酶的变化是轻度的，可在 2 ～ 5d 内恢复至正常；总蛋白轻度下降，4 周内缓慢恢复至正常；胆红素、碱性磷酸酶、γ- 谷氨酰转肽酶无变化。在阻断入肝血流 60min 的狗中，虽然术后 AST、ALT、乳酸脱氢酶变化较明显，但亦为暂时性的，一般可在术后 3 ～ 10d 内恢复至正常。总蛋白、胆红素、碱性磷酸酶及 γ- 谷氨酰转肽酶肽酶也无明显改变。如果同时将肝的淋巴回流阻断，上述生化改变加重，而且持续时间延长。实验研究还发现，常温下阻断入肝血流后出现的上述生化改变，与肝缺血引起的血液高黏度及氧自由基产生增多有关。

我们用家兔做实验，将其按肝门阻断不同时限分为 30min 组、45min 组、60min 组、90min 组和 120min 组，然后抽血检测胆红素、AST、ALT、AKT 和 LDH 等（图 2-3），结果各组术后胆红素无变化；30min 组和 45min 组术后 AKP 无变化，60min 和 90min 组术后第 1 天、第 2 天 AKP 轻度升高；30min 组术后 ALT 变化不明显，45min、60min 和 90min 组术后 ALT 变化较明显，其中 45min、60min 组 ALT 高峰值在术后第 1 天，90min 组在第 2 天。AST 变化与 ALT 变化相似，但峰值均在术后第 1 天。30min 组术后第 1 天、第 2 天 LDH 轻度升高，45min 组术后第 1 ～ 3 天 LDH 升高，60min、90min 组术后第 1 ～ 6 天 LDH 升高，LDH 高峰值均在术后第 1 天。从我们的实验中可以看出，暂时阻断入肝血流，对肝细胞胆红素的代谢无明显影响。各组 AST、ALT 和 LDH 在术后 6 ～ 8d 内暂时升高，提示有急性肝细胞损害。将 90min 组与 60min 组相比，术后第 1 ～ 4 天 90min 组 ALT 和 LDH 的变化较 60min 组明显。将 90min 组与 120min 组相比，90min 组术后第 1 天 AST、ALT 和 LDH 水平与 120min 组动物死亡时（均在术后 15h 内）的水平无差异。由此认为，入肝血流阻断使肝细胞功能受到一定程度损害，且其损害程度与入肝血流阻断时间有一定关系，如阻断时间超过一定限度，则肝细胞产生不可逆的损害。

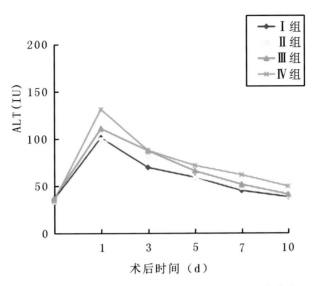

图 2-3　不同肝门阻断时间家兔术后肝功能的变化

注：引自陈孝平,吴在德,裘法祖.家兔常温下阻断肝门最大耐受时限的实验研究 [J].中华外科杂志,1984，22:153-155.

在临床上，Makuuchi 等观察了四组肝切除术后病人：①有肝硬化者术中阻断病侧肝入肝血流；②有肝硬化者未阻断病侧肝入肝血流；③无肝硬化者阻断病侧肝入肝血流；④无肝硬化者未阻断病侧肝入肝血流。结果显示，肝切除术后 AST、ALT 及乳酸脱氢酶同工酶均升高，但阻断病侧肝入肝血流组与未阻断组之间无显著性差异。这些酶的升高与肝切除范围大小有关，而仅阻断病侧肝入肝血流不影响其改变。未阻断病侧肝入肝血流组的血清胆红素变化比阻断组更明显。这是由于未阻断组肝切除时出血多、输入的库血也多。

我们观察了 46 例常温下阻断全肝入肝血流 20 ～ 60min 并施行肝切除术的病人，发现代表急性肝损害的指标——ALT 的术后异常是暂时性的，40 例在术后 15d 内恢复正常。另 6 例中 2 例原发性肝癌行右半肝切除者，阻断入肝血流时间为 27min 和 30min，分别于术后第 20 天和第 35 天 ALT 恢复正常。其余 4 例肝海绵状血管瘤病人中，施行Ⅵ、Ⅶ段联合切除 1 例，Ⅰ、Ⅳ、Ⅴ、Ⅷ段联合切除 1 例，右半肝切除和右三叶切除各 1 例，阻断入肝血流的时间分别为 60min、30min 和 25min。术后 44d、60d、70d 和 45d ALT 才降至正常。此 4 例中，2 例术前分别做了 1 次和 3 次介入法肝动脉栓塞化疗。

常温下阻断肝血流引起的较为突出的生化改变是代谢性酸中毒。Battersby 等发现常温下阻断猪的入肝血流 30min 期间，血液 pH 值下降而不伴有 PCO_2 升高，表明为代谢性酸中毒。但恢复肝血流后 1h 内血液 pH 值可恢复正常。采用按序阻断腹主动脉、第一肝门、肝下腔静脉及肝上下腔静脉将肝血流完全阻断的技术施行肝切除术，发现手术中引起的代谢性酸中毒更为明显。其原因可能与内脏、下肢瘀血及组织缺血、缺氧有关。在临床上采用此方法阻断肝血流时间的长短，与术后肝、肾功能的改变无绝对关系，而与是否伴肝硬化有明显的关系。所有伴肝硬化的病人，术后 ALT、胆红素急剧上升，凝血因子大都下降，严重者发生急性肝功能衰竭而死亡。而无肝硬化者，术后虽然 ALT、胆红素上升较快，但 1 周后均迅速下降，3～4 周恢复到术前水平。白蛋白、纤维蛋白原及血小板亦下降，但 3～4 周后逐渐恢复正常。总的来说，与一般肝切除术后的代谢改变基本相似。其中 Huguet 报告 1 例常温下完全阻断肝血流长达 65min，而术后恢复过程良好。

我们还研究了常温下阻断肝血流引起的细胞因子改变[5]。45 例病人随机分为：正常对照组（Ⅰ组，5 例）、缺血再灌组（Ⅱ组，20 例）、丹参处理组（Ⅲ组，20 例）。对Ⅱ组、Ⅲ组病人施行肝门阻断 15min 及肝叶（段）切除术。分别于再灌注 40min 时应用逆转录聚合酶链反应技术结合图像分析处理检测肝组织 Fas、穿孔术、bcl2 mRNA 表达。结果Ⅰ组肝组织 Fas、穿孔术 mRNA 表达极弱（0.144，0.037；0.0160，0.032），bcl2 mRNA 有表达（1.877，0.149）；Ⅱ组 Fas、穿孔术 mRNA 表达明显增强（0.928，0.135；1.099，0.364），bcl2 mRNA 表达较弱（0.240，0.090）；Ⅲ组 Fas、perforin mRNA 表达（0.347，0.081；0.454，0.166）显著低于Ⅱ组（$P < 0.01$）；而 bcl2 mRNA 表达（0.938，0.325）高于Ⅱ组（$P < 0.01$）。这说明肝缺血再灌注可能通过触发细胞介导的细胞毒效应的两种主要方式（Fas 和穿孔素途径）损伤靶细胞；而丹参等药物可能因抗氧化作用和钙阻滞作用阻断 Fas 和穿孔素的交叉作用途径，稳定细胞膜、细胞器膜完整性，协同 bcl2 基因表达，综合发挥细胞保护作用。

四、肝血流阻断引起的组织学改变

Bassi 等注意到，常温下阻断大白鼠入肝血流不超过 60min，一般不会发生严重的肝坏死。早期的肝组织学改变主要是肝细胞空泡样变，其变化的程度随肝血流阻断时间的延长而加重。这是线粒体及内质网损伤引起的线粒体及内质网水分潴留所致，故又称为水肿变性。此外，尚可见到糖原吸收空泡及细胞质局部坏死形成的空泡。也有人认为，常温下阻断肝血流后肝细胞空泡变性是吞饮空泡发展而形成的。由此可见，常温下肝血流阻断后肝细胞空泡变性是多方面的因素影响而形成的。早期的变化尚有 Disse 间隙扩张。术后稍晚期，肝组织学变化以急性炎症为主，汇管区有多核白细胞、淋巴细胞或浆细胞浸润，并有散在的肝细胞坏死。此外，汇管区出现纤维结缔组织增生。Wirth 等发现在肝血流阻断 45min 的狗中，上述变化在术后第 3～5 天最明显，到第 21 天已基本消失。若同时阻断肝脏的淋巴回流，上述变化明显加重，肝内血管因淋巴淤积而发生水肿和渗出，而后尚可能出现血管壁细胞增生和管腔变狭，2～3 周后病变程度减轻，5 周后处死动物，仍可见肝组织有轻度的病理改变。临床上 Huguet 报告对常温下全肝血流完全阻断 24～65min 的病例，术后做肝组织活检，进行光镜和电镜检查，仅见轻度的肝组织学改变。其中 1 例肝血流完全阻断 65min 的病例无明显改变。

综上所述，常温下暂时性全肝入肝血流阻断法（Pringle 法）是一种方法最简便、应用最广泛的控制肝脏手术时出血的措施。肝切除时肝脏缺血耐受时限是肝脏外科领域关注的焦点。经过我们和国内外一系列实验和临床研究，逐步突破了"常温下暂时阻断肝门血流一般不应超过15min，否则将引起严重的血压下降和不可逆的肝组织缺氧坏死"的传统观点。目前认为，对于正常肝脏，常温下暂时阻断肝门血流时间可达 30 ～ 60min。对于肝硬化病人，则仍需严格控制阻断肝门血流时间。随着外科手术技术的进步、各种血流阻断技术的改进，如病侧入肝血流阻断等，肝缺血耐受时限对临床的制约度有所下降，但仍然值得我们去进一步探索。

（梅斌）

参 考 文 献

[1] 陈孝平.家兔常温下阻断肝门最大耐受时限的实验研究[J].中华外科杂志，1984，22：153.

[2] 陈孝平，吴在德.常温下暂时阻断肝血流的外科研究[J].国外医学外科学分册，1984，6：332.

[3] 陈孝平，吴在德.肝切除术中常温阻断入肝血流时间的探讨[J].中华外科杂志，1989，9：523.

[4] 陈孝平，张志伟.常温下肝门阻断对肝细胞功能的影响[J].肝胆外科杂志，1995，3（1）：6-7.

[5] 卢绮萍，吴在德，陈孝平，等.肝门阻断再灌对肝组织Fas、穿孔素、bcl-2 mRNA表达及丹参预处理的影响[J].中国普通外科杂志，2001，10（4）：323-326.

[6] 张志伟，吴在德，官阳.丹参对鼠缺血后残肝细胞超微结构的影响[J].中华实验外科杂志，1995，12（6）：366-367.

[7] SONG Q H，CARL ATKINSON，FEI QIAO，et al. A complement-dependent balance between hepatic ischemia/reperfusion injury and liver regeneration in mice[J]. Journal of Clinical Investigation，2009，119（8）：2304-2316.

第三章　肝硬化与肝再生

　　肝硬化（Liver cirrhosis）是由于广泛的肝细胞变性坏死、胶原纤维组织增生和肝细胞结节状再生反复交错进行而导致肝脏变形、变硬的一种常见的慢性肝脏疾病。增生的胶原纤维连接成纤维间隔包绕原有或再生的肝细胞团，最终以形成假小叶为标志。由于胶原纤维组织进一步增多、纤维间隔增厚，肝硬化的病理变化程度随之加重。因此，不同病人肝硬化的病理变化程度是有差异的。在肝硬化基础上又可发生肝功能衰竭、门静脉高压症和肝癌等继发性病变。肝硬化病人的肝储备功能和再生能力均显著降低，肝切除时应该尽量保留更多的肝脏组织来维持肝脏基本功能。肝脏的物理体积并不能代表有功能的肝体积，因此，肝硬化限制了肝癌肝切除的范围，尤其是大范围肝切除可导致术后肝功能不全，甚至危及病人生命。目前，外科临床工作中，肝硬化程度常根据术者术中对肝脏的观察、触感，以"轻度""中度""重度"来描述其程度，主观性强，并无统一判定标准。对于伴有肝硬化的肝癌病人，如何选择手术方式，如何规划肝切除的范围，国内及国际指南尚无定论。由于对伴有肝硬化的肝癌病人肝切除术后肝功能不全的认识不够充分，手术方式的选择和残肝体积应该保留多少尚无共识，导致临床上对肝切除术后肝功能不全甚至肝功能衰竭的预防与治疗缺乏明确的指导意见，严重影响肝癌病人的手术疗效。如何最大限度地降低伴有肝硬化的肝癌病人术后肝功能不全的发生率及死亡率，建立有效的肝硬化分级系统将有助于肝脏外科医生制定合理的外科手术决策，将是本章重点阐述的内容。

第一节　肝硬化程度评估

一、肝硬化的病理分级

　　病理分级是评估肝纤维化程度的重要方法，既往主要通过肝穿刺取得的肝脏标本进行评估，这是一种有创的检查方法。20世纪90年代，Batts、Ishak和Metavir等肝纤维化评估系统将肝硬化作为肝纤维化发展的最终阶段。Metavir评分系统将肝纤维化的发展分为四个阶段（F1～F4），第四阶段即为肝硬化（F4），是最常用的肝纤维化评分系统。直至2000年，Laennec病理分级系统在Metavir分级系统的基础上进一步提出了肝硬化的程度分级，主要根据镜下肝脏再生结节的直径与纤维间隔宽度之间的比较，将F4分为：F4A（轻度肝硬化），即镜下可见薄的纤维间隔，间隔宽度小于再生结节直径；F4B（中度肝硬化），即镜下至少有两个范围较广的纤维间隔，间隔宽度与再生结节直径相近；F4C（重度肝硬化），即镜下至少有一个范围非常广的纤维间隔，间隔宽度大于再生结节直径[1]（图 3-1）[2]。但是在肝硬化病理分级提出之后的 10 年，其主要应用于内科评估抗病毒治疗的疗效、肝炎后肝硬化引起的门脉高压症以及监测病毒性肝炎相关肝癌的发生[1,3]，直到近年才逐渐被肝脏外科医生重视。

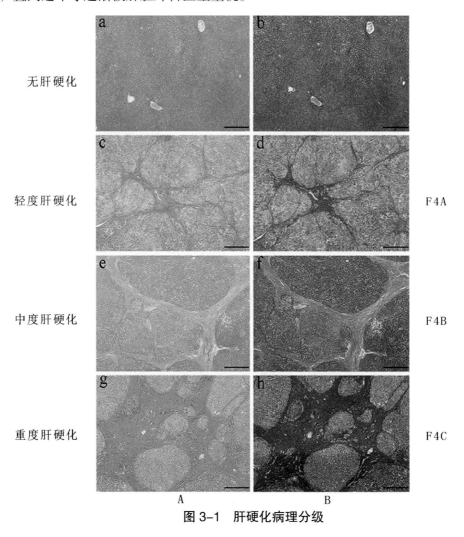

图 3-1　肝硬化病理分级

注：A—HE 染色；B—Masson 染色。

二、肝硬化程度术中评分系统

在我国，肝癌通常合并有乙肝后肝硬化，因此，大部分肝癌肝切除需在不同程度硬化的肝脏上实施[4]。虽然通过一些术前影像学检查或者实验室检查可以间接判断肝硬化，例如脾功能亢进、腹水、食管胃底静脉曲张，但是这种评估方法并不能区分肝硬化程度，因此，需要一种能够在术中进一步评估肝硬化程度的评估方法。2011 年，我们根据术中对肝体积、硬度、能否触及肝肿瘤以及肝脏表面结节大小的观察，将肝硬化程度分为轻度、中度和重度（表 3-1、图 3-2）[5]。虽然这种评估肝硬化程度的方法依赖术者的判断，主观性较强，但我们首次提出这种肝硬化的形态学分级，并开展不同程度肝硬化对肝癌病人肝切除的安全性和术后长期生存率影响的研究，研究表明肝硬化形态学分级显著影响肝癌病人肝切除安全性及术后长期生存率，引起了肝脏外科学界对肝硬化程度分级的重视。该肝硬化形态学分级也为后来肝硬化与合理选择肝癌外科治疗方法的研究奠定了基础[6]。

表 3-1 肝硬化程度术中评分系统[5]

分级	肝体积	硬度	触及肿瘤	结节大小
1，轻度	无变化	软	可触及	≤ 2mm
2，中度	轻度缩小	稍硬	几乎可触及	2 ～ 5mm
3，重度	显著缩小	硬	不能触及	> 5mm

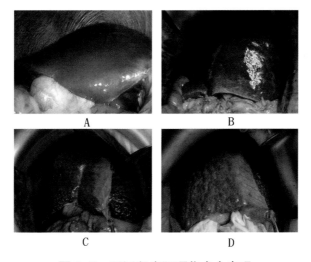

图 3-2 不同程度肝硬化术中表现

注：A ～ D 分别代表无、轻度、中度和重度肝硬化。

三、肝硬化程度术前评分系统（同济系统）

我们最先提出的肝硬化形态学分级只能用于术中评估。我们一直在寻找如何在术前评估肝硬化程度的方法，旨在术前进行合理的手术方式选择。病理学分级是评估肝硬化程度的重要标准，但术前活检的有创性以及穿刺获取的少量肝组织对肝硬化程度判断差异较大等原因，一定程度上限制了其临床应用。术前利用肝脏瞬时弹性硬度检查（Fibroscan）可以预测非肝癌病人肝硬化的程度[7]，但是其对肝癌病人肝硬化程度的评估价值有限。2016 年，我们结合肝硬化的病理分级（Laennec 分级系统），筛选出与肝硬化病理变化程度密切相关的临床指标：血小板计数、门静脉宽度、脾脏厚度及胃底食管静脉曲张程度等，根据各临床指标的改变程度分别赋予不同分值，最后对四项临床指标的分值进行总和，初步建立了能够术前无创评估肝硬化病理程度的临床预测模型（表1-2）。并证实发现该肝硬化程度分级评分系统对病理学上 Laennec 肝硬化分级轻度、中度及重度肝硬化的预测符合率分别达到 79.3%、81.0% 和 85.3%[8]。该临床预测模型仍需要进行大样本、多中心研究来验证和完善。

四、肝硬度测定与肝硬化程度分级

肝硬度增加与肝内纤维组织增生直接相关，肝硬度变化是肝硬化病理程度的重要特征。术中肝硬化评级标准对于肝硬度的评判较为主观，目前还没有关于肝硬度直接测定与肝硬化病理变化程度的研究报道。如何将肝脏的硬度进行量化，以便在术中对肝硬化程度进行较为准确的评估，我们也做了初步探索。从 2017 年开始，我们利用邵氏硬度计在术中直接测定了 119 例肝癌病人的肝硬度值（邵氏单位，HC），发现从正常肝脏至严重肝硬化肝脏的硬度值范围为 2 ～ 16HC，利用受试者工作特征曲线（receiver operating characteristic curve，ROC）选取预测各级肝硬化程度的最佳硬度值。初步研究结果显示：肝硬度值与肝硬化的病理分级具有较高的相关性；肝脏硬度值对中度肝硬化和重度肝硬化的预测准确率分别达到了 89.1% 和 94%[2]。该探索研究的重要意义还在于，有可能通过术中肝硬度测定来判断肝硬化的病理变化程度，这一技术进步对肝癌外科手术方法的合理选择具有重要临床意义（图3-3）[9]。

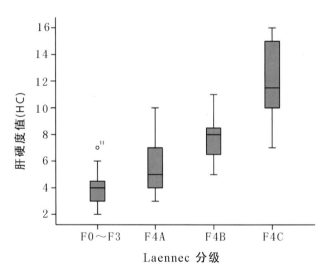

图 3-3　肝硬化病理分级与肝硬度值的关系

第二节　肝再生

各种损伤性刺激导致肝脏受损时，肝脏会表现出强大的再生能力，使肝体积增大、质量增加，最终达到肝组织结构的重建和肝功能的恢复[10,11]。肝脏强大的再生能力是临床上实施大范围肝切除的基础，美国国立综合癌症网络（National Comprehensive Cancer Network，NCCN）发布的《肝癌临床指南》指出：对于没有肝硬化的肝脏，肝切除术后残肝体积为全肝体积的 20% 即可满足机体的需求；而伴有肝硬化的肝脏，至少要保留 30% 的残肝体积才能满足正常机体需要。但是该指南中并没有肝硬化分级与肝切除范围关系的阐述。在我国，肝癌的发生与肝硬化密切相关，80%以上的肝癌病人合并有不同程度的肝硬化 [4,12]。伴有肝硬化的肝癌病人因肝脏储备功能不足、肝再生能力受损，肝切除术后发生肝功能衰竭的风险较高 [13,14]。因此需要在完整地切除肿瘤病灶与保留足够肝体积之间取得平衡。术前通过吲哚氰绿（ICG）排泄试验，以及利用 CT 三维重建技术测量全肝体积、肿瘤切除后的残肝体积以进行肝脏储备功能的评估，这对手术方案的规划具有重要的指导意义 [15-17]。Vauthey 等 [18] 利用 CT 三维重建技术研究发现，当预计残肝体积 / 全肝体积 > 25% 时，病人术后发生肝功能衰竭的风险明显降低。对巨大肝癌病人行大范围肝切除时，常因残肝体积不足而无法行根治性手术切除。面对这一问题，近年来出现了一种促进残肝再生的术式——联合肝脏离断和门静脉结扎的二步肝切除术（associating liver partition and portal vein ligation for staged hepatectomy，ALPPS） [19]。该手术方法通过两期手术根治性切除肝癌，结扎拟切除侧肝脏的门静脉，根据缺血线离断肝实质，使门静脉血主要供应保留侧肝脏，促进拟保留侧肝脏体积增大，从而为巨大肝癌病人赢得了根治性切除肿瘤的机会 [20]。该术式中，一期门静脉结扎后残肝体积是否增大及增大程度是决定能否实施二期肝切除的关键因素。部分病人因残肝体积增大不足导致 ALPPS 无法成功实施。目前，对于 ALPPS 能否应用于巨大肝癌的治疗尚有争议，存在争议的原因可能是没有考虑肝硬化程度不同对肝再生能力的影响。

一、肝再生能力评估方法

肝再生能力的评估指标有以下几种：①肝切除术后残肝增生率；②有丝分裂指数；③肝细胞核内 DNA 含量；④肝细胞内增殖细胞核抗原（PCNA）含量 [21]。增殖细胞核抗原（PNCA）是 DNA 合成的重要因子，其含量变化和细胞周期密切相关。在细胞周期的 G0 期 PNCA 含量很少，随着细胞周期进入 G1-S 期其含量逐渐增加，并在 S 期达到高峰，之后其含量不断下降，最终恢复到 G0 期水平。其含量变化过程与细胞增殖过程类似，因此可作为评估细胞增殖能力的可靠指标 [22]。通过检测肝细胞内增殖细胞核抗原含量以及肝细胞核内 DNA 含量，可以准确评估肝脏的再生能力。然而，在临床上进行这些指标的检测需要通过肝穿刺活检术来获得病人的肝组织，其临床的应用具有一定的局限性。与有丝分裂指数、肝细胞核内 DNA 含量以及肝细胞内增殖细胞核抗原含量相比，肝切除术后残肝再生率更能直观地反映肝脏增生情况，从而为临床上肝再生能力的评估提供可靠的指导。

二、肝硬化程度对肝切除术后残肝再生的影响

肝硬化的临床诊断需要综合考虑临床表现、实验室检查、影像学结果及组织病理学诊断等因素。肝硬化时，病理学检查显示肝组织中弥漫性肝纤维化及假小叶形成，这种病理改变会在一定程度上影响肝切除术后残肝的再生。Haese 等 [13] 研究表明，在进行 ALPPS 的 BCLC 中期的肝癌病人中，

无肝硬化的病人，在第一期手术后第 11 天残肝再生率为 105%；而肝硬化病人术后残肝再生率却不足 14%。随着肝纤维化程度的增加，残肝再生率明显下降。可以预测，伴有中重度肝硬化的肝癌病人实施 ALPPS 第一期手术后，保留侧肝脏体积可能并不增大，从而导致第二期的手术无法进行，甚至第一期术后病人出现肝功能衰竭。Kutami 等 [23] 提出的 Laennec 肝硬化分级系统对肝硬化严重程度进行了进一步的分级，是目前应用较为广泛的肝硬化病理分级系统。我们根据 Laennec 肝硬化分级系统对 21 例进行右半肝切除的肝癌病人的肝硬化程度进行分级，所有病人在术前 3～5 天和术后第 3 个月进行上腹部增强 CT 扫描并计算残肝体积，对比术前和术后残肝体积的变化，我们的研究结果显示：伴有轻度和中度肝硬化的肝癌病人在术后第 3 个月时残肝体积并没有明显增大，而没有肝硬化的肝癌病人残肝体积明显增大（图 3-4）。无肝硬化肝癌病人和伴有肝硬化肝癌病人术后第 3 个月残肝的平均再生率分别为 82.59% 和 37.23%（P=0.037）。随着肝硬化程度的加重，肝再生能力逐渐下降，肝硬化程度是影响肝切除术后残肝再生的另一关键因素 [24]。因此，对于合并肝硬化的肝癌病人，能否实施 ALPPS 手术值得商榷。

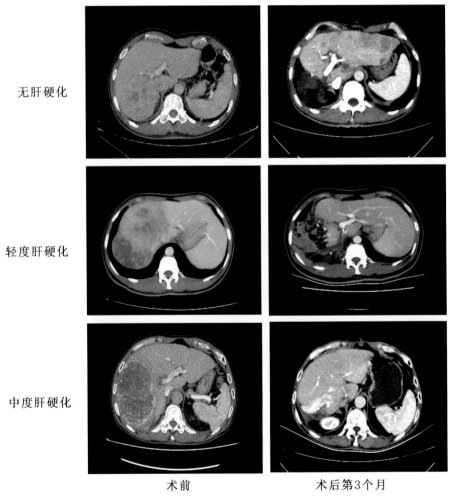

无肝硬化

轻度肝硬化

中度肝硬化

术前　　　　　　　　　　　术后第3个月

图 3-4　不同程度肝硬化术前术后剩余肝脏 CT 对比

三、影响肝再生的其他因素

尽管之前有一些研究报道了影响肝再生的相关因素，然而大部分研究是在动物模型的基础上进行的[25-27]。有研究认为肝脏祖细胞在肝再生的过程中发挥重要作用[28]，肝脏脂肪变性[29]、长期摄入酒精[26]均可导致肝再生能力受损，影响肝切除术后残肝再生。Aoki 等[30]研究发现年龄和谷丙转氨酶（ALT）可对早期阶段的肝再生产生影响，而且肝再生程度与切除的肝脏体积有关。我们的初步研究发现，在进行右半肝切除的肝癌病人中，术前白蛋白 ≥ 35g/L 组病人的术后平均残肝再生率高于白蛋白 < 35g/L 组（79.41% vs. 29.29%，P=0.014）。这可能是因为白蛋白是由肝细胞合成的，当白蛋白水平降低时，肝脏的合成及代谢等功能受到抑制，从而导致肝再生能力下降。Quetier 等[25]通过小鼠动物实验研究发现，HBx 可抑制小鼠肝脏切除术后残肝体积的增大。这可能与以下原因有关：HBx 可以促进细胞因子白介素 –6（IL–6）的大量分泌，IL–6 可通过激活 NF–κB 信号通路、JAK–STAT 信号通路开启肝再生的初始阶段。然而 IL–6 的过表达将导致细胞周期的紊乱，从而对肝再生产生抑制作用。肝脏有门静脉和肝动脉双重血液供应，正常的血流动力学是促进肝再生的重要因素。然而门静脉血流压力过高会对血管内皮细胞以及肝血窦产生压力，造成肝脏血管受损，不利于术后残肝的再生[31]。因此，对于需要实施 ALPPS 手术的肝癌病人，术前应充分考虑上述影响肝再生的因素，避免一期手术后发生肝功能衰竭而引起病人死亡。

第三节　肝癌合并肝硬化外科治疗的策略

在我国，80% 以上的肝癌病人伴有不同程度的肝炎后肝硬化[12,32,33]，而大部分肝切除需在硬化的肝脏上实施，因此，肝硬化的严重程度必将影响肝切除的安全性及远期疗效。虽然外科医生十分重视术前的肝功能评估，包括转氨酶和胆红素指标、凝血功能、肝脏储备功能检测、残肝体积测定，以及对肝硬化相关并发症如门静脉高压症的评估，但是，对肝硬化自身病理改变的严重程度并没有给予足够的重视。近年来，越来越多的学者认为肝硬化病理改变的严重程度是影响肝癌病人肝切除术后长期生存的重要因素[6,34-36]。肝移植及局部消融在早期肝癌的治疗上取得了很好的临床疗效，肝移植可同时去除肝癌病灶和硬化的肝脏，肝硬化程度及功能状态不再是制约肿瘤切除的因素；局部消融只损毁少量的肿瘤周围的肝组织，可用于部分因为肝硬化程度较重而无法耐受手术切除的肝癌病人，也可用于等待肝移植过程中病人的桥接治疗。对于可行肝切除术，又符合肝移植标准及局部消融治疗的小肝癌病人，如何合理选择治疗方法？另外，对于可实施肝切除术的大肝癌病人，是行解剖性肝切除还是非解剖性肝切除？肝硬化的严重程度是影响肝癌手术方式选择的重要因素。只有充分重视肝硬化的严重程度对肝癌的长期疗效的影响，才能合理选择最有效的肝癌外科治疗方法，提高肝癌的外科治疗效果。

一、肝硬化与肝癌的发生

Laennec 肝硬化分级系统是目前最常用的肝硬化分级系统。研究表明，肝硬化与肝癌发生发展的关系密切，肝硬化病人发展为肝癌的总发病率为 3.4% ～ 5.6%，年发病率为 1.7% ～ 3.7%[37]。随着肝硬化严重程度的增加，肝硬化病人发生肝脏相关事件（包括肝功能失代偿、肝癌及死亡）的风险也随之升高。Kim 等[6]研究表明，无明显肝硬化的病人中肝脏相关事件的发生率为 8.7%，而 F4A、F4B 和 F4C 肝硬化病人中肝脏相关事件的发生率分别为 12.5%、20.7% 和 29.0%。Jung 等[38]根据肝脏弹性测定的结果将肝硬化严重程度划分为 5 个等级：≤ 8kPa、8.1 ～ 13kPa、13.1 ～ 18kPa、18.1 ～ 23kPa 和 > 23kPa。分析不同程度肝硬化病人发生肝癌的比例，结果发现，随着肝硬化程度的增加，肝癌发生的比例逐渐增加，分别为 1.3%、4.6%、7.7%、18.9% 和 23.9%。可见，肝硬化严重程度的分级与肝癌发生关系密切。

二、肝癌合并肝硬化肝切除术的疗效

不同程度的肝硬化必然伴随不同程度的肝脏储备功能降低，肝切除须在彻底切除肿瘤的同时尽可能保留有功能的肝组织，不考虑肝硬化的严重程度，一味追求解剖性肝切除而增加肝组织的切除显然不利于病人术后肝功能恢复及手术安全。此外，肝硬化的严重程度也是肝切除术后肿瘤再发的重要因素。伴有肝硬化的肝癌病人进行肝切除术后的总体疗效明显低于无肝硬化的肝癌病人[12,34]。对于符合米兰标准的肝癌病人，有肝硬化和无肝硬化行肝切除术的 5 年总生存率分别为 54% 和 81%[39]。2011 年，我们研究对比了不同程度肝硬化对肝癌肝切除的影响，根据肝硬化程度术中评分系统，将肝硬化分为轻度、中度和重度，结果发现，伴有轻度肝硬化的肝癌病人肝切除术后 3 年生存率为 74.3%，高于中、重度肝硬化病人的 48.1% 和 26.7%[5]。Kim 等[40]根据 Laennec 肝硬化分级系统将进行肝癌肝切除术病人的肝硬化程度分为无、F4A、F4B 和 F4C，分析不同程度肝硬化病人肝切除术后肝癌的复发率，结果显示，3 年复发率随着肝硬化严重程度的增加而升高，分别为 21.8%、42.9%、68.5% 和 86.7%。本中心分析了 1524 例伴有不同程度肝硬化肝癌病人进行肝切除术的长期疗效，根据 Laennec 肝硬化分级系统将肝硬化程度分为无、轻度、中度和重度，结果显示：无肝硬化病人术后 5 年生存率为 64.5%；伴有轻度肝硬化病人术后 5 年生存率为 60.4%；伴有中度肝硬化病人术后 5 年生存率为 43.4%；伴有重度肝硬化病人术后 5 年生存率为 20%[41]。欧美学者认为门静脉高压症是肝切除的禁忌证，且认为肝硬化病理分级与门静脉高压的严重程度密切相关。我们分析了 374 例伴有门静脉高压症的肝癌病人进行肝切除术的长期疗效，研究结果显示：在门静脉高压症存在的前提下，肝硬化程度仍是影响肝癌病人肝切除术后长期疗效的重要因素[36]。我们回顾性分析了 166 例无明显门静脉高压症的肝癌病人的手术疗效，研究表明，随着肝硬化程度的增加，肝癌切除术后总体生存率逐渐下降[42]。由此可见，肝硬化严重程度是影响肝癌肝切除长期疗效的重要因素（表 3-2）[12,34]。应充分考虑肝硬化程度对肝癌病人肝切除术后长期生存的影响。

表 3-2 肝纤维化程度与肝癌病人肝切除术的长期疗效

作者	Cirrhosis status	病例（n）	总生存率（%）	P 值
Taura et al.	Non-cirrhosis	127	81	< 0.001
	Child A cirrhosis	129	54	
	Child B cirrhosis	37	28	
Gassmann et al.	Normal liver	21	50	0.032
	Fibrosis（Batts system）	27	28	
	Cirrhosis	24	17	
Huang et al.	Mild cirrhosis	29	74.3	0.001
	Moderate cirrhosis	29	48.1	
	Severe cirrhosis	19	26.7	
Santambrogio et al.	Child A cirrhosis without PH	160	65	0.024
	Child A cirrhosis with PH	63	48	
Kadri et al.	Ishak stages 1 to 2	45	68.9	0.09
	Ishak stages 3 to 6	155	56.8	
Roayaie et al.	Fibrosis（METAVIR 0 to 3）	38	84	NS
	Cirrhosis（METAVIR 4）	89	63	
Wang et al.	Fibrosis（Ishak 1 to 5）	135	73	0.01
	Cirrhosis（Ishak 6）	54	50	
Kim et al.	F3-F4B（Laennec system）	82	91.4	0.007
	F4C（Laennec system）	10	70	

注：PH，portal hypertension；NS，no significance.

三、肝硬化程度与肝癌外科治疗方式的选择

1.肝移植与肝切除的选择

亚太肝病学会（APASL）和美国肝病学会（AASLD）指南建议符合米兰标准、伴或不伴 Child C 级肝硬化的肝癌病人首选肝移植。在我国，肝移植标准主要参照米兰标准和加利福尼亚大学旧金山分校（UCSF）标准，各地也提出了一些扩大肝移植指征的标准，但尚需在实践中进一步研究验证。肝移植的最大优势在于去除肿瘤的同时去除肿瘤生长的"土壤"，这样能大大降低肿瘤因

为肝硬化原因而再发的概率，但费用昂贵、供肝短缺、等待期肿瘤进展等因素使肝移植不能取代肝切除成为治疗肝癌的首选方法。肝切除避免了肝移植所需要的等待期，对部分合并肝硬化的肝癌病人，肝切除仍能获得较好的治疗效果。对伴有肝硬化、单个肿瘤最大径 ≥ 2cm 但 ≤ 5cm 的肝癌病人，肝移植效果明显优于肝切除；但是，对于肿瘤最大径 < 2cm 的肝癌病人，肝切除和肝移植效果无明显差异[43]。有研究认为，对于符合米兰标准、伴有肝硬化的 Child A 级肝癌病人，肝切除和肝移植可以达到相似的效果[44,45]。也有研究认为，对于肝功能较好的、有切除指征的、符合米兰标准的肝癌病人，肝切除仍是一线治疗方法[46]。

上述研究只对肝硬化进行了"有"或"无"的分类，并没有对肝硬化的严重程度进行进一步分级，这可能是造成研究结论不一致的主要原因。鉴于这种现状，我们对合并不同程度肝硬化的小肝癌病人行肝切除术或肝移植术后的长期疗效进行了回顾分析，按照 Laennec 病理分级系统将肝硬化程度分为无、轻度、中度和重度，结果表明，伴有中重度肝硬化的病人肝切除术后 5 年总生存率明显低于肝移植术后（45.3% vs. 82.7%，$P < 0.05$），而无肝硬化或伴有轻度肝硬化病人肝切除术后 5 年总生存率与肝移植术后相似（85.5%、78.6% vs. 82.7%，$P > 0.05$）[35]。可见，肝硬化严重程度是影响肝癌术后长期生存率的关键因素之一。因此，肝硬化病理改变的严重程度应该作为合理选择肝切除还是肝移植的重要评估指标。我们的初步研究结果提示，对于无肝硬化或伴有轻度肝硬化、Child A 级的肝癌病人，首选肝切除；而对合并中重度肝硬化、符合移植标准的肝癌病人，应该首选肝移植。

2. 局部消融和肝切除的选择

对于早期肝癌病人，是选择肝切除还是局部消融治疗，国内外专家的意见尚不一致。国内有三项前瞻性随机对照试验（randomized controlled trial，RCT）比较了肝切除与局部消融治疗早期肝癌的疗效。Chen 等[47]研究发现，单个肿瘤最大径 ≤ 5cm 的肝癌病人，肝切除和射频消融治疗的远期疗效相似，但是射频消融治疗的并发症的发生率更低，因此，应该首选射频消融治疗。Huang 等[48]研究认为，对于符合米兰标准的肝癌病人，进行肝切除的肝癌病人的总体疗效优于行射频消融治疗的肝癌病人。Feng 等[49]研究认为，对于肿瘤最大径 < 4cm 的单个或两个肝癌，射频消融治疗可以达到和肝切除相似的疗效。肿瘤大小可能是导致研究结论不一致的主要因素。Pompili 等[50]研究发现，对于肿瘤最大径 ≤ 3cm 并伴有肝硬化的肝癌病人，肝切除和射频消融的疗效相似，4 年总生存率分别为 74.4% 和 66.2%，相应的肿瘤复发率分别为 56.0% 和 57.1%。Peng 等[51]研究认为对于肿瘤最大径 ≤ 2cm 的 Child A 级病人，射频消融疗效甚至优于肝切除。肿瘤的大小决定了消融是否能够使其完全坏死，肝硬化增加了肝切除的风险。肿瘤大小是影响局部消融治疗效果的关键因素，肝硬化的严重程度、肿瘤的部位以及技术因素也是选择局部消融治疗时要考虑的重要因素。我们对比了伴有门静脉高压症、单个肿瘤最大径 ≤ 3cm 的肝癌病人进行肝切除和经皮微波消融的疗效，结果发现：两种术式的远期疗效并无明显差异，但是肝切除术组手术并发症的发

生率明显高于经皮微波消融治疗组[52]。随后，我们进一步分析了不同程度肝硬化对单个小肝癌病人手术方式选择的影响，研究结果显示，对于伴有重度肝硬化的单个小肝癌病人，虽然肝切除总体疗效与经皮微波消融相似，但其并发症的发生率要明显高于经皮微波消融，因此，首选经皮微波消融[53]。对于肿瘤最大径 ≤ 3cm 的肝癌，目前多数学者认为手术切除和局部消融均可作为一线治疗方法[54]。由于合并中重度肝硬化的肝癌病人进行肝切除术后长期生存率显著低于无肝硬化或合并轻度肝硬化的肝癌病人，因此，对于中重度肝硬化的肝癌病人，如果肿瘤最大径 ≤ 3cm，且肿瘤部位适合经皮消融治疗，应首先考虑消融治疗；如果肿瘤最大径 > 3cm，或肿瘤位置不适合经皮消融治疗，符合移植标准的可选择移植，不符合移植标准的，可选择手术切除。对于轻度或者无明显肝硬化的肝癌病人，如果肿瘤最大径 ≤ 3cm，手术切除与经皮消融均可选择；如果肿瘤最大径 > 3cm，可选择手术切除。

四、肝硬化程度与肝切除范围

不同肝癌病人的肝脏究竟能够耐受多大范围的肝切除，目前仍无统一标准。NCCN 指南建议，无基础肝病和肝纤维化的肝脏可耐受约 80% 的肝切除范围，而对于存在肝硬化的肝脏则要求残肝体积占总肝体积的 40% 以上[55]。Imamura 等[56]根据腹水、血清胆红素和吲哚菁绿 15min 滞留率（ICG-R15）来确定肝癌病人的肝切除范围。他们认为，病人存在腹水或者血清胆红素值 ≥ 2mg/dL 是手术禁忌证；若病人无腹水且胆红素值 < 1mg/dL，可根据 ICG-R15 来决定肝切除范围。当 ICG-R15 < 10% 时，病人可耐受肝左三叶或者右三叶切除；当 ICG-R15 为 10% ～ 19% 时，病人可行半肝切除；当 ICG-R15 为 20% ～ 29% 时，病人可行肝段切除；当 ICG-R15 为 30% ～ 39% 时，病人仅可行局部肝切除；当 ICG-R15 > 40% 时，病人只能行肿瘤剜除。然而，上述观点并未充分考虑肝硬化因素。我们在临床上经常遇到 ICG-R15 < 10% 的肝癌病人，即使行局部肝切除，病人术后也可能出现肝功能衰竭。因为吲哚菁绿的摄取和代谢受肝脏血流及侧支循环的影响较大，因此，对于伴有肝硬化甚至重度肝硬化的肝癌病人，以 ICG-R15 来决定肝切除范围显然并不合理。我们研究发现，在伴有重度肝硬化的肝癌病人中约有 70% 病人的 ICG-R15 小于 10%，即使 ICG-R15 在正常范围，也要充分考虑肝硬化因素对肝切除安全性的影响[57]。存在肝硬化时，肝脏的物理体积并不代表有功能的肝体积。随着肝硬化程度的增加，在肝脏物理体积相同的情况下，能够发挥正常功能的肝体积逐渐减少，因此，肝硬化程度较重时，在进行肝切除时要尽可能保留更多的肝体积。我们的研究结果显示：肝切除术后肝功能衰竭的发生率与肝硬化程度和肝切除范围密切相关。对于无肝硬化的肝癌病人，行大范围肝切除（≥ 3 个肝段）或者小范围（< 3 个肝段）肝切除，均未出现术后肝功能衰竭；伴有轻度肝硬化的肝癌病人，即使切除 4 个肝段，术后肝功能衰竭发生率仅为 9.1%；对于伴有中度肝硬化的肝癌病人，大范围肝切除术后肝功能衰竭的发生率为 38.1%，而小范围肝切除术后肝功能衰竭发生率为 3%（$P < 0.001$）；而对于伴有重度肝硬

化的肝癌病人，即使切除 2 个肝段，术后肝功能衰竭发生率高达 63.2%，而切除 1 个肝段后的肝功能衰竭发生率仅为 6.8%[14]。因此，随着肝硬化程度的增加，应该尽可能保留更多的残肝体积。

对于肝癌病人，是实施解剖性肝切除还是非解剖性肝切除，目前国际上尚无共识。解剖性肝切除是指沿着门静脉系统将一个肝段及其所属门静脉分支支配的区域一并切除，包括肝叶、肝段、亚肝段等的肝切除术。而非解剖性肝切除是指切除肿瘤及距肿瘤边缘至少 1cm 的肝组织，不考虑完整肝叶、肝段的肝切除术。从解剖原则上讲，解剖性肝切除显然优于非解剖性肝切除，然而，由于多数肝癌病人伴有不同程度的肝硬化，为避免术后发生肝功能衰竭，术者常常不得不选择非解剖性肝切除。因此，解剖性肝切除也是需要在特定条件下才有意义。有研究指出，对于单个肿瘤最大径 ≤ 2cm 和 ≥ 5cm 的病人，解剖性肝切除组和非解剖性肝切除组病人的无瘤生存率无明显差异，若肿瘤最大径为 2 ～ 5cm，解剖性肝切除组病人的预后更好[58, 59]。也有研究结果显示对于单个肿瘤最大径 < 2cm 的病人，解剖性肝切除组和非解剖性肝切除组病人的无瘤生存率和总体生存率均无明显差异，该研究还认为，非解剖性肝切除的病人手术切缘应超过 1cm 才能达到更好的无瘤生存率[60]。虽然肿瘤最大径为 2 ～ 5cm 时，解剖性肝切除的预后好于非解剖性肝切除，但是这种优势随着肝功能损伤程度的增加而消失[59]。Kaibori 等[61]研究结果显示，对于丙肝肝硬化的肝癌病人，尽管非解剖性肝切除组病人的术前肝功能情况更差，但术后肝功能恢复却较好，两组之间的总生存率和无瘤生存率均无明显差异。Yamashita 等[62]研究结果认为，解剖性肝切除适用于术前肝功能 Child A 级的病人，而对于术前合并有肝硬化的肝功能 Child B 级病人，非解剖性肝切除更为合适。微血管侵犯是肝癌的重要生物学特性，也被认为是肝癌从局部病变向全身性疾病转变的重要特征，若肝储备功能较好，解剖性肝切除可能会抑制肿瘤肝内转移。然而，伴有肝硬化的肝癌病人中，超过 70% 的病人 5 年内发生远离切缘的肝内多中心复发[63]。因此，肝硬化的程度及肿瘤本身的生物学特性可能是影响病人术后长期生存的更重要的因素，而不是解剖性肝切除和非解剖性肝切除方式的选择[64]。Hidaka 等[65]对伴有门静脉微癌栓的肝癌病人的长期疗效进行分析后发现，实施解剖性肝切除和非解剖性肝切除病人的无瘤生存率和总体生存率均无明显差别。Kang 等[66]分析了伴有微血管侵犯的肝癌病人进行肝移植术后的总体疗效，结果显示伴有门静脉微癌栓的肝癌病人，5 年无瘤生存率为 0，而无门静脉微癌栓的肝癌病人，5 年无瘤生存率为 89%，由此可见，对于伴有血管侵犯的肝癌病人，即使进行全肝切除，也并不能明显改善预后。由于肝硬化程度对肝切除范围的限制，对于伴有中、重度肝硬化但不符合肝移植适应证或无条件实施肝移植的肝癌病人，不宜追求解剖性肝切除，应在确保病人手术安全的前提下，以肿瘤根治性切除（R0）为目标，尽量保留残肝功能。解剖性肝切除只是肝切除的一种技术手段，应该根据肿瘤的解剖部位及肝硬化的程度合理选择，解剖性肝切除并不能作为提高肝切除治疗效果的手段。对于伴有肝硬化的肝癌病人，尤其是伴有中、重度肝硬化的病人，肝储备功能和再生能力均显著下降，要充分考虑肝切除的安全性、术后肝硬化程度增加及肿瘤复发后继续治疗等问题，因此残肝功能

的保护至关重要。在 R0 切除的基础上最大程度的保留残肝组织应该是肝癌肝切除的重要原则。因此，在决定行解剖性肝切除还是非解剖性肝切除之前，除了评估肝功能及肝储备功能外，还要重视对肝硬化严重程度的评估。对伴有中、重度肝硬化，但不符合肝移植指征的大肝癌病人，选择非解剖性肝切除较为合理。

五、小结

肝硬化的严重程度是影响肝癌病人外科治疗效果的重要因素，当肿瘤单发、无肝硬化或伴有轻度肝硬化、肝功能良好且残肝体积足够时，可首选解剖性肝切除；当伴有中、重度肝硬化，符合肝移植标准且有肝移植条件，可以首选肝移植，如果超出肝移植标准，但仍然可以切除，建议行非解剖性肝切除；对于单发肿瘤最大径 ≤ 3cm，若无肝硬化或伴有轻度肝硬化，手术切除可作为首选治疗，若伴有中重度肝硬化，局部消融应作为首选方法，有条件者可选择肝移植。

（张二雷　黄志勇）

参 考 文 献

[1] KIM S U, OH H J, WANLESS I R, et al. The Laennec staging system for histological sub-classification of cirrhosis is useful for stratification of prognosis in patients with liver cirrhosis[J]. J Hepatol, 2012, 57（3）：556-563.

[2] GU J, ZHANG E, LIANG B, et al. Use of Direct Liver Stiffness Measurement in Evaluating the Severity of Liver Cirrhosis in Patients with Hepatocellular Carcinoma[J]. World J Surg, 2020, 44（8）：2777-2783.

[3] CHON Y E, PARK J Y, MYOUNG S M, et al. Improvement of Liver Fibrosis after Long-Term Antiviral Therapy Assessed by Fibroscan in Chronic Hepatitis B Patients With Advanced Fibrosis[J]. Am J Gastroenterol, 2017, 112（6）：882-891.

[4] ZHANG B, ZHANG B, ZHANG Z, et al. 42573 cases of hepatectomy in China：a multicenter retrospective investigation[J]. Sci China Life Sci, 2018, 61（6）：660-670.

[5] HUANG Z Y, CHEN G, HAO X Y, et al. Outcomes of non-anatomic liver resection for hepatocellular carcinoma in the patients with liver cirrhosis and analysis of prognostic factors[J]. Langenbecks Arch Surg, 2011, 396（2）：193-199.

[6] KIM S U, JUNG K S, LEE S, et al. Histological subclassification of cirrhosis can predict recurrence after curative resection of hepatocellular carcinoma[J]. Liver Int, 2014, 34（7）：1008-1017.

[7] KIM B K, OH H J, PARK J Y, et al. Early on-treatment change in liver stiffness predicts development of liver-related events in chronic hepatitis B patients receiving antiviral therapy[J]. Liver Int, 2013, 33（2）：180-189.

[8] ZHANG E L, ZHANG Z Y, WANG S P, et al. Predicting the severity of liver cirrhosis through clinical parameters[J]. J Surg Res, 2016, 204（2）：274-281.

[9] HUANG Z Y, ZHANG E L, CHEN X P. Staging the severity of liver cirrhosis and decision of surgical treatment for hepatocellular carcinoma：Tongji experience[J]. Zhonghua Wai Ke Za Zhi, 2019, 57（6）：408-411.

[10] FAUSTO N, CAMPBELL J S, RIEHLE K J. Liver regeneration[J]. Hepatology, 2006, 43（2）：45-53.

[11] RIEHLE K J, DAN Y Y, CAMPBELL J S, et al. New concepts in liver regeneration[J]. J Gastroenterol Hepatol, 2011, 26（1）：203-212.

[12] ZHANG E L, LIANG B Y, CHEN X P, et al. Severity of liver cirrhosis：a key role in the selection of surgical modality for Child-Pugh A hepatocellular carcinoma[J]. World J Surg Oncol, 2015, 13：148.

[13] D'HAESE J G，NEUMANN J，WENIGER M，et al. Should ALPPS be used for liver resection in intermediate-stage HCC[J]. Ann Surg Oncol，2016，23（4）：1335-1343.

[14] ZHOU S J，ZHANG E L，LIANG B Y，et al. Morphologic severity of cirrhosis determines the extent of liver resection in patients with hepatocellular carcinoma and Child-Pugh grade A cirrhosis[J]. J Surg Res，2016，200（2）：444-451.

[15] KISHI Y，ABDALLA E K，CHUN Y S，et al. Three hundred and one consecutive extended right hepatectomies: evaluation of outcome based on systematic liver volumetry[J]. Ann Surg，2009，250（4）：540-548.

[16] FAN S T. Liver functional reserve estimation: state of the art and relevance for local treatments：the Eastern perspective[J]. J Hepatobiliary Pancreat Sci，2010，17（4）：380-384.

[17] MANIZATE F，HIOTIS S P，LABOW D，et al. Liver functional reserve estimation: state of the art and relevance to local treatments[J]. Oncology，2010，78（1）：131-134.

[18] VAUTHEY J N，CHAOUI A，DO K A，et al. Standardized measurement of the future liver remnant prior to extended liver resection：methodology and clinical associations[J]. Surgery，2000，127（5）：512-519.

[19] SCHNITZBAUER A A，LANG S A，GOESSMANN H，et al. Right portal vein ligation combined with in situ splitting induces rapid left lateral liver lobe hypertrophy enabling 2-staged extended right hepatic resection in small-for-size settings[J]. Ann Surg，2012，255（3）：405-414.

[20] DE SANTIBAÑES M，BOCCALATTE L，DE SANTIBAÑES E. A literature review of associating liver partition and portal vein ligation for staged hepatectomy（ALPPS）：so far，so good[J]. Updates Surg，2017，69（1）：9-19.

[21] WOLF H K，MICHALOPOULOS G K. Hepatocyte regeneration in acute fulminant and nonfulminant hepatitis：a study of proliferating cell nuclear antigen expression[J]. Hepatology，1992，15（4）：707-713.

[22] PARK S Y，JEONG M S，HAN C W，et al. Structural and Functional Insight into Proliferating Cell Nuclear Antigen[J]. J Microbiol Biotechnol，2016，26（4）：637-647.

[23] KUTAMI R，NAKASHIMA Y，NAKASHIMA O，et al. Pathomorphologic study on the mechanism of fatty change in small hepatocellular carcinoma of humans[J]. J Hepatol，2000，33（2）：282-289.

[24] GONG W F，ZHONG J H，LU Z，et al. Evaluation of liver regeneration and post-hepatectomy liver failure after hemihepatectomy in patients with hepatocellular carcinoma[J]. Biosci Rep，2019，39：8.

[25] QUÉTIER I，BREZILLON N，DURIEZ M，et al. Hepatitis B virus HBx protein impairs liver regeneration through enhanced expression of IL-6 in transgenic mice[J]. J Hepatol，2013，59（2）：285-291.

[26] JUSKEVICIUTE E，DIPPOLD R P，ANTONY A N，et al. Inhibition of miR-21 rescues liver regeneration after partial hepatectomy in ethanol-fed rats[J]. Am J Physiol Gastrointest Liver Physiol，2016，311（5）：794-806.

[27] YANG X，YANG C，QIU Y，et al. A preliminary study of associating liver partition and portal vein

ligation for staged hepatectomy in a rat model of liver cirrhosis[J]. Exp Ther Med, 2019, 18（2）: 1203-1211.

[28] LANTHIER N, SPAHR L. Resident liver progenitor cells: Proofs of their contribution to human liver regeneration[J]. Clin Res Hepatol Gastroenterol, 2019, 43（6）: 646-648.

[29] TRUANT S, BOURAS A F, PETROVAI G, et al. Volumetric gain of the liver after major hepatectomy in obese patients: a case-matched study in 84 patients[J]. Ann Surg, 2013, 258（5）: 696-702.

[30] AOKI T, IMAMURA H, MATSUYAMA Y, et al. Convergence process of volumetric liver regeneration after living-donor hepatectomy[J]. J Gastrointest Surg, 2011, 15（9）: 1594-1601.

[31] SAITO K, TAJIMA Y, HARADA T L. Diffusion-weighted imaging of the liver: current applications[J]. World J Radiol, 2016, 8（11）: 857-867.

[32] 张二雷，黄志勇. 原发性肝细胞癌合并肝硬化外科治疗方法的选择[J]. 中华外科杂志，2014，52（5）: 325-328.

[33] 张二雷，黄志勇. 重视肝硬化程度对肝癌外科治疗方法选择的影响[J]. 国际外科学杂志，2015，42（4）: 217-220.

[34] 梁宾勇，黄志勇，刘杨安，等. 肝硬化对单个小肝细胞癌切除术后复发和患者长期生存的影响[J]. 中华外科杂志，2012，50（10）: 865-869.

[35] HUANG Z Y, LIANG B Y, XIONG M, et al. Severity of cirrhosis should determine the operative modality for patients with early hepatocellular carcinoma and compensated liver function[J]. Surgery, 2016, 159（2）: 621-631.

[36] DONG K S, LIANG B Y, Zhang Z Y, et al. Histologic severity of liver cirrhosis: a key factor affecting surgical outcomes of hepatocellular carcinoma in patients with portal hypertension[J]. Asian J Surg, 2019, 42（12）: 981-989.

[37] BENSON A B, ABRAMS T A, BEN-JOSEF E, et al. NCCN clinical practice guidelines in oncology: hepatobiliary cancers[J]. J Natl Compr Canc Netw, 2009, 7（4）: 350-391.

[38] JUNG K S, KIM S U, AHN S H, et al. Risk Assessment of Hepatitis B Virus–Related HCC carcinoma development using liver stiffness measurement[J]. Hepatology, 2011, 53（3）: 885-894.

[39] TAURA K, IKAI I, HATANO E, et al. Influence of coexisting cirrhosis on outcomes after partial hepatic resection for hepatocellular carcinoma fulfilling the Milan criteria: an analysis of 293 patients[J]. Surgery, 2007, 142（5）: 685-694.

[40] ZHOU Y, XU D, WU L, et al. Meta-analysis of anatomic resection versus nonanatomic resection for hepatocellular carcinoma[J]. Langenbecks Arch Surg, 2011, 396（7）: 1109-1117.

[41] LIANG B Y, GU J, XIONG M, et al. Histological severity of cirrhosis influences surgical outcomes of hepatocellular carcinoma after curative hepatectomy[J] . J Hepatocell Carcinoma, 2022, 9: 633-647.

[42] ZHANG E L, LI J, LI J, et al. Sub-classification of cirrhosis affects surgical outcomes for early hepatocellular carcinoma independent of portal hypertension[J]. Front Oncol, 2021, 11: 671313.

[43] SAPISOCHIN G, CASTELLS L, DOPAZO C, et al. Single HCC in cirrhotic patients: liver resection or liver transplantation? Long-term outcome according to an intention-to-treat basis[J]. Ann Surg Oncol,

2013，20（4）：1194-1202.

[44] DHIR M，LYDEN E R，SMITH L M，et al. Comparison of outcomes of transplantation and resection in patients with early hepatocellular carcinoma: a meta-analysis[J]. HPB（Oxford），2012，14（9）：635-645.

[45] ZHENG Z，LIANG W，MILGROM D P，et al. Liver transplantation versus liver resection in the treatment of hepatocellular carcinoma: a meta-analysis of observational studies[J]. Transplantation，2014，97（2）：227-234.

[46] KONIARIS L G，LEVI D M，PEDROSO F E，et al. Is surgical resection superior to transplantation in the treatment of hepatocellular carcinoma[J]. Ann Surg，2011，254（3）：527-537.

[47] CHEN M S，LI J Q，ZHENG Y，et al. A prospective randomized trial comparing percutaneous local ablative therapy and partial hepatectomy for small hepatocellular carcinoma[J]. Ann Surg，2006，243（3）：321-328.

[48] HUANG J，YAN L，CHENG Z，et al. A randomized trial comparing radiofrequency ablation and surgical resection for HCC conforming to the Milan criteria[J]. Ann Surg，2010，252（6）：903-912.

[49] FENG K，YAN J，LI X，et al. A randomized controlled trial of radiofrequency ablation and surgical resection in the treatment of small hepatocellular carcinoma[J]. J Hepatol，2012，57（4）：794-802.

[50] POMPILI M，SAVIANO A，DE MATTHAEIS N，et al. Long-term effectiveness of resection and radiofrequency ablation for single hepatocellular carcinoma $\leqslant$ 3cm. Results of a multicenter Italian survey[J]. J Hepatol，2013，59（1）：89-97.

[51] PENG Z W，LIN X J，ZHANG Y J，et al. Radiofrequency ablation versus hepatic resection for the treatment of hepatocellular carcinomas 2 cm or smaller: a retrospective comparative study[J]. Radiology，2012，262（3）：1022-1033.

[52] ZHANG E L，YANG F，WU Z B，et al. Therapeutic efficacy of percutaneous microwave coagulation versus liver resection for single hepatocellular carcinoma $\leqslant$ 3cm with Child-Pugh A cirrhosis[J]. Eur J Surg Oncol，2016，42（5）：690-697.

[53] LI J，TAO H S，LI J，et al. Effect of severity of liver cirrhosis on surgical outcomes of hepatocellular carcinoma after liver resection and microwave coagulation [J]. Front Oncol，2021，11：745615.

[54] EUROPEAN ASSOCIATION FOR THE STUDY OF THE LIVER. EASL-EORTC clinical practice guidelines: management of hepatocellular carcinoma[J]. J Hepatol，2012，56（4）：908-943.

[55] BENSON A B，D'ANGELICA M I，ABBOTT D E，et al. NCCN guidelines insights: hepatobiliary cancers，version 1. 2017[J]. J Natl Compr Canc Netw，2017，15（5）：563-573.

[56] IMAMURA H，SEYAMA Y，KOKUDO N，et al. One thousand fifty-six hepatectomies without mortality in 8 years[J]. Arch Surg，2003，138（11）：1198-1206.

[57] GU J，ZHANG E，LIANG B，et al. Effectiveness comparison of indocyanine green retention test with the cirrhotic severity scoring in evaluating the pathological severity of liver cirrhosis in patients with hepatocellular carcinoma and Child-Pugh grade A liver function[J]. World J Surg Oncol，2020，18（1）：79.

[58] HASEGAWA K，KOKUDO N，IMAMURA H，et al. Prognostic impact of anatomic resection for hepatocellular carcinoma[J]. Ann Surg，2005，242（2）：252-259.

[59] EGUCHI S，KANEMATSU T，ARII S，et al. Comparison of the outcomes between an anatomical subsegmentectomy and a non-anatomical minor hepatectomy for single hepatocellular carcinomas based on a Japanese nationwide survey[J]. Surgery，2008，143（4）：469-475.

[60] SU C M，CHOU C C，YANG T H，et al. Comparison of anatomic and non-anatomic resections for very early-stage hepatocellular carcinoma: The importance of surgical resection margin width in non-anatomic resection[J]. Surg Oncol，2020，36：15-22.

[61] KAIBORI M，MATSUI Y，HIJIKAWA T，et al. Comparison of limited and anatomic hepatic resection for hepatocellular carcinoma with hepatitis C[J]. Surgery，2006，139（3）：385-394.

[62] YAMASHITA Y，TAKETOMI A，ITOH S，et al. Longterm favorable results of limited hepatic resections for patients with hepatocellular carcinoma：20 years of experience [J]. J Am Coll Surg，2007，205（1）：19-26.

[63] POON R T，FAN S T，NG I O，et al. Significance of resection margin in hepatectomy for hepatocellular carcinoma：a critical reappraisal[J]. Ann Surg，2000，231（4）：544-551.

[64] DAHIYA D，WU T J，LEE C F，et al. Minor versus major hepatic resection for small hepatocellular carcinoma（HCC）in cirrhotic patients：a 20-year experience[J]. Surgery，2010，147（5）：676-685.

[65] HIDAKA M，EGUCHI S，OKUDA K，et al. Impact of Anatomical Resection for Hepatocellular Carcinoma With Microportal Invasion（vp1）：a multi-institutional study by the Kyushu study group of liver surgery[J]. Ann Surg，2020，271（2）：339-346.

[66] KANG I，JANG M，LEE J G，et al. Subclassification of Microscopic Vascular Invasion in Hepatocellular Carcinoma[J]. Ann Surg，2020，75：8.

第四章　肝切除术中控制出血技术的改进

肝脏外科的发展史主要是出血与控制出血的发展史。肝脏血供丰富，组织脆弱，易发生破裂。一旦受损伤破裂，出血凶猛，短时间内可造成失血性休克而危及生命。与其他内脏器官相比，肝脏外科发展比较延后。原因是长期以来没有很好控制出血的办法。直到 1908 年，Pringle 利用阻断肝十二指肠蒂控制肝脏出血，才有了真正意义上的控制肝脏手术出血的方法。但此方法并非对所有病例有效，也不一定适合所有病人。因此，有必要改进。本章主要介绍我们创建的三种控制肝切除术中出血的方法。

第一节　不解剖肝门预结扎病侧肝脏入肝和出肝血管的肝切除术

能否成功施行各种解剖性肝切除（又称规则性肝切除或经典肝切除），是衡量一个肝脏外科医生甚至一个医院肝胆外科水平的重要指标之一。而肝切除时如何控制肝血流，最大限度地减少术中出血和最大可能地维护相关脏器的生理功能，是肝脏外科永恒的话题。传统的解剖性肝切除术中，控制入肝血流的方法是解剖第一肝门，分离出病侧肝的动脉、胆管和门静脉支，分别予以结扎、切断。此方法的缺点是解剖第一肝门过程相对复杂、费时、出血较多，特别是在有明显肝硬化门静脉高压症的病例中更是如此。

20 世纪 80 年代以后，随着超声技术的发展及推广应用，人们对肝内解剖结构有了较清楚的认识，可以在术前通过影像学检查，了解每一例病人肝内外血管及胆管的分布、走向，以及其在肝表面的投影部位。在此基础上，我们于 1988 年创立了一种新的解剖性肝切除术，可以在不解剖肝门的情况下预结扎病侧肝入肝和出肝的血管及胆管，达到解剖性肝切除的目的和要求，我们称其为直接结扎病侧肝肝蒂和出肝血管的肝切除术。

一、解剖学基础

1. 第一肝门

左半肝的肝门结构：第一肝门左半部的血管、胆管（即左半肝肝蒂）较长。由于左、右半肝的血管、胆管分叉位于第一肝门的偏右侧，所以左半肝肝蒂经过第一肝门中点向左行走，位于左内叶（Ⅳ段）和尾叶（Ⅰ段）脏面之间的横沟内，而且位置很浅，仅有一层结缔组织覆盖。若将横沟表面的结缔组织分开，以拉钩将Ⅳ段脏面下缘向上牵开，即可显露出左半肝肝蒂中的左肝管。左肝管下方就是门静脉左支横部。门静脉左支横部的上方通常无分支，下后方发出供应Ⅰ段的门静脉支。沿左纵沟分开结缔组织，即可显露门静脉左支的角部、矢状部和囊部。其矢状部和囊部的右侧壁发出2～4根分支为左内叶供血，左侧壁发出1～2根门静脉支以供应左外叶（Ⅱ段和Ⅲ段）。

左半肝肝蒂很少变异，但须注意来自胃左动脉的副肝动脉；另一种可能的变异是右半肝Ⅴ段或Ⅷ段的肝管汇入左肝管，如靠近分叉处结扎左肝管就会有危险，所以术中超声扫查明确是否有这些变异的肝管非常必要。左半肝肝蒂中的血管、胆管包在Glisson鞘内，门静脉支周围组织疏松、易分离，但分离胆管及动脉支较困难，左侧Glisson鞘的前缘与肝实质相连，通常无分支，故可广泛分离而无出血之虞。

右半肝的肝门结构：右半肝的肝门结构主要包括门静脉右支、肝右动脉和右肝管。三者的位置关系是，右肝管在前方，门静脉右支在后方，肝右动脉位于两者之间。有的人肝右动脉位置较低，在门静脉右支前下方。肝右动脉多数（80%～87%）在肝总管或右肝管后方经过。变异的肝右动脉大多来自肠系膜上动脉，走行于门静脉或肝总管后方，但到达肝门右端时转位到门静脉右支前方入肝。

门静脉于肝门偏右侧，在尾叶右半部前方或尾状突前方分叉，分出门静脉右支和左支，所以门静脉右支较短，肝外可显露出的长度约1cm。门静脉右支后壁大部分被尾状突掩盖，该处常发出一支静脉分布到尾状突。门静脉右支前方依次为肝右动脉、右肝管、胆囊颈及胆囊管。

肝右动脉在肝门内发出右前叶动脉和右后叶动脉，但也有肝右动脉进入肝门之前发出这两个分支者。这两支动脉与同名的门静脉支伴行，所以它们的走行方向是一致的。有时右后叶下段（Ⅵ段）动脉起源于肝右动脉的肝外段，经肝门横沟右端或右切迹入肝内。此时，这支动脉位于右半肝肝门的最表浅处。

右前叶肝管和右后叶肝管一般在肝门内汇合成右肝管，但也有在肝内汇合者。右肝管较短，长度不到1cm。右前叶肝管与同名的门静脉支和动脉支走行方向基本一致。右前叶肝管相当于右肝管的延续部分，较易辨认。右后叶肝管与同名的动脉走行方向不太一致。它经右前叶门静脉支内侧，转到其后方，与右后叶门静脉支伴行，手术中辨认此肝管时，须加注意。

2. 第二肝门

第二肝门位于肝脏膈面，是三支主肝静脉汇入肝上方下腔静脉的部位。三支主肝静脉汇入肝上下腔静脉的情况不全一样。肝右静脉大多（78/83）单独汇入下腔静脉，少数（5/83）肝右静脉为双支，分别汇入下腔静脉。按距下腔静脉1cm内的肝右静脉干分支情况，可将肝右静脉分为四型：Ⅰ型，1cm内的肝右静脉干无分支；Ⅱa型，分出肝右后叶上段（Ⅶ段）静脉；Ⅱb型，分出肝右前叶上段（Ⅷ段）静脉；Ⅲ型，分出上述两支静脉；Ⅳ型，有上述两支静脉，但其中一支直接汇入下腔静脉。肝右静脉干较粗，长度为1～2.5cm。肝左静脉行走于静脉沟的水平，位于肝后上缘，很表浅，距肝表面1～1.5cm。肝左静脉常与肝中静脉汇合成一共干（70/83），进入下腔静脉的前壁或左壁。其共干一般很短，约1cm（0.2～1.7cm）。按肝中静脉和肝左静脉共干距下腔静脉1cm内的分支情况，可将其分为五型：Ⅰ型，1cm内无分支；Ⅱ型，有2个分支；Ⅲ型，有3个分支；Ⅳ型，有4个分支；Ⅴ型，肝中静脉和肝左静脉分别汇入下腔静脉。

二、手术操作技术

1. 左半肝切除术

根据上述解剖学特点，在行左半肝切除术时，可以通过不解剖肝门的方法经肝实质预先处理相应的血管来控制肝切除过程中的出血。方法如下。

（1）置阻断带：用一条带绕过肝十二指肠韧带，万一发生出血，便于及时阻断第一肝门，予以控制。

（2）游离左半肝：依次分离肝圆韧带、镰状韧带、左冠状韧带、左三角韧带及肝胃韧带。

（3）经肝实质分别结扎左半肝肝蒂和肝静脉，在第一肝门中点左侧1.5～2.0cm处，将长弯血管钳尖端于肝脏面横沟上缘插入左内叶（Ⅳ段）肝实质。术者根据手感，沿左半肝肝蒂的Glisson鞘外，向上、再斜向左后下方，将血管钳尖端在横沟左端下缘、静脉韧带沟和尾叶三者交界处穿出。血管钳尖端稍微张开，夹住一根7号或10号粗丝线线头，将其自血管钳穿过的隧道引出。用此根粗丝线结扎左半肝肝蒂，不需要分别结扎血管、胆管（图4-1A和B）。这一步多无困难，也无损伤血管及胆管的危险。助手将肝圆韧带向下牵拉，显露第二肝门左侧，在距肝上缘2.0～3.0cm、镰状韧带左外叶附着处将长弯血管钳尖端刺入肝实质，血管钳尖端从肝左外叶后方、肝后下腔静脉的左侧穿出，血管钳尖端稍微张开，夹住一根7号或10号粗丝线线头，将其自血管钳穿过的隧道引出。用此根粗丝线结扎肝左静脉（图4-2A和B）。此时，左半肝血流被完全阻断，肝组织完全变色。如果做扩大的左半肝切除，可以按图4-2标注的B方法，结扎肝中静脉与肝左静脉的共干。

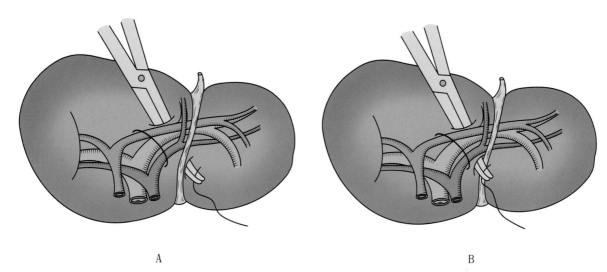

图 4-1　经肝实质在 Glisson 鞘外结扎左半肝肝蒂

注：A—保留肝尾叶的方法；B—不保留肝尾叶的方法。

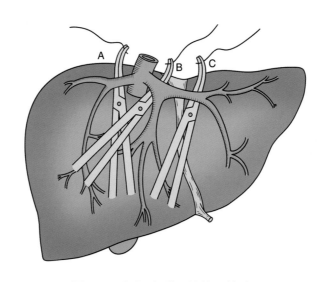

图 4-2　经肝实质预结扎肝静脉

注：A—肝右静脉；B—肝左静脉和肝中静脉共干；C—肝左静脉。

（4）切除左半肝：沿肝脏变色分界线的左侧切开肝包膜，断离肝实质。断离肝实质的过程中几乎无出血。切断肝左静脉，肝实质完全离断后，左半肝肝蒂完全游离。如保留尾叶（Ⅰ段），则在相当于门静左支角部处切断左半肝肝蒂，以保留尾叶的血管及胆管支（图 4-1A）。如同时切除尾叶，可在近门静脉主干分叉处结扎、切断左半肝肝蒂（图 4-1B）。

2. 肝左外叶（Ⅱ、Ⅲ段联合）切除

助手将肝圆韧带向上提起，以充分显露左半肝的脏面。于第一肝门横沟左端上方 2 ～ 3cm、肝圆韧带左侧的肝脏脏面，将长弯血管钳尖端刺入肝实质中，刺入深度约 2cm。根据术者的手感，沿 Glisson 鞘外，向下至横沟左端下方、静脉韧带的左缘将血管钳尖端穿出。用此血管钳夹住一根粗丝线，随血管钳退出而将该粗丝线引出。将进入肝左外叶的血管、胆管一并予以结扎（图 4-3）。肝左静脉的处理见图 4-2 标注 C。然后在完全无血流的情况下断离肝实质。

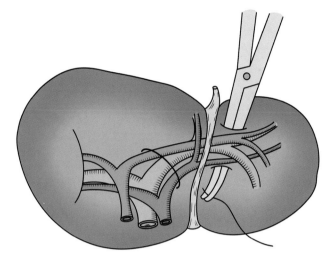

图 4-3　经肝实质在 Glisson 鞘外结扎左外叶（Ⅱ、Ⅲ段）肝蒂

3. 右半肝切除术

（1）置阻断带：用一条带绕过肝十二指肠韧带，万一发生出血，便于及时阻断第一肝门，予以控制。

（2）游离右半肝：依次游离并切断肝圆韧带、镰状韧带、右冠状韧带、右三角韧带、肝肾韧带，然后分离肝裸区，显露出肝后下腔静脉，右半肝完全游离。

（3）解剖胆囊三角，结扎切断胆囊动脉。游离胆囊管，结扎切断胆囊管，此时可以完全显露出肝门右侧的横沟。

（4）经肝实质分别结扎右半肝肝蒂和肝右静脉：长弯血管钳尖端自第一肝门横沟中点右侧 1.0～1.5cm 处的上缘刺入肝实质，深度 2.0～3.0cm，血管钳弧形朝下，向横沟右端外下方，环绕右侧 Glisson 鞘包绕的右侧肝蒂，从横沟右端下方的肝脏面戳出。血管钳尖端稍微张开，夹带粗丝线沿隧道退出（图 4-4），用此丝线结扎右侧肝蒂。术者左手将肝右叶向下推压，显露第二肝门右缘。肝静脉右支主干较短，有时需要术中超声定位。确定位置后，术者左手抓住右肝向左前下方牵拉，显露出第二肝门右后方肝裸区，在镰状韧带右侧叶附着处，距肝上缘约 3.0cm 处定位，将长弯血管钳刺入肝实质，向肝裸区方向，血管钳尖端于肝后腔静脉右侧穿出，血管钳尖端张开，夹带一粗丝线沿隧道退出，用此丝线结扎肝右静脉（图 4-4）。

（5）沿肝缺血界线右侧断离肝实质，切除右半肝。

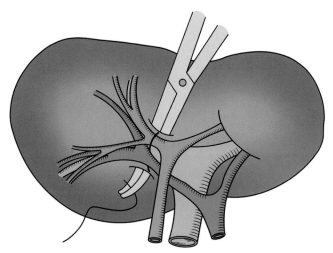

图 4-4　经肝实质在 Glisson 鞘外结扎右半肝肝蒂

4. 肝右后叶（Ⅵ、Ⅶ段）切除

可切除或保留胆囊（图 4-2A）。肝门横沟右端有一向外下延伸的切迹，肝右后叶血管、胆管就位于此切迹内。助手将肝前缘上翻，血管钳尖端自此切迹近横沟处上缘刺入 2.0～3.0cm，再向后向下弧形绕过肝右后叶血管、胆管蒂，血管钳尖端从此切迹下缘肝尾状突脏面穿出，稍微张开，夹带 7 号或 10 号粗丝线后沿隧道退出，收紧带线，结扎肝右后叶入肝血管、胆管蒂（图 4-5）。有经验的医生不需要超声指引，可以在第二肝门处，相当于肝后下腔静脉的右侧，距肝上缘 3～4cm 处用血管钳从肝表面刺入，从肝后腔静脉右侧穿出肝实质，张开血管钳夹一根粗丝线沿隧道带出，用此线结扎肝右静脉。

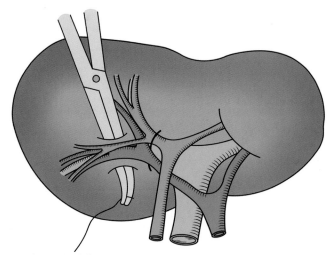

图 4-5　经肝实质在 Glisson 鞘外结扎肝右后叶（Ⅵ、Ⅶ段）肝蒂

需说明的是，在施行肝右后叶切除时，结扎、切断肝右静脉主干，并不影响肝右前叶的静脉回流。因为肝右前叶的回流血管除肝右静脉以外，尚有肝中静脉。我们曾报告 185 例这种手术，包括左半肝切除 42 例，左外叶切除 76 例，右半肝切除 29 例，右后叶切除 38 例。全组无手术死亡。总

手术时间最短的 1 例为肝左外叶切除术，仅 25min；右半肝切除术时间最短的仅 45min。术中出血量为（430±250）mL，其中 43 例病人术中未输血。

本章介绍的肝切除术是以典型的解剖性肝切除为主要适应证，对于肿瘤侵犯肝门或位于肝中叶（Ⅳ、Ⅴ、Ⅷ段）者不宜采用。对于门静脉有癌栓者，切开门静脉将癌栓取出后，再采用此方法切肝。

（张必翔　陈孝平）

第二节　第一肝门阻断联合肝下下腔静脉阻断（陈氏肝血流阻断技术）

肝切除术目前仍然是治疗各种肝脏良性和恶性疾病的主要手段，主要的风险是术中大出血[1,2]。有证据表明，术中大量失血和输血不仅可增加病人术后并发症发生率，还会对病人长期生存率产生不良影响[3-6]。因此，如何有效控制肝切除术中出血，尤其是肝静脉系统的出血就成为手术能否成功的关键因素。1990 年，我们首次提出[7]第一肝门联合阻断肝下下腔静脉（陈氏肝血流阻断技术）可有效控制肝切除术中出血。为了控制术中出血，当时有两例病人联合阻断了肝下下腔静脉，时间分别为 4min 和 6min，阻断时间较短，术中未出现明显的血流动力学变化，术后病人顺利康复。这是有据可查的报道陈氏阻断技术的第一篇正式文献。2006 年，同济医院肝脏外科中心再次对陈氏肝血流阻断技术在复杂肝中叶切除术中的作用进行了相关研究[8]，总共纳入 118 例病人，均为伴有肝硬化的肝癌病人，术中采用陈氏肝血流阻断技术进行血流控制，以减少术中出血。结果显示：陈氏肝血流阻断技术非常安全，而且非常有效地减少术中失血量，提高手术安全性。2012 年，本中心进行了一项前瞻性随机对照研究[5]，结果表明肝下下腔静脉阻断技术可有效减少回心血量的 60%～70%，从而使中心静脉压迅速降至 4～5cmH$_2$O，从而减少术中出血。这一研究进一步表明，陈氏肝血流阻断技术的实质是减少回心血量，降低中心静脉压，尤其适用于中重度肝硬化病人。鉴于此，2016 年 9 月，中华医学会外科学分会肝脏外科学组正式将此技术称为由外科医生控制的低中心静脉压技术[9]。

解剖学上，肝下下腔静脉有一段无血管区，位于尾状突肝短静脉下方及左肾静脉上方之间，长度为 2～3cm。因此，于此处切开下腔静脉两侧腹膜，分离两侧血管旁疏松组织，用长弯血管钳稍做分离，就可经其后方通过，夹住一条带退出血管钳，即完成备用阻断带放置（图 4-6）。如术中阻断第一肝门效果不好，可直接收紧阻断带阻断肝下下腔静脉。如果病人有肝硬化，阻断第一肝门时可采用"阻断 10min，开放 5min"间歇阻断的方法。术中需要阻断肝下下腔静脉的时间很短，一般为 2～5min，对血流动力学影响很小，绝大多数病人都可以耐受。如果需要长时间阻断，可以做预阻断试验，即先预阻断肝下下腔静脉 1～3min，观察病人血流动力学是否稳定，一般平均动脉压维持在 60mmHg 即表明可耐受，此时可以正式开始阻断肝下下腔静脉。有时，我们也推荐一种简化的方法，通过动脉血管夹夹闭或半阻断肝下下腔静脉亦可以获得降低中心静脉压的效果。

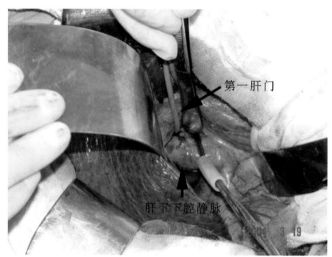

图 4-6　开放手术应用陈氏肝血流阻断技术

　　肝切除术中，一般要求在低中心静脉压状态下进行肝实质离断。传统意义上的低中心静脉压技术是由麻醉师来控制的，通过硝酸甘油、呋塞米、限制液体输入及体位调整等来达到降低中心静脉压的目的，从而减少肝静脉系统出血。这一技术目前在临床应用较为广泛，但由于其起效慢，而且与麻醉师水平直接相关，在很多基层医院甚至大医院的肝脏外科中心都没有得以常规开展。而陈氏阻断技术与之相比，具备如下优点：不依赖麻醉师，由外科医生直接掌控；术中实时监测中心静脉压，可根据中心静脉压水平调整下腔静脉阻断程度和时间；不需要药物，可避免药物对肝肾功的损害，还可以节省医疗费用。经过我们中心 2000 余例开放性肝切除术的临床实践证实[10]，此技术可迅速使中心静脉压降至 4～5cmH$_2$O，有效控制肝静脉系统出血。有时这一技术亦可作为传统低中心静脉压技术的有效补充，充分保证肝切除术的安全性。截至 2017 年底，该技术已经在全国 23 个省、自治区、直辖市的 82 家医疗机构推广应用达 16689 例，明显提高了手术的安全性。目前，该方法也被逐渐推广应用至腹腔镜肝切除术和机器人肝切除术（图 4-7）中[10, 11]。国际上，日本 Hiroki Yamaue 和 Takehito Otsubo 教授、法国 E. Buc 教授、德国 Buchler 教授等均报道了使用这一技术的心得体会[12-15]，称其能迅速有效降低中心静脉压，减少肝断面的出血量，尤其适用于那些常规低中心静脉压技术无效的病人。因此，中华医学会外科学分会肝脏外科学组 2016 年在修订肝切除术中控制出血方法和选择原则的专家共识时，特地把这一方法正式归类于低中心静脉压技术，并命名为"陈孝平改良法"[9]。

　　当然，这一技术亦有一些局限性。有些病人，下腔静脉阻断会对血流动力学造成影响，心率会增快，血压下降，但经过快速输液或机体自身代偿后整个过程中平均动脉压可维持在 60mmHg 以上，这就充分保证了除肝脏外的重要器官组织的灌注，避免了一些缺血再灌注损伤可能。还有非常重要的一点就是，极少数病人术后会有一过性的肾功能损害的表现。我们对开放肝切除术的回顾性研究 [8] 和前瞻性随机对照研究 [5] 都表明这种一过性的肾功能损伤在术后可以很快恢复（图 4-8）。还有，气体栓塞亦是另一个肝下下腔静脉阻断技术绕不开的话题。本中心 2000 多例开放肝切除术的临床实际应用中并没有发生严重的气体栓塞并发症，仅有 1 例病人行开放肝右后叶切除术中肝右静脉一属支撕裂，造成肝右静脉主干出现一约 3mm 破口，阻断肝下下腔静脉以控制出血。在修补破口过程中，麻醉师提示血氧饱和度从 100% 下降至 78%，其他生命体征平稳。经立即暂停手术，局部压迫、松开下腔静脉阻断带、提高吸入氧浓度、还原头低脚高体位，数分钟后病人血氧饱和度恢复至 100%，手术得以继续进行，病人术后恢复顺利。至于腹腔镜或机器人下此技术的应用，由于制造气腹的 CO_2 是一种可溶性气体，因而即使少量气体进入血管腔内，亦不至于发生气体栓塞，因此理论上发生空气栓塞的可能性更低。本中心已发表数据说明 [10] 腹腔镜下应用此技术并没有观察到明显的气体栓塞并发症。而在机器人肝切除过程中，应用陈氏阻断技术亦未见空气肺栓塞发生，表明在腹腔镜下或机器人应用这一技术亦是安全的。

当然这一技术的应用也有一定的适应证、禁忌证和原则。此技术主要适应证：阻断第一肝门不能控制肝断面出血的病例，因为这种出血主要来自肝静脉的分支。针对这类病人，我们的经验是事先预置阻断带，以备术中需要时应用。对于那些有心脏疾病、肾功能不良的病人，肝下下腔静脉阻断需要慎重。如果预计手术比较复杂，需长时间阻断肝下下腔静脉，最好先检验病人是否能耐受肝下下腔静脉阻断，即下腔静脉预阻断试验，如果病人平均动脉压能维持在 60mmHg 以上，就可应用。如果预计手术中阻断肝下下腔静脉时间不长，在 3 ~ 5min 之内，就没有必要做预阻断试验了。事实上，我们在临床实际应用过程中，有时并没有完全阻断肝下下腔静脉回心血流，而是半阻断或大部分阻断，同样可以达到降低中心静脉压的目的，又尽量地减少了对全身血流动力学的影响，亦不失为一种折中的办法。

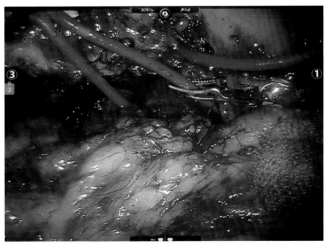

图 4-7　机器人肝切除术中应用陈氏肝血流阻断技术

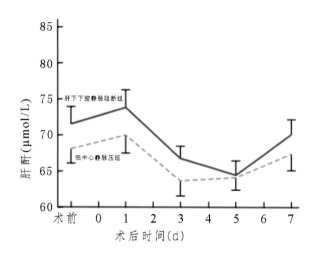

图 4-8　陈氏肝血流阻断技术对术后肾功能影响

　　总之，大量的临床实践表明，这种外科医生自己控制的低中心静脉压技术，可以有效控制复杂肝切除过程中的肝静脉系统出血，适用范围包括开放肝切除术、腹腔镜肝切除术和机器人肝切除术，值得进一步推广。

（朱鹏　陈孝平）

第三节　陈氏绕肝悬吊技术

　　传统肝切除术常规先分离肝周韧带，游离病侧肝脏，再离断肝实质。对于右半肝巨大肿瘤，或肿瘤侵犯膈肌的病人，由于局部空间狭小，游离病侧肝脏非常困难，如强行分离可能导致肿瘤破裂或因过度挤压导致肿瘤播散。分离第二肝门时，如果经验不足或操作不慎可能撕破肝静脉或腔静脉而引发大出血。为了防止这种情况发生，一些学者推荐做原位肝切除术（又称前入路肝切除，或逆行肝切除术）。原位肝切除术方法不是先游离病侧肝脏，而是阻断入肝血流后，就开始离断肝实质，最后分离肝脏周围韧带，取出切除的病肝。这种方法可以避免手术时搬动或挤压肝脏而致肿瘤细胞播散，因此更符合肿瘤外科处理原则。此外，这种方法对血流动力学干扰小，提高了切除大肝癌特别是侵犯膈肌的肝癌的安全性。原位肝切除术存在肝断面深部显露困难、一旦发生出血就难以控制等缺点。为此，Belghiti 等创立了肝脏悬吊技术，即在下腔静脉前方与肝脏之间用血管钳分离，创建一隧道。血管钳向上方从肝右静脉与肝中静脉之间穿出，尖端稍张开，血管钳夹住一条带，将其从上而下经隧道拉出。切肝时牵拉此条带，帮助显露深部的肝断面（图 4-9）。其缺点是：①需要解剖第二肝门，显露肝右静脉及肝中静脉，操作复杂不易学，年轻医生很难掌握。②肝后下腔静脉前壁有肝短静脉汇入，数量和分布没有规律，特别是肝硬化的病人。③如肿瘤巨大，常压迫肝后下腔静脉而致其移位或变形扭曲，在此处盲目分离有可能损伤肝短静脉、肝右静脉、

肝中静脉甚至下腔静脉，从而有发生大出血的危险。用这种方法术中因损伤肝短静脉而大出血的
发生率为 4%～12%，平均 8%[16]。

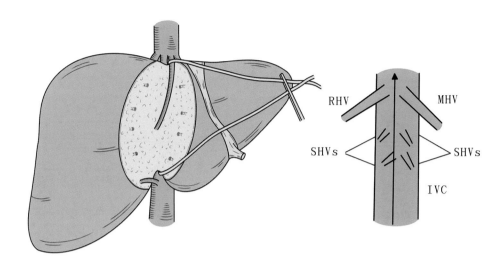

图 4-9　Belghiti 悬吊方法[16]

注：RHV—肝右静脉；MHV—肝中静脉；SHVs—肝短静脉；IVC—下腔静脉。

肝短静脉（short hepatic veins，SHVs）开口于肝后下腔静脉，数目较多，形态和分布变异较大，
主要是回流肝尾状叶和肝右后叶的部分静脉血。其管壁较薄，肝外行程短，从不同方向汇入下腔
静脉，有时细小的 SHVs 也可汇入肝中静脉和（或）肝左静脉[17]。SHVs 的数量差异较大，平均 3～5
支，多者可达 20 支（图 4-10）。Couinaud 发现肝脏的尾状叶和下腔静脉之间有一疏松结缔组织
间隙，此间隙中有一缺少 SHVs 的无血管区，称为 Couinaud 间隙[18]。此无血管区宽 5～15mm，
长 4.1～7.8cm[17]。Belghiti 等学者认为隧道宽度只要达到 6～10mm 即可完成吊带的放置[16,19,20]。
但 Trotovsek 等对 100 个肝脏标本进行研究，发现在下腔静脉前壁这个无血管区的最狭窄处的宽度
仅为 2mm[21]。因此，如这个无血管区宽度小于 6mm 时，进行盲目分离做隧道，极有可能撕裂肝短
静脉而导致出血。而且 Belghiti 方法必须游离肝右静脉和肝左静脉、肝中静脉汇合部，增加了手
术难度。且肝上静脉隐窝组织浅部疏松、深部较韧，钝性游离后强行通过血管钳易伤及周围静脉。
此间隙正前方并非全无肝短静脉，汇入下腔静脉前壁和右侧壁的肝短静脉较汇入左侧壁的多，肝
短静脉的数量与肝左静脉直径成正比；肝短静脉的直径与肝右静脉直径成反比，且汇入下腔静脉
前壁的肝短静脉最粗[22,23]。我国肝癌病人多合并病毒性肝炎引起的肝硬化，这些病人常伴有代偿
性肝尾叶肥大，肝后下腔静脉和肝短静脉解剖关系常有变化，特别是肝短静脉分支增多，直径增粗，
排列紊乱，盲目分离建隧道时，导致肝短静脉损伤更常见，一旦发生肝短静脉损伤，就可能引起
难以控制的大出血[23]。

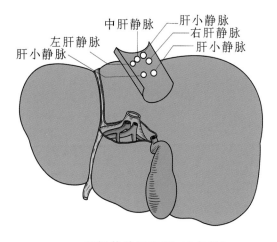
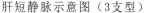

肝短静脉示意图（3支型）

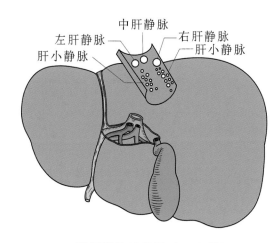

肝短静脉示意图（20支型）

图 4-10　肝短静脉的变异 [17]

为了避免上述缺点，我们于 2008 年创立了一种新的肝脏悬吊技术[24]，主要操作方法如下：①于右半肝的脏面后下方切开后腹膜，显露出右肾上腺。术者用右手示指沿腔静脉右侧、肝脏与右肾上腺之间的间隙（即肝裸区）向上分离。②靠近第二肝门切开右冠状韧带 3 ~ 5cm，用左手示指沿肝上下腔静脉右侧缘紧靠肝脏向下分离肝后间隙，至左、右两手示指在肝后间隙会合。③用一把肾蒂钳从肝后间隙自下而上穿出，张开肾蒂钳，夹住 1 ~ 2 个条带退出肾蒂钳。④用一把直血管钳夹住条带的两端，牵拉条带，悬吊肝脏。如果是 2 个条带，可以做双悬吊，即一个向右牵拉，另一个向左牵拉，可使离断肝实质的手术野显露更加清楚，操作更加容易，而且有压迫止血的效果（图 4-11）。该方法还有以下优点：术者使用手指分离，根据感觉操作，可避免使用血管钳盲目分离引起的血管损伤；不需要解剖第二肝门，操作简便；肝裸区中均为疏松结缔组织，内无血管，操作简单、省时、安全，成功率达到 100%，为肝实质离断以及主要血管的处理提供了极大的安全保障。我们曾报道过 65 例肝右叶巨大肿瘤切除术，最大径为 22.6cm，采用了该术的成功率为 100%，术中出血量为（520±280）mL[25]，具体操作步骤见图 4-12 和图 4-13。现在该技术已经常规应用于开腹左或右半肝切除术、右后叶切除术；同时也在腹腔镜下肝切除术，以及机器人辅助下肝切除术中应用。

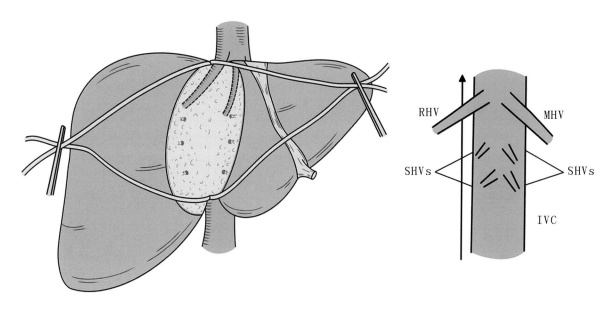

图 4-11　陈氏双悬吊示意图

注：RHV—肝右静脉；MHV—肝中静脉；SHVs—肝短静脉；IVC—下腔静脉。

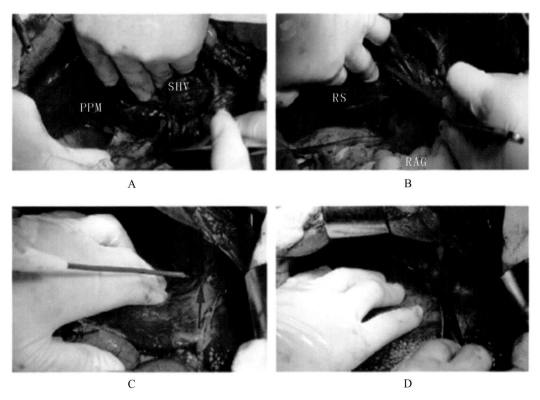

图 4-12　切除肝右叶巨大肿瘤操作步骤（一）

注：A—切开肝下下腔静脉右侧 2 ～ 3cm 的后腹膜，SHV—肝短静脉，PPM—后腹膜。B—显露右侧肾上腺和右侧肾上腺前方的肝后间隙，RS—肝后间隙，RAG—右侧肾上腺。C—切开镰状韧带和右冠状韧带 2 ～ 3cm。D—于肝上下腔静脉右侧分离肝后间隙。

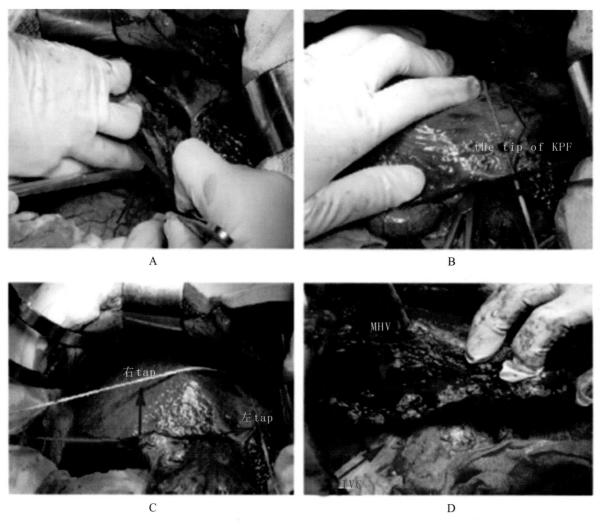

图 4-13 切除肝右叶巨大肿瘤操作步骤（二）

注: A—肾蒂钳从肝后间隙自下而上穿出。B—肾蒂钳尖端到达肝上下腔静脉右侧肝后间隙, KPF—蒂钳。C—双悬吊带牵拉, 即一根向右牵拉, 另一根向左牵拉。D—切面显露肝中静脉, MHV—肝中静脉。（图片出自参考文献 25）

　　随腹腔镜和机器人下肝切除技术的发展, 本中心开腹肝切除的病例逐渐减少, 大多数病例的肝切除都是在腹腔镜和机器人下完成。像开腹肝切除术一样, 术中采用陈氏悬吊技术, 帮助显露肝断面, 有利于控制出血和止血。基本方法是, 常规游离镰状韧带和近第二肝门处部分冠状韧带, 显露肝右静脉右侧间隙, 于下腔静脉旁间隙, 离断汇入肝下下腔静脉的 2 ~ 3 支肝短静脉, 用"金手指"带线沿下腔静脉右侧缘直达肝右静脉的右侧, 完成绕肝带的放置（图 4-14）。

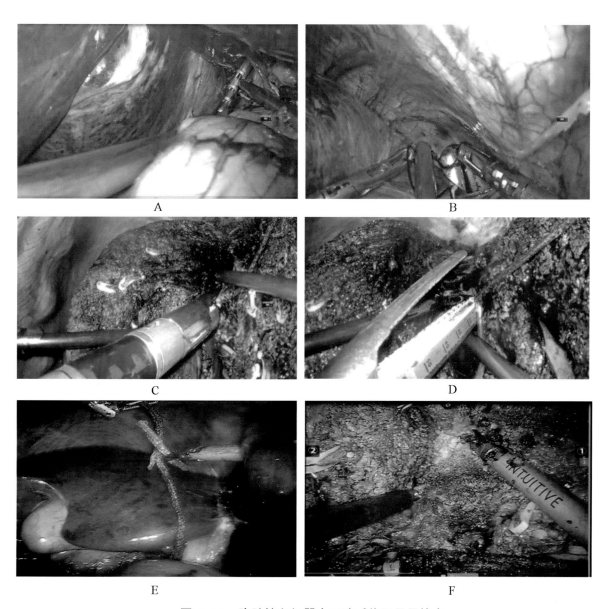

图 4-14 腹腔镜和机器人下陈氏绕肝悬吊技术

注：A——"金手指"从肝后间隙自下穿出；B——"金手指"尖端到达肝上下腔静脉右侧肝后间隙；C——向右侧牵拉悬吊带，离断右肝蒂；D——牵拉悬吊带，离断肝右静脉；E——机器人下放置陈氏悬吊带；F——向右侧牵拉悬吊带，离断肝实质。

（张万广 陈孝平）

参 考 文 献

[1] ZHANG J. Selective hepatic vascular exclusion versus pringle manoeuvre in liver resection for tumours encroaching on major hepatic veins[J]. Br J Surg, 2012, 99（7）: 973-977.

[2] HUNTINGTON J T, ROYALL N A, SCHMIDT C R. Minimizing blood loss during hepatectomy:a literature review[J]. J Surg Oncol, 2014, 109（2）: 81-88.

[3] JARNAGIN W R. Improvement in perioperative outcome after hepatic resection: analysis of 1803 consecutive cases over the past decade[J]. Ann Surg, 2002, 236（4）: 397-406.

[4] ZHU P. Selective Inflow occlusion technique versus intermittent pringle maneuver in hepatectomy for large hepatocellular carcinoma: a retrospective study[J]. Medicine（Baltimore）, 2015, 94（50）: 2250.

[5] ZHU P. Randomized clinical trial comparing infrahepatic inferior vena cava clamping with low central venous pressure in complex liver resections involving the pringle manoeuvre[J]. Br J Surg, 2012, 99（6）: 781-788.

[6] YOU D D. Prognostic factors after curative resection hepatocellular carcinoma and the surgeon's role[J]. Ann Surg Treat Res, 2017, 93（5）: 252-259.

[7] 陈孝平, 吴在德. 肝段切除术120例[J]. 中华外科杂志, 1990, 28（10）: 599-601.

[8] CHEN X P. Modified technique of hepatic vascular exclusion: effect on blood loss during complex mesohepatectomy in hepatocellular carcinoma patients with cirrhosis[J]. Langenbecks Arch Surg, 2006, 391（3）: 209-215.

[9] 中华医学会外科学分会肝脏外科学组. 肝脏解剖和肝切除手术命名及肝切除术中控制出血方法和选择原则（2017年第1次修订, 第2版）[J]. 腹部外科, 2017, 30（2）: 75-78.

[10] 张万广. 入肝血流联合肝下下腔静脉阻断在腹腔镜肝切除术中的应用[J]. 腹部外科, 2016, 29（2）: 76-79.

[11] 张必翔, 朱鹏. 机器人辅助腹腔镜肝切除术难点及对策[J]. 中国实用外科杂志, 2017, 37（5）: 36-40.

[12] UENO M. Partial clamping of the infrahepatic inferior vena cava for blood loss reduction during anatomic liver resection: a prospective, randomized, controlled trial[J]. Surgery, 2017, 161（6）: 1502-1513.

[13] GAGNIERE J. Effects of clamping procedures on central venous pressure during liver resection[J]. J Visc Surg, 2016, 153（2）: 89-94.

[14] OTSUBO T. Bleeding during hepatectomy can be reduced by clamping the inferior vena cava below the liver[J]. Surgery, 2004, 135（1）: 67-73.

[15] RAHBARI N N. Infrahepatic inferior vena cava clamping for reduction of central venous pressure and

blood loss during hepatic resection：a randomized controlled trial[J]. Ann Surg，2011，253（6）：1102-1110.

[16] BELGHITI J，GUEVARA O A，NOUN R，et a1. Liver hanging maneuver：a safe approach to right hepatectomy without liver mobilization[J]. J Am Coll Surg，2001，193：109-111.

[17] 王海全，孙国锋，邢雪. 肝短静脉的临床研究进展[J]. 中国现代普通外科进展，2007，10（4）：344-347.

[18] COUINAUD C. Surgical anatomy of the liver revisited Ch 4. Anatomy of the dorsal sector of the liver[M]. New considerations on liver anatomy，Paris：Pers Ed，1989.

[19] 彭淑牖，曹利平，李江涛，等. 肝后隧道的建立与绕肝带的使用在高难度肝切除中的作用[J]. 中华医学杂志，2003，83（19）：1644-1647.

[20] 李江，刘斌，杨世昆. 前入路绕肝提拉法右半肝切除术18例临床应用体会[J]. 昆明医科大学学报，2012，5：74-77.

[21] TROTOVSEK B，GADZIJEV E M，RAVNIK D，et al. Liver hanging maneuver for right hemiliver in situ donation-anatomical considerations[J]. HPB（Oxford），2006，8（1）：35-37.

[22] 王海全，邢雪，孙国锋. 主肝静脉和肝短静脉的解剖学研究及其临床意义[J]. 中国普通外科杂志，2007，16（8）：767-769.

[23] 万春，万品文，戴兵. 陈氏双悬吊法在中肝叶肿瘤切除术中的应用[J]. 临床外科杂志，2016，24（8）：592-594.

[24] 陈孝平，吴在德，裘法祖. 肝脏双悬吊技术在原位右半肝切除术中的应用[J]. 腹部外科，2007，20（6）：344-345.

[25] CHEN X P，ZHANG W G，LAU W Y，et al. Right hepatectomy using the liver double-hanging maneuver through the retrohepatic avascular tunnel on the right of the inferior vena cava[J]. Surgery，2008，144（5）：830-833.

第五章　大肝癌及巨大肝癌手术切除的理论与实践

一、概述

肝细胞癌（简称"肝癌"）是居全球第 5 位的常见恶性肿瘤，治疗效果差，5 年生存率仅有 14.4% 左右[1]。在我国，肝癌有两大显著特征，一是 80% 以上合并有不同程度的肝硬化；二是 80% 的病人就诊时肿瘤已长得很大，病情属中、晚期。传统上，以肿瘤最大径 5cm 为界线，将肝癌分为大肝癌和小肝癌。但随着外科手术病例的增加和经验的积累，这种分类法远不能满足临床的需要。为此，1994 年陈孝平等提出，根据肿瘤大小将肝癌分为：微小肝癌，肿瘤最大径 ≤ 2.0cm；小肝癌，肿瘤最大径 > 2.0cm，≤ 5.0cm；大肝癌，肿瘤最大径 > 5.0cm，≤ 10.0cm；巨大肝癌，肿瘤最大径 > 10.0cm[1]。对于微小肝癌和小肝癌，只要病人的状况允许，治疗方法首选肝切除术。然而，在我国绝大多数病人就诊时肿瘤属于大肝癌或巨大肝癌，且 80% 以上合并有肝硬化，手术切除的死亡率及术后并发症发生率相对较高，因此很多医生都不主张为此类病人选择手术切除治疗。但在临床上，经手术切除治疗的巨大肝癌病例，确有不少获得长期生存者。如果轻易放弃手术，则意味着这些病人失去长期生存的机会[2,3]。

二、大肝癌及巨大肝癌手术切除的理论基础

长期以来，认为大肝癌不能手术切除。临床上有采取 TACE 治疗，希望使大肝癌缩小后再行手术切除。而大量经验证明，大肝癌经 TACE 治疗缩小后再行手术切除的比例约为 8%，绝大多数病例因 TACE 治疗后肝内、肝外转移或肝功能受打击损害加重而失去手术切除的机会。认为大肝癌不能手术切除的主要理由是，肿瘤越大、切肝越多，切肝越多则术后肝功能衰竭和死亡的发生率越高。另外，传统手术方法，断肝前要先游离肝脏。实际上肿瘤越大游离肝脏越困难，使切除肝脏甚至成为不可能。20 世纪 80 年代初，我们在临床中发现，大肝癌病例无瘤侧的肝往往有代偿性增大情况。这使我们产生疑问，是不是肿瘤越大，切除肝脏就越多？如果不是，那么切除大肝癌应该是安全的。另外，切除大肝癌时游离肝脏困难，如果不先游离肝，而是先断离肝，再游离肝周韧带，不就可以解决这一问题了吗？

实际上，对于大肝癌和巨大肝癌，病变侧的肝组织由于受癌肿的压迫或直接破坏，实际残存量已很少。而未受癌肿影响侧的肝体积则呈代偿性增大。我们曾经做过研究，结果是相同解剖范围的肝切除，肿瘤越小，一并切除的无瘤肝组织量越多；而肿瘤越大，一并切除的无瘤肝组织越少。也就是说，同样是右半肝切除术，肿瘤直径大于 10cm 和小于 5cm 者相比，后者的无瘤肝组织切除量按比例计算，一定多于前者。因此，两者所承受的肝实质切除量和肝脏功能储备破坏程度并不相同。从本中心的一组 525 例巨大肝癌的手术结果来看，全组无术中死亡病例，术后 30d 死亡 13 例（2.7%），术后 3 年、5 年和 10 年生存率分别为 34.3%、16.8% 和 2.9%（图 5-1）。由此可见，对于巨大肝癌病人采用肝切除术治疗是可行的，与其他治疗方法相比，可明显提高病人的生存率[4-7]。

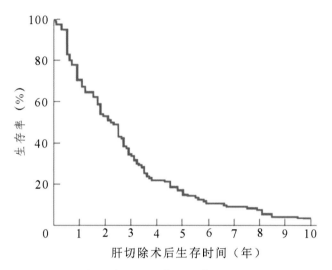

图 5-1　巨大肝癌肝切除术后生存曲线图（*n*=525）

三、大肝癌及巨大肝癌的手术切除

1. 适应证

手术切除是肝癌病人的首选和最有效的治疗方法，但并非所有大肝癌和巨大肝癌都适合采取肝切除治疗。根据本中心以往的经验，我们认为只有符合以下条件者方可考虑手术切除：①病人一般情况较好，病情评分为 0～1 分，无明显心、肺、肾、脑等重要脏器器质性病变；②肝功能正常或仅有轻度损害，肝功能 Child-Pugh 分级属 Child A 级；③肝脏储备功能良好，如吲哚菁绿15min 滞留率（ICG-R15）为正常；④总胆固醇值正常，血小板计数＞8 万；⑤无瘤侧肝脏明显代偿性增大，＞50% 全肝体积；⑥无肝外转移。

2. 手术要点

大肝癌及巨大肝癌的手术切除相对来说较为复杂，熟练掌握手术技巧是规避手术风险、提高手术疗效的重要因素，手术时应掌握以下要点。

（1）充分显露手术野。右肋缘下斜形切口辅以框架式自动拉钩，能满足多数大肝癌肝切除术的要求。如肿瘤特别巨大，采用双侧肋缘下"人"字形切口则更有利于手术野的显露。切肝前应尽可能完全游离肝脏，使其能被托至切口处，便于直视下操作。但对位于右肝的巨大肿瘤，若强行游离或搬动肝脏，有可能造成肝静脉的损伤出血或因挤压肿瘤造成癌细胞的播散，此时可先不游离右肝诸韧带，而采用原位肝切除(前入路法切肝)。对于曾行TACE治疗致局部严重粘连的病人，游离肝脏时应加倍小心，以防止损伤膈肌及邻近脏器，一旦损伤应予以修复。

（2）合理运用肝血流阻断技术。对大肝癌和巨大肝癌行肝切除时，除一些肝硬化严重、肿瘤位于肝左外叶或右肝而能顺利将肿瘤托至切口进行操作者，可在不阻断入肝血流的情况下谨慎地行肝切除术外，其他病例多需采用不同方式的肝血流阻断技术[8]。对于肿瘤与第一、二肝门尚有距离者，可采用我们创用的经肝实质结扎病侧肝入肝血管和胆管及肝静脉（陈氏方法）控制血流，可明显减少肝切除术中出血。而对于肝硬化较严重，或术前估计手术难度大，肝血流阻断时间较长者，为了避免损害健侧肝脏，可在只阻断病侧入肝血流的情况下行肝切除术。而当肿瘤紧贴甚至侵犯到主肝静脉或下腔静脉，或需要进一步控制肝静脉分支的出血时，可在全肝血流阻断下行肝切除术。传统的全肝血流阻断实施起来较复杂，特别是肝上下腔静脉游离困难时可导致难以控制的腔静脉出血。因而，自20世纪80年代起，本中心创用改良的全肝血流阻断方法，即只阻断入肝血流和肝下下腔静脉以实施肝切除（图5-2）。此方法已在全国各地推广使用（详见第四章第二节）。

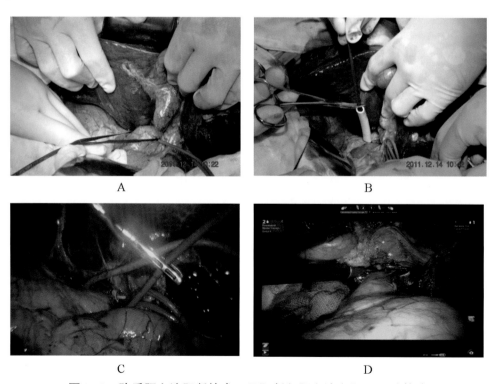

A   B

C   D

图5-2 陈氏肝血流阻断技术：只阻断入肝血流和肝下下腔静脉

注：A—于第一肝门和肝下下腔静脉分别预置阻断带；B—分别阻断第一肝门和肝下下腔静脉；C—腹腔镜下行入肝血流和肝下下腔静脉阻断；D—机器人手臂辅助下行入肝血流和肝下下腔静脉阻断。

（3）熟练掌握肝切除术的技巧[9-11]。目前，对于大肝癌和巨大肝癌，特别是对伴有肝硬化者，不强求行解剖性肝切除，切缘大多不超过 2cm。对于紧贴第一、第二或第三肝门处的大肝癌，往往只能紧贴肿瘤包膜切除肿瘤。断离肝实质时可利用许多肝实质断离器械，包括电刀、超声刀和超声吸引刀（Cavitron Ultrasonic Surgical Aspirator，CUSA）等。在断离肝实质过程中要对断面彻底止血，方法有电凝、钛夹或缝扎止血等。如发现残肝重要管道受损，要予以修补，以确保残肝血供，维持正常功能。如肝癌巨大或与膈肌、邻近空腔脏器有广泛粘连甚至侵犯，用常规切肝方法分离困难，术野显露不好，易致难以控制的大出血者，最好行原位肝切除（即前入路肝切除），本中心早在 1987 年即开展了这项肝切除技术。方法是阻断（或不阻断）入肝血流后，直接从肝膈面沿预切线切开肝实质，直至下腔静脉前面，然后结扎、切断病侧肝蒂，结扎、切断肝静脉和肝短静脉，最后再游离病侧肝脏周围韧带，将切除的肝标本取出。这样可减少由于翻转肝脏和挤压瘤体导致的癌细胞播散和肝静脉损伤。采用这一技术切肝时，要求手术者对肝脏解剖非常熟悉，手术技术非常熟练。对于有些适合做右半肝、左半肝或左外叶切除的病例，我们采用经肝实质直接结扎病侧肝肝蒂和出肝血管的技术切肝，或称不阻断肝门的无血肝切除术（图 5-3）。此方法由于仅将病侧肝的血流完全阻断，不仅符合肿瘤学的处理原则，而且对血流动力学影响小；此外，还有方法简便、省时和断肝时出血少等优点。由于大肝癌和巨大肝癌多毗邻甚至推挤重要的管道结构，因此在行肝切除时，可应用术中超声以了解肿瘤与门静脉、胆管、肝静脉以及它们主要分支之间的解剖关系，以防误伤。术中如对胆道解剖有疑问，还可行术中胆道造影，以确定胆道走行、分布，避免损伤。

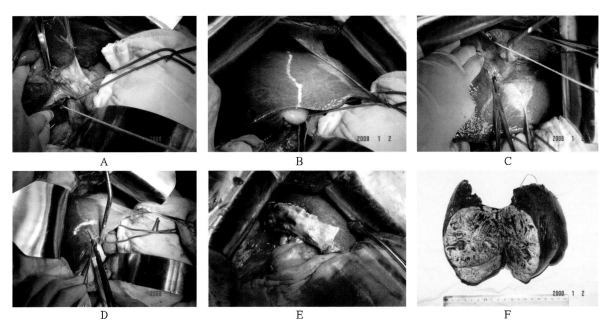

图 5-3　不解剖肝门，经肝实质，直接结扎病侧肝肝蒂和出肝血管的肝切除术

注：A—经肝实质直接结扎右肝蒂；B—结扎入肝血管后肝缺血线；C—经肝实质直接结扎肝右静脉。D—沿肝缺血线离断肝实质；E—右半肝切除后残留的左半肝；F—切下的肝肿瘤标本。

（4）掌握断肝过程中出血的处理。在对大肝癌和巨大肝癌行肝切除时减少术中出血和输血量，对提高肝切除治疗大肝癌和巨大肝癌的成功率有一定帮助。在对大肝癌和巨大肝癌行肝切除时，往往涉及肝静脉、肝短静脉和下腔静脉，这些静脉一旦损伤，出血量大，难以处理，有时可发生空气栓塞。因此，术者应避免过度牵拉、翻转肝脏，解剖、游离肝短静脉时要耐心细致，逐一予以结扎后再从中剪断。发生损伤后要沉着冷静地处理，对小的损伤可立即用指尖按压破口处，吸净外溢的血液，然后用无损伤缝线缝合修补。如靠近第二肝门处肝静脉损伤，修补时可将破口旁的部分肝组织一起缝合以避免再撕裂。如损伤的静脉破口较大，则可在破口两侧用手捏住或用 Satinsky 钳夹住，然后仔细修补静脉破口。对位于肝创面深部下腔静脉的小破口，如其两侧尚有肝组织，直接将两侧肝组织对合缝拢，即可达到止血目的。现多应用血管闭合器（endovascular stapler）处理肝静脉，尤其是处理较短的肝右静脉更为安全。如肝癌累及第二肝门或侵犯肝静脉致无法分离时，可用无损伤血管钳钳夹肝静脉或下腔静脉，切除肿瘤后再予修复。另外，病人合并肝硬化门静脉高压，或门静脉主干内有癌栓时，肝门区有较多的侧支循环建立，在解剖肝门时，极易损伤这些小的侧支血管而发生大出血。此时应逐一仔细缝扎出血点，确切止血。这种情况，最好采用不解剖肝门法经肝实质结扎病侧肝蒂（陈氏方法，详见第四章第一节）。

对位于肝右叶的巨大肝癌，为减少搬动右肝引起的出血，多主张采用原位肝切除。2001 年，Belghiti 等提出用肝脏悬吊技术（liver-hanging maneuver）帮助在原位肝切除时控制肝断面深部的出血。然而，此方法需在下腔静脉前方用长弯血管钳盲目地分离来做隧道，有损伤肝短静脉而发生大出血的危险。为了避免上述缺点，我们建立了一种新的肝脏悬吊技术，即沿腔静脉右侧肝后间隙做隧道并置放两根条带的肝脏双悬吊技术（图5-4）。此方法具有简单、安全和控制出血效果好等优点，有利于推广应用（详见第四章第三节）。

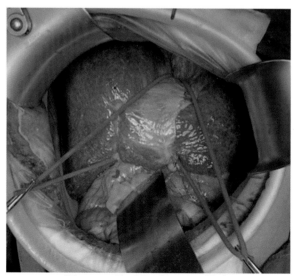

图5-4 陈氏肝脏双悬吊技术

肿瘤切除后，多数情况下可采用水平褥式缝合加间断缝合使肝断面对拢。如整个创面对拢闭合张力过大，也不必强行对拢缝合，但必须确切止血和防止胆漏。肝断面止血的方法很多，如用双极电凝、微波等，然后再用大网膜或止血纱布覆盖创面。

关于手术切缘，大多数外科医生主张至少要保留1cm宽的手术切缘。但对于大多数巨大肝癌病人来讲，要保留距肿瘤四周均为1cm宽的手术切缘几乎是不可能的。在很多病例中，为了保留足够多的肝实质，往往只能紧贴肿瘤包膜切除。因为在第一肝门、第二肝门或第三肝门处离断肝实质时，如果要想保留1cm的手术切缘，就有可能损伤相应部位的主要血管或胆管，导致相应区域的残肝组织缺血、坏死。

3. 大肝癌合并门静脉癌栓的处理

对于大肝癌和巨大肝癌合并门静脉癌栓的病人，如癌栓位于肝癌所在的肝叶或肝段的门静脉分支范围内，可行包括癌肿及癌栓的肝叶切除[12-14]。对于无法完整切除癌栓者，可于切除肿瘤后经断面门静脉支断端取栓。如癌栓位于门静脉主干或主支，可行门静脉切开取栓，同时行肝癌切除。肝癌合并下腔静脉（IVC）癌栓时，需要在全肝血流阻断下直接切开IVC取栓。我们报道的171例巨大肝癌病人中49例（28.7%）合并门静脉主干或主支内癌栓，行肝切除加癌栓取出术治疗，术后1年生存率、2年生存率和3年生存率分别为38.8%、22.4%和4.1%，此效果明显优于其他非手术治疗措施[15]。

我们的研究表明，影响巨大肝癌术后疗效的因素包括：肿瘤有无包膜、有无门静脉癌栓、有无卫星结节和术中出血量多少（表5-1）[7]。

表5-1 320例巨大肝癌肝切除术后长期生存相关因素的多因素分析

项目	回归系数	相对危险度	标准误	Wales 统计	P 值
包膜					
有	−0.434	0.648	0.315	7.12	0.008
无					
包膜受累					
有	0.347	1.415	0.404	6.93	0.008
无					
门静脉瘤栓					
有	0.885	2.424	0.712	12.49	0.002
无					
卫星灶					
有	0.580	1.785	0.806	10.09	0.007
无					
术中失血量 (mL)					
≤ 800	0.407	1.502	0.721	8.18	0.004
> 800					

4. 大肝癌切除术后复发的治疗

虽然肝癌外科手术切除技术已经成熟，安全性和近期效果明显提高，但长期疗效仍不尽人意，主要原因是术后复发与转移问题。据报道，大肝癌切除术后 5 年复发率达 80%，其中多数是在术后 2 年内复发。实际上，大肝癌切除术后复发有如下 3 种情况：①原发肿瘤未能完整地切除或主瘤旁小的卫星灶遗漏，复发灶与原发肿瘤位于同一肝段或相邻肝段。②术前就存在多发性肝内微转移灶，或术中挤压肿瘤使癌细胞在肝内播散，复发灶在肝内呈弥漫性分布。③肝癌为多中心性发生，复发灶与原发肿瘤不一定在相同肝段或肝叶；复发肿瘤与原发癌在生物学特性上可以相同，也可以不同。现在已认识到，复发肝癌治疗后仍可取得较好的效果，因此对复发肝癌不再以姑息的态度对待，而是采取积极的治疗[16]。1997—2003 年，我院共有 1143 例大肝癌病人施行了肝切除术，在随访过程中，发现 885 例（77.4%）复发。复发后的治疗措施包括再次肝切除 61 例（6.9%）、射频消融和微波治疗 358 例（40.5%）、经肝动脉化疗栓塞（TACE）519 例（58.6%）、无水乙醇瘤内注射治疗 189 例（21.4%）及肝动脉灌注化疗 12 例（1.4%）。通过上述治疗，大肝癌术后 5 年生存率提高到 38.7%。由于大肝癌第一次手术时切除的肝组织较多，因此再手术的术式主要以局部切除为主。单个病灶距肿瘤边缘 1cm 时行局部切除即可。如果残肝体积较大，对局限于一叶的多发灶可行非解剖性肝切除。值得注意的是，对于复发肝癌较大且邻近第二肝门者，CT 或 MRI 显示的情况可能认为肿瘤不可切除，但如果病人情况良好且无肝硬化或肝硬化程度很轻，就不应轻易放弃再切除的机会。因为首次手术造成的粘连可使肝脏移位，解剖关系改变，病变在影像学检查中的表现可能被误判。术中将粘连松解后，病变与血管的关系清楚可见，肿瘤仍有切除的可能。随着肝脏外科技术不断取得进展，大肝癌切除术后因复发而接受 2～3 次再手术的病人已不少见。作为复发肝癌的首选治疗，再手术疗效远好于其他的治疗方法。总之，大肝癌切除术后复发应首选再次手术切除，而对复发肝癌（最大径 < 3cm）也可考虑行射频消融、微波治疗等方法，对不可切除的复发大肝癌或呈弥漫性发生者则选择行 TACE，联合免疫和（或）靶向药物治疗。对多结节复发、肝功能差的单结节复发或严重肝硬化者可考虑行肝移植。

四、展望

实际上，所有恶性肿瘤（包括肝癌）均是一种全身性疾病，而原发性肿瘤只是这类疾病的局部表现。因此，大肝癌的治疗除局部治疗如手术切除、消融治疗外，还包括全身治疗如化疗、靶向治疗，以及基础疾病治疗（抗病毒、抗纤维化）、机体内环境调理（免疫治疗、中医药治疗）、康复治疗等。上述多种措施的综合治疗，相互弥补、协同作用杀伤肿瘤，以提高大肝癌及巨大肝癌的总体疗效。

最后还必须强调，现阶段制定大肝癌治疗方案时，主要是以肿瘤单发或多发、有无肉眼血管癌栓、有无包膜、有无远处转移、病人肝功能分级及肝脏储备功能等为基础，来选择行手术切除、肝移植、消融及 TACE 等治疗或联合治疗。但严格来说，肝癌个体的生物学特性应是制订大肝癌治疗方案的前提，也是影响大肝癌预后的决定因素。未来大肝癌的治疗应基于肝癌的分子分型，通过直接获取肝癌个体的组织样本，进行分子、细胞水平检测，如循环中肿瘤细胞的检测、化疗敏感试验及明确靶向治疗所需的活化靶点等，为临床决策提供依据或参考。

（张志伟）

参 考 文 献

[1] 陈孝平. 肝切除治疗巨大肝癌体会[J]. 肝胆外科杂志，1994，2（4）：193-194.

[2] 陈孝平，张志伟. 大肝癌和巨大肝癌外科治疗策略[J]. 中华普外科手术学杂志（电子版），2009，3（4）：702-706.

[3] 陈孝平. 关于开展肝切除治疗巨大肝癌的几点意见[J]. 临床外科杂志，2001，9（1）：1-2.

[4] CHEN X P，QIU F Z，WU Z D，et al. Longterm outcome of resection of largehepatocellular carcinoma[J]. Br J Surg，2006，93（5）：600-606.

[5] 王义，陈汉，吴孟超，等. 中央型巨大肝癌的手术切除及疗效观察[J]. 中华外科杂志，2004，42：1025-1028.

[6] 陈曙光，芮静安，赵海涛，等. 原发性大肝癌583例综合治疗体会[J]. 中国综合临床，2006，22（3）：224-226.

[7] CHEN X P，QIU F Z，WU Z D，et al. Chinese experience with hepatectomy for huge hepatocellular carcinoma[J]. Br J Surg，2004，91：322-326.

[8] 张贯启，张志伟，项帅，等. 大肝癌手术切除术中不同肝血流阻断方法的临床研究[J]. 中国普通外科杂志，2015，24（1）：18-22.

[9] 张志伟，陈孝平. 大肝癌肝切除的技术要点[J]. 肝胆外科杂志，2008，16（1）：6-7.

[10] 陈孝平，何松青. 巨大肝癌手术切除的沿革与改变[J]. 岭南现代临床外科，2003，3（1）：1-2.

[11] 陈孝平，裘法祖，吴在德. 肝切除治疗巨大肝癌65例报道[J]. 中华普通外科杂志，1998，13（6）：332-334.

[12] 吴俣，张志伟，高丹，等. 大肝癌伴门静脉癌栓病人综合疗法选择对照研究[J]. 中国实用外科杂志，2014，34（8）：757-761.

[13] CHEN X P，QIU F Z，WU Z D，et al. Effects of location and extension of portal vein tumor thrombus on long-term outcomes of surgical treatment for hepatocellular carcinoma[J]. Ann Surg Oncol，2006，13（7）：940-946.

[14] 程树群，吴孟超. 肝癌门静脉癌栓临床研究进展和展望[J]. 中国微创外科杂志，2007，7（1）：6-7.

[15] CHEN X P，WU Z D，QIU F Z. Hepatectom y for huge prim ary liver cancer：report of 171 patients[J]. 中华外科杂志，2000，38（1）：6-9.

[16] 陈孝平，张志伟. 大肝癌切除术后复发的外科治疗[J]. 肝胆外科杂志，2009，17（1）：3-4.

第六章　解剖性肝切除
与非解剖性肝切除的争论

第一节　肝切除术的历史回顾

在肝脏外科 100 余年的发展历程中，肝切除术经历了局部切除、不规则性肝切除、解剖性肝切除、离体肝切除等发展阶段。这些肝切除方法可以通过开腹、腹腔镜技术或机器人辅助来完成。肝脏外科发展过程中，各种技术和理念不断得到更新和发展，多个手术禁区被打破，手术的安全性显著提高。尽管以肝段为基础的解剖性肝切除具有很多优点，但解剖性肝切除和非解剖性肝切除孰优孰劣仍存在争议。如何根据病人的实际情况选择合理的肝切除方式对改善预后起到非常关键的作用。

1888 年德国外科医生 Langenbueh 完成了世界上第一例肝切除术。1899 年美国 Keen 报道了 76 例肝切除术。1911 年 Wendell 首次采用结扎病侧入肝血管的方法成功完成 1 例右半肝切除术。1952 年法国 Lortat-Jacob 和 Robert 完成了解剖性右半肝切除术，为肝脏外科的发展开辟了道路。1991 年 Reich 等完成世界首例腹腔镜下肝切除术[1]。

20 世纪 50 年代以前，国内未见有关肝切除术的报道。1958 年夏穗生在裘法祖的指导下报道了 5 例部分肝切除术，在国内打破了肝脏是外科手术"禁地"的传统观念[2]。随后吴孟超教授提出了我国的肝脏解剖分区，并创立了间歇肝蒂阻断控制出血的技术，实施了我国第一例肝中叶肿瘤的切除[3]。1961 年王成恩提出了原位肝切除术治疗肝癌的理念。1981 年汤钊猷根据甲胎蛋白筛查，提出小肝癌的概念[4]。由于我国肝癌多合并肝硬化，故以局部肝切除术代替肝叶切除术治疗合并肝硬化的小肝癌，提高了手术安全性。20 世纪 90 年代由于术中超声的使用，肝段及联合肝段的切除才得以实施[5]。

20 世纪 80 年代中期，本中心开始实施各类肝段切除术[6, 7]。针对我国肝癌病人就诊较晚及巨大肝癌、肝癌合并门静脉癌栓等病例比较多的现状，我们在国际上最早系统开展了巨大肝癌切除的外科治疗，建立了巨大肝癌切除的理论基础，即切除相同的肝体积，巨大肝癌肝切除损失有功能的肝组织比小肝癌病例的少[8]，从理论上解决了大肝癌手术切除的安全性问题；对于合并肝硬化门静高压症脾功能亢进的肝癌病人，同期实施全脾切除能够提高 5 年无瘤生存率，并可改善肝功能[9]；肝癌合并门静脉癌栓，在同时切除癌栓所在门静脉支配区域肝组织后，仍能取得较好的临床效果[10]。在肝切除技术方面，创立了不解剖肝门直接结扎入肝肝蒂和出肝血管的肝切除技术、入肝血流联合肝下下腔静脉阻断技术、肝脏双悬吊技术、肝静脉阻断技术等[11-14]。近年来，这些技术及理念得到广泛应用，促进了肝切除术在地市级及县级医院的开展和实施，取得了良好的社会效益。

第二节　对肝脏解剖的再认识

目前认为肝脏是一分段性器官，每一肝段都有独立的管道系统，可以作为一个外科切除单位。但对肝脏解剖结构的认识经历了一个长期的过程，对肝脏复杂结构的了解还在探索中。1898 年 Cantlie 通过肝脏腐蚀标本发现，肝左、右叶不是以镰状韧带分界，而是被胆囊底至下腔静脉窝左缘的平面分为左右两叶。1951 年瑞士的 Hjortsj 首次通过肝脏管道铸型腐蚀标本和胆管造影的方法，发现肝动脉和肝胆管呈节段性分布，并将肝脏分成左内、左外、右前、右后叶和尾状叶。1954 年 Couinaud 等提出了肝脏功能性分段，将肝脏分为八段[15]。

一、肝脏分段简介

在国际上，现有 2 种常用的肝脏分段法。一种是 Healey 和 Schroy 提出的以肝动脉和胆管系统在肝内的分布作为分段依据[16]，主要在美国应用。另一种则是 Couinaud 分段法，主要在亚洲、欧洲国家应用[17]。

Couinaud 分段法是以 Glisson 系统在肝内的分布为基础、以肝静脉为界进行分段。Glisson 系统即肝门静脉、肝动脉、胆管在肝内的分支被结缔组织纤维鞘包绕而形成的三联管道系统，似树枝状分布于肝内。具体来说，Couinaud 分段法以肝中裂（肝中静脉或胆囊 – 肝上下腔静脉左缘的连线）为标志，先将肝分为左、右 2 个半肝，再进一步分成 5 个肝叶（右前叶、右后叶、左内叶、左外叶、尾状叶）和 8 个肝段（左外叶上、下段，右后叶上、下段，右前叶上、下段，左内叶和尾状叶），即 Segment 1 ～ 8（Ⅰ～Ⅷ）。由于每一肝段接受 Glisson 系统的一个分支，因而，每段在功能和解剖上可视为一个独立单位，临床上根据病变情况可做以肝段为基础的小范围切除，尽可能保留正常肝组织[18, 19]。

Couinaud 分段法的创立已成为肝脏解剖学上里程碑式的进展，为现代肝脏外科手术学发展奠定了解剖学基础。

二、Couinaud 分段法的局限性和对肝脏解剖新认识

虽然 Couinaud 分段法使用范围较广，但随着肝脏手术实践的增加，人们逐渐认识到它也有局限性[20]。例如：经典的 Couinaud 分段是以门静脉和肝静脉的走向为基础的，但肝脏的实际解剖分段情况与理论上的肝段分界线存在差异，阻断某一区域的肝蒂后，其表面的缺血范围常与 Couinaud 分段所标记的并不一样。其次，Couinaud 法将右前叶分为右前叶上段和右前叶下段，但实际上它们更多是腹侧和背侧的关系。再比如大部分病人肝脏的Ⅵ、Ⅶ段之间不存在明显分界。Ⅶ段的解剖更为复杂，其常见的类型是从Ⅵ段的门静脉支分出 2～3 条血管供应Ⅶ段[14]。

随着研究的深入，对肝脏解剖的认识也在深化。1989 年 Couinaud 又提出肝脏九段法的观点[21]，该分段法正逐渐被临床外科医生接受。有观点认为由于肝内各种管道尤其门静脉的走向具有复杂性和多样性，肝脏的分段在人群中存在很多变异，无法用一种方法加以规范[22]；肝静脉主干所在的平面无法精确地作为肝段的分界线[23]。因此，术前应充分了解肝脏解剖结构的特点，最大限度地减少手术并发症的发生。

随着机器人和腹腔镜下肝切除术的发展，由于腹腔镜的放大效果，使术者在肝实质离断过程中能更清晰地辨认组织结构和管道。比如：在腹腔镜下能更好地辨认覆盖肝门板的腹膜，切开腹膜可显露肝门板与 Laennec 膜之间的间隙[24]，沿此间隙继续分离即可轻松降低肝门板，选择性控制入肝血流[14]。再如：解剖主要肝静脉时，在腹腔镜下可清晰显露肝脏 Laennec 膜与静脉之间的间隙，沿此间隙剥离并离断肝实质能减少静脉出血，实现解剖性肝切除[24, 25]。

第三节　解剖性肝切除的理论和实施

迄今为止，肝切除术仍然是治疗原发性肝癌的最主要方法。根治性切除要求保证切缘干净无瘤和术后有足够的肝脏功能。目前根治性肝切除术有两种式式：解剖性肝切除术（Anatomical Resection，AR）和非解剖性肝切除术（Non-anatomical Resection，NAR）。1952 年 Lortat Jacob 和 Robert 首先报道了右半肝切除术，通过解剖肝门的方法，预先结扎、切断相应的血管及胆管以控制离断肝实质过程中的出血[26]。1958 年夏穗生在裘法祖指导下提出典型性肝切除手术（即规则性肝切除术）：在行肝切除前先分别结扎并切断计划中要切除区域的肝动脉和门静脉系统分支，然后切除该肝区可以不发生出血[2]。1985 年 Makuuchi 提出超声引导门脉分支穿刺染色后行解剖性肝段切除术[27]，方法是通过肝段染色确定和标记肝段的边界；肝实质的离断遵循从染色肝段边界至标志肝静脉的路径；肝脏断面完全显露标志血管结构；在切除肝段时于门静脉根部结扎离断肝蒂，而不是在该门静脉远端进行离断[28]。简单来说，解剖性肝切除，是在离断肝实质前，预先结扎、切断病侧肝入肝血管及胆管和出肝血管，再行肝实质离断的肝切除术。按照肝脏分段进行切除就是解剖性肝切除，包括单肝段切除及多肝段联合切除。按手术方式，解剖性肝切除又可以分为：

解剖肝门法肝切除和不解剖肝门法肝切除。

一、解剖性肝切除的理论基础

1. 解剖学基础

解剖性肝切除目前最常用的解剖学基础是 Couinaud 分段法。

Couinaud 把肝脏分为 8 个段，每段在解剖和功能上可视为一个独立单位。因此，每个段可单独或和其他相连肝段一起切除，这对肝脏手术的改进产生了重大的影响，极大地提高了肝脏手术的安全性和肿瘤切除的根治性[15, 18, 19, 29]。

2. 肝癌的静脉回流

实验研究证实：用造影剂直接注射人肝癌病灶中，发现大多数病例（17/23）与肿瘤相连的门静脉分支很快显影，而肝静脉不显影，提示肿瘤的出瘤血管大多为门静脉小分支，合并肝硬化时这一现象更加明显[30]。由于大多数肝癌的血流是通过门静脉而不是肝静脉回流的，因此肝癌的转移通过门静脉血流的可能性较大。在肝癌切除过程中，分离、挤压有可能导致癌细胞脱落进入门静脉系统进而造成医源性播散。因此，预先结扎肿瘤所在肝段的门静脉分支可防止癌细胞播散，从而减少术后复发或转移。

3. 肝癌的转移特点及门静脉癌栓形成

血管侵犯和肝内转移是影响肝癌病人预后的最重要危险因素。肝癌容易通过门静脉扩散和转移是由其组织学和生物学特性所决定的。主要机制包括[31]：肝硬化再生结节及纤维结缔组织分隔压迫肝静脉、癌结节压迫肝小叶中央静脉，血流不能通过中央静脉；肝硬化门静脉高压时会发生门静脉血流逆流现象，癌细胞随血流进入门静脉细小分支，并黏附于门静脉壁，慢慢增长成门静脉癌栓；癌细胞也可在门静脉分支中逆流一段距离后被顺流的门静脉血引入邻近的门静脉分支中，形成癌栓；癌栓还可以获得该支门静脉周围小动脉的供血，生长速度加快，沿着该支门静脉血管壁逆向生长而延伸到门静脉三级分支、二级分支和门静脉主干，也可向无瘤侧门静脉支延伸[29]。由于肝癌的扩散是从浸润门静脉分支开始的，因此通常会在同一肝段内首先出现转移灶，然后才累及邻近肝段、整个半肝，最后转移至全肝[18, 19]。因此，切除肿瘤的同时切除癌栓所在门静脉支配区域肝组织，有可能减少术后复发。

4. 解剖性肝切除的优点

如上所述，肝癌细胞侵犯荷瘤肝段的门静脉分支，并在此肝段内形成微转移灶，是肝癌肝内转移的主要方式。由于主体肿瘤和早期微转移灶位于同一肝段，因此以段为基础的解剖性肝切除，理论上可降低肝癌术后的复发风险（图 6-1）[28]。具体来说，解剖性肝切除有以下几个优点[18, 19, 29, 32]。①减少术中出血：由于预先结扎了切除部分肝段的出、入血管，有效地减少了来自肝蒂的出血和来自肝静脉的出血，降低切肝时断面出血量；而且肝段界面中没有大的血管和胆管，通过相对少血管界面断肝，也可减少术中出血。②符合肿瘤根治的原则：把肿瘤及有可能存在的肝内微转移灶同时切除，减少术后复发；由于提前阻断了癌细胞流出途径（门静脉分支），因而减少了手术操作时对肿瘤挤压可能造成肝内播散与转移的风险[33-35]。③预先阻断了肝静脉，有效地防止了空气栓塞的发生。④减少术后并发症：由于肝断面尽量避开了大血管和胆管，因而减少了术后残肝缺血坏死和胆漏的发生。

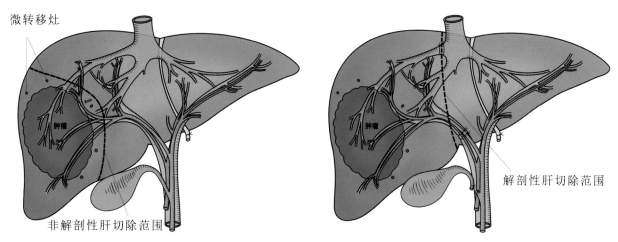

图 6-1　显示解剖性和非解剖性肝切除范围和区别

注：肿瘤位于右半肝，周围可能有微转移灶。非解剖性肝切除只是切除肿瘤及其周围 1～2cm 肝组织，剩余肝脏可能残余微转移灶；解剖性肝切除则将整个门脉右支支配区域切除（右半肝切除），减少术后复发。

二、解剖肝门法解剖性肝切除术

1. 技术要点

解剖肝门法肝切除可用于左、右半肝切除及左外叶、右后叶的解剖性切除，技术要点包括[32]：①根据术前影像学检查，或结合术中超声，详细了解局部病变情况，制订手术方案；②解剖病侧肝门，阻断需切除肝段的入肝血流；③解剖第二肝门，显露、结扎相应的肝静脉；④断肝时中心静脉压控制在 0～5cmH$_2$O，可通过限制液体入量及应用利尿剂、血管活性药物等手段降低中心静脉压。我们主张采用阻断肝下腔静脉来降低中心静脉压（陈氏肝血流阻断技术）[36, 37]；⑤选用合适的断肝器械，比如用电刀、超声刀等，也可用传统的钳夹离断法。国外学者主张靠近第二肝门时应用直线切割闭合器将肝实质连同肝静脉一并切断。以解剖性右半肝切除术为例，示意图（图 6-2）如下。实际上，用一根粗丝线结扎肝静脉，完全可以达到预期的效果，而且符合医学经济学的要求。

2. 正确判断局部病变情况

通过超声、CT、MRI 等影像学技术了解肿瘤大小、位置、数目，有无门静脉或胆管癌栓，以及肝硬化程度。在术前通过 CT 三维重建能直观地了解血管的走行、有无变异及肿瘤与周围血管关系，甚至可在计算机上模拟肝切除术，以便制订更完善的个体化手术方案，而且还能较准确测量肝体积、残肝体积与标准肝体积比值，帮助预测术后肝功能恢复及代偿情况[38]。

3. 切肝界线的确定

切肝之前，正确地确定切肝界线极为重要。除第Ⅳ段与第Ⅱ、Ⅲ段之间在肝表面有明显的解剖标记外，其他肝段在肝表面均无明确的解剖界线。可以通过以下方法来确定肝段界线及范围[6, 18, 19]。

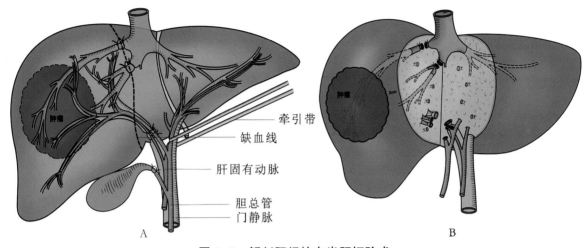

图 6-2　解剖肝门的右半肝切除术

注：A—解剖肝门结构，向左牵拉，保护左侧肝蒂，结扎、切断胆囊管，预阻断右侧肝蒂，显示缺血线。解剖第二肝门，预阻断肝右静脉和肝中静脉。B—结扎、切断右肝动脉、门脉右支和右肝管，切断肝右静脉（必要时切断肝中静脉）。从肝缺血线右侧约1cm处切开肝实质，显示肝断面管道并予以结扎、切断，切除右半肝。

（1）表面解剖标志加术中超声：以肝表面解剖标志和术中超声探测肝静脉和门静脉分支，大致确定肝段界线。

（2）通过缺血线确定左、右半肝或肝段界线：先在第一肝门解剖肝动脉、门静脉和胆管的左右分支，阻断病变侧肝脏或肝段的入肝血流，通过缺血范围划定切肝界线。

（3）门静脉穿刺染色荷瘤肝段：术中超声引导下穿刺门静脉分支，注入亚甲蓝，通过染色范围确定肝段界线。

（4）门静脉分支阻断术：从肠系膜上静脉属支插入气囊导管，术中超声引导至需切除肝段／肝叶门静脉分支，充盈球囊，阻断血流，通过缺血线确定肝段范围，这种方法也可达到减少术中出血、预防肿瘤细胞播散的效果[39]。

以上几种方法各有不足之处：第一种方法确定的切除范围并不精确，后几种方法标记后在肝脏包膜表面分界比较明显，但在肝脏实质内很难通过肉眼辨别颜色差异。

（5）荧光染色技术（以吲哚菁绿染色为代表）：能很好地区分段与段之间的界限[40]，在肝实质内仍然可显示清晰荧光，并不受出血及组织焦痂的影响。此操作也需超声引导（详见下文）。

4. 重视术中超声的价值

对肝脏外科医生而言，要重视和熟练掌握术中超声的使用。术中超声探头直接置于肝脏表面，使采集到的手术图像更加清晰，可更好地了解肝脏肿瘤的位置、肿瘤与主要管道的关系，还可发现术前未能发现的小病灶。我们研究发现，由于术中超声的使用，有 6% 术前制订的手术方案术中需要改变[41]。

术中超声操作时应有步骤、有次序地在肝脏表面轻柔而缓慢地扫查。首先将探头置于第一肝门区扫查，注意门静脉主干及其左、右属支和伴行的肝管内有无异常回声。然后将探头置于第二肝门区扫查肝静脉及其分支，注意其走行方向及内部回声。最后观察肿瘤大小、边界及与门静脉、胆管、肝静脉之间的解剖关系，确定肝切除的界限。对于复杂肝脏手术，术中超声探查应特别留意第一肝门、第二肝门区肿瘤或巨大肿瘤与毗邻血管的关系及血管受侵犯的程度，以便再次确认或重新调整手术切除路径，避免医源性损伤的发生[42]。

5. 荧光染色技术

近年来，荧光成像技术逐渐成为临床应用的热点。吲哚菁绿（ICG）是一种近红外荧光染料，可被肝细胞特异性摄取并通过胆汁排泄，能被波长 750～810nm 的红外光激发，发射波长 840nm 左右的近红外光。ICG 既能标记肝肿瘤，也可通过门静脉穿刺染色荷瘤肝段，在肝脏外科领域有广泛应用前景。首先，肿瘤组织中缺乏胆道系统，不能将 ICG 清除，从而使 ICG 滞留在肿瘤组织中，将肿瘤在荧光腹腔镜下可视化，为肝切除提供实时导航。此技术可发现距肝表面 8mm、大小约 3mm 的微小肝癌或转移病灶[44, 45]。其次，在需切除的肝段或肝叶门静脉分支处注射 ICG，从而显示出该门静脉所支配的肝段或肝叶。最后，也可用 ICG 进行反向染色，即结扎需要切除的肝段或肝叶的肝蒂，再经外周静脉注射 ICG，需切除的部分不显色，有利于把握断肝平面[25]。

我们在机器人辅助腹腔镜肝切除术中，使用 ICG 标记施行肝断切除，离断深部肝实质时仍然可清晰看到荧光染色，不受出血及组织焦痂的影响，可实时对手术切除断面进行修正[46]。另外，这种术中成像系统也能发现肝脏切缘的胆漏以及残留的肿瘤。

当然，ICG 染色也有不足之处，比如 ICG 会被肝硬化再生结节和炎症组织所吸收，造成假阳性；位于肝实质深部（＞1cm）的肿瘤无法显色。而联合术中超声可以弥补 ICG 染色的局限性。

三、不解剖肝门预结扎病侧肝肝蒂和出肝血管的肝切除术

通常的解剖性肝切除，需要解剖第一肝门和第二肝门，技术要求高、出血风险大、操作复杂、费时且不易掌握。我们于 1988 年创立了一种无须解剖肝门而直接经肝实质结扎病侧肝出入管道的方法，使规则性肝切除术操作更为简化，并明显缩短手术时间，该方法又称为"陈氏法"切肝术[11, 47-49]，详见第四章。

第四节　非解剖性肝切除的价值

我国及亚洲其他国家肝癌病人，大多数（80%～90%）合并不同程度的肝硬化，影响肝脏储备功能，大范围解剖性肝切除将造成术后肝功能代偿不全甚至肝功能衰竭。因此，不规则性肝切除术（即非解剖性肝切除术）应运而生，并发展成为我国乃至亚洲常用的肝癌外科手术方式。非解剖性肝切除术包括：肝楔形切除术、局限性肝切除术和病灶剜除术，其特点是不按照肝脏解剖分叶、分段进行切肝，而是根据病灶位置，在保证切缘阴性的情况下由浅入深，逐步离断肝实质，切除病灶[50]。切肝时可采取电凝、结扎、缝合等法止血。切肝范围根据病变范围而定，无须考虑肝内血管的分布及解剖界线[47]。示意图（图6-3）如下。

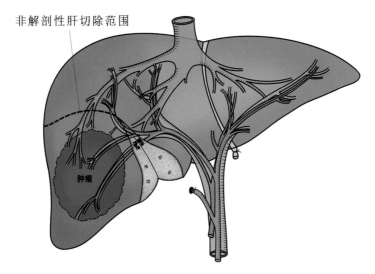

图 6-3　非解剖性肝切除

注：肿瘤位于肝 V、VI 段，距离肿瘤 1～2cm 取切线，切开肝实质，结扎断面管道，切除肿瘤。

那么，哪些病人适合非解剖性肝切除术呢？

对于那些肝硬化严重、肝脏储备功能不良或剩余肝体积不够的病人，不宜强行解剖性肝切除。比如：一项按照肝功能分级对比解剖性肝切除与非解剖性肝切除的研究结果证实，肝脏储备功能较差病人（ICG-R15 > 20%）行解剖性肝切除，术后肝衰竭发生率明显升高[51]。而非解剖性肝切除既提高了切除率，也可明显降低手术死亡率，并可取得和解剖性肝切除相似甚至更好的远期治疗效果[9]。至于切缘，一般距肿瘤 ≥ 1cm 即可。我们的一项研究也表明：非解剖性肝切除保留更多的正常肝实质，减少了术后并发症的发生，是治疗肝癌合并肝硬化的安全有效的手段[8]。

对不同大小的肿瘤，肝切除方式对预后的影响存在差异。研究结果显示[52]：对于最大径 < 2cm 的肝癌，微血管浸润和转移的可能性小，肝切除方式对病人的生存预后没有影响；当肿瘤最大径在 2～5cm 时，大血管和微小血管浸润的可能性增加，肝段内转移风险提高，选择解剖性肝切除效果更好[53]；对于 > 5cm 的肿瘤，此时肿瘤的生物学行为已经成为影响生存率的主要因素，抵消了手术方式的影响，扩大切除范围也不能降低术后复发率，考虑到病人常伴有较重的肝硬化，为防止术后肝功能衰竭，切除方式以非解剖性肝切除为主。对于转移性肝癌，行非解剖性肝切除的病人生存率与解剖性肝切除相当[54]。

对于靠近肝内重要血管的肿瘤及紧贴第一肝门、第二肝门或第三肝门的肿瘤，往往只能紧贴肿瘤包膜切除。对于分散在多个肝段内的多发病灶或位于几个肝段交界处的肿瘤，如行解剖性肝切除往往需要做一个大范围的肝切除，牺牲大量无肿瘤肝组织，增加术后肝功能衰竭的风险。采用非解剖性肝切除应是更好的选择[50]。

对于复发肝癌，由于第一次手术时已经切除了部分肝脏，为了保留更多肝组织以维持肝功能，再次手术最好采用局部切除[55]。手术中沿肝脏表面分离，分开粘连，显露肝脏及其病灶，对单个病灶距肿瘤边缘 1cm 行局部切除即可；如果残肝体积较大，对局限于一叶的多发灶可行非解剖性肝叶切除[56]。

第五节　解剖性肝切除和非解剖性肝切除的争论

尽管解剖性肝切除有很多优点，但解剖性肝切除和非解剖性肝切除孰优孰劣仍存在争议。影响肝癌病人术后长期生存的因素包括肿瘤分期、肝功能、全身情况等，研究表明并非所有肝癌病人均可从解剖性肝切除中获益[51]。

在近期疗效方面，解剖性肝切除在术中出血、术后并发症发生率等方面与非解剖性肝切除相近甚至处于相对劣势，见表 6-1[57]。另一方面，非解剖性肝切除有容易破坏需保留肝脏的血供和胆管、容易遗留微小卫星癌灶等缺点[19]。根据病人的实际情况选择合适的肝切除方式对改善预后非常关键。

表 6-1　解剖性肝切除与非解剖性肝切除术后并发症的比较[57]

项目	解剖性肝切除组（n=177）	非解剖性肝切除组（n=177）	P 值
出血	1	0	0.500
膈下积液	11	9	0.646
胸膜积液	31	22	0.180
腹水	19	26	0.264
伤口感染	3	2	1.000
胆漏	3	5	0.503
肺炎	4	2	0.685
肝衰竭	1	1	1.000

从控制肝血流来说，解剖性肝切除的技术难度和风险均较非解剖性肝切除高。解剖肝门、显露肝静脉，均建立在熟练掌握肝脏解剖及肝切除技术的基础上，若不慎损伤血管或胆管，将导致难以控制的出血或胆漏。而非解剖性肝切除则多为局部切除，以尽可能保留残留肝实质为主要目的，只要保证手术切缘≥1cm即可，更容易掌握和实施[50]。

从确定切除范围来说，各种肝段染色方法均存在相应的不足之处，如分界线在肝实质内并不明显等。找到肝段之间的分界、确定手术切缘是解剖性肝切除的难点。注射亚甲蓝或者ICG等显色剂需要精确穿刺门静脉分支，因此要求术者有丰富的超声操作经验。此外，由于肝段内血管变异、多肝蒂供血或者肝内分流，染色失败的案例时有发生[58]。与之相比，非解剖性肝切除就不存在这个难题，而是根据病灶位置，用超声等确定切缘后，由浅入深，逐步离断肝实质，直至病灶被完全切除。

由于我国肝癌病人常合并肝硬化，保留尽可能多的无瘤肝组织能有效减少术后肝衰竭的发生和改善预后。理论上非解剖性肝切除能够保留更多肝实质，能有效减少术后肝衰竭的发生。Regimbeau研究发现，肝癌合并肝硬化的病人行解剖性肝切除会有较高的死亡率和并发症发生率[59]。因此，考虑到手术安全性，非解剖性肝切除更适合肝硬化较重、肝脏储备功能不良的病人。原则上，如果估算残肝体积足够大而且储备功能良好，尽量选择解剖性肝切除。

在远期疗效方面，解剖性肝切除是否能提高总体存活率和无瘤存活率仍存在较大分歧，不同的研究得出不同的结论。理论上解剖性肝切除在切除肿瘤的同时，一并切除了相应肝段的门静脉分支，可以降低肝癌术后复发的风险。但基于日本全国肝癌数据库的72744例病人统计结果，解剖性肝切除与非解剖性肝切除在总体存活率方面无差别（5年生存率65.5% vs. 62.2%），但前者无瘤存活率优于非解剖性肝切除[52]。

此研究再按照肿瘤的大小进行分层分析，结果提示：对于肿瘤最大径2～5cm病人，解剖性肝切除可以提高此类病人总体存活率；而对于最大径<2cm或>5cm的肿瘤，肝切除方式对病人的生存预后没有影响[52]。另一个研究也发现，对大小超过米兰标准的肿瘤行肝切除，解剖性肝切除和非解剖性肝切除无论在3年生存率还是总体存活率上均无明显差别[57]。对于转移性肝癌，研究显示肿瘤距切缘的距离多少并不影响肿瘤的复发和病人的生存率，非解剖性肝切除的病人生存率与解剖性肝切除相当[60]。

因此，肝切除方式的选择既要考虑保证肝癌切除的根治性效果，又要考虑手术安全，避免术后严重并发症（尤其是肝衰竭）发生。我们的经验是，术前详细评估病人的肝功能状况，对肝硬化较重、肝脏储备功能差的病人，应选择行非解剖性肝切除；在影像学上或术中边界显示不清，多提示肿瘤侵袭性强，应在肝脏储备功能允许的情况下尽量选择行解剖性肝切除；同样，如肿瘤位于肝实质深部且紧邻或累及大血管，在肝脏储备功能允许的情况下尽量行解剖性肝切除；但如病人的肝脏储备功能较差，则不必强求行解剖性肝切除，可行局部切除，尽量保留1～2cm切缘，

甚至是零切缘 [61]。对于合并门静脉微血管侵犯的肝癌，解剖性肝切除在保证手术安全性的基础上，可以显著改善病人的预后 [62]。因此，如术前影像学疑有肿瘤高侵袭性因素（如合并门静脉微血管侵犯），应尽量选择解剖性肝切除。

综上所述，应根据病人全身情况、肿瘤情况、肝功能情况和手术医生的技术水平等综合考虑肝切除方式，而不应过分强调是解剖性肝切除还是非解剖性肝切除。

第六节　肝脏外科的展望

目前，腹腔镜下肝切除术发展迅速，微创治疗理念是肝脏外科今后的发展方向。新技术、新设备和新材料的使用促进了肝切除术的发展和创新。肝切除术的创新必须以降低手术并发症和提高病人的生存率为最终目标，要形成规范，使更多的病人受益，杜绝不计后果的手术创新 [1, 14]。

一、肝实质离断器械的进步促进了肝切除术的发展

目前常用的断肝器械有超声刀、超声乳化吸引刀（CUSA）、结扎速血管闭合系统（LigaSure）、内镜切割闭合器（Endo GIA）、百克钳、双极止血钳等。每一个断肝器械均有自己的特点，如超声刀具有断肝速度快、能够将粗大的血管解剖出来的特点；CUSA 利于精细解剖，能够将细小的管道分离出来；百克钳能较好地沿肿瘤包膜切除，是肿瘤局部摘除或剜除的良好工具；Endo GIA 可以加快断肝的速度；双极止血钳具有强大的止血功能，结合超声刀或 CUSA 能够做到精细快速的肝实质离断。这些器械的使用对提高手术的安全性及精细性起到很大的推动作用。可以结合医院的实际情况，根据肝脏的质地及切除范围选择合适的断肝器械，如果使用得当，每一个貌似粗糙的断肝器械均可发挥极其精细的断肝功能 [14]。

二、影像学及材料技术的进步促进肝切除术的创新

随着影像学和计算机科学的发展，3D 影像重建技术在肝脏外科得到越来越广泛的应用。3D 影像重建技术可以在术前精确地规划好手术方案，并能估算切除的体积，以提前预判剩余肝脏体积和结构是否能够满足生存需要。3D 手术规划系统可以帮助外科医生确定肝脏肿瘤切除的安全边界，了解肿瘤与血管、胆管的关系，设计理想的切除范围，最大限度地减少组织损伤和出血，提高手术规划的准确性。而 3D 打印的肝脏模型，能够清楚显示出肝内的细小管道及门静脉、肝动脉与肿瘤的关系，为手术关键步骤提供直观的实时导航，提高手术的安全性，降低术后的并发症。而现在发展的荧光染色技术，则为我们很好地区分段与段之间的界限提供了简单的视觉区辨 [1, 14]。

三、以微创治疗理念为基础的肝切除术的创新

自 1994 年周伟平报告 [63] 我国第一例腹腔镜肝切除术以来，我国腹腔镜肝切除术经历了肝脏局部切除、非规则性切除、解剖性切除等阶段。2013 年出版了我国第一个腹腔镜肝切除术的专

家共识和操作指南。并在中华医学会外科分会肝脏外科学组的大力推动下，我国腹腔镜肝切除术近 5 年得以快速发展，已能完成所有类型的腹腔镜肝切除术 [64]。

Makuuchi 曾认为只有开放手术才能完成循肝静脉的解剖性肝切除，事实上现在腹腔镜下均可完成循主肝静脉的肝切除。使用陈氏肝血流阻断技术（第一肝门阻断联合肝下下腔静脉阻断），或使用药物降低中心静脉压，利用 CO_2 气腹的压力及体位的变化，腹腔镜下对肝静脉出血的控制较开放手术更为有效。对巨大肝癌，无法先游离肝周韧带的情况下，可以行原位肝切除（前入路肝切除）。现在对于侵犯膈肌的肿瘤，也可在腹腔镜下完成。

腹腔镜手术的创新也体现在开放手术技能在腹腔镜中的应用，现在我们能将经肝实质不解剖肝门直接结扎入肝血流技术、肝下腔静脉阻断技术、肝后双悬吊技术等开放手术技能合理运用至腹腔镜下肝切除术中，减少断肝过程中的出血。随着 Da Vinci 机器人肝切除开展，机器人手术将是未来肝切除的主要方式，也将完成所有类型的肝切除。

腹腔镜下大范围的肝切除、活体供肝的切取、复杂胆道手术的报道越来越多。2012 年德国 Hans Schlitt 教授首次报道了 ALPPS 手术，但由于短期内病人需要经受 2 次大的手术创伤，一经发表便引来巨大的争议。为减少手术创伤，有学者提出可以将第一步改为腹腔镜下门静脉结扎和肝实质的离断。随后此手术方式仍被认为创伤较大，进而发展到两步手术均可在腹腔镜下完成 [65]。即便如此，有学者为进一步减少手术创伤，改为经皮微波固化和门静脉栓塞，使肿瘤缩小，肝功能改善后，创造机会施行腹腔镜下肝切除 [66]。总体上讲，ALPPS 手术最大的争议点是病人要经历 2 次手术，术后并发症和手术死亡率相对较高，很难被广泛接受。特别是现在有了比较有效的靶向治疗和免疫治疗药物，完全不需要施行 ALPPS 手术了。

四、以新的理念促进肝切除术的发展

腹腔镜肝切除具有全身炎症反应轻、对机体的免疫干扰小等特点。在腹腔镜肝切除的发展过程中，我们发现对肝癌合并肝硬化病人行腹腔镜肝切除，无论在术后并发症还是恢复速度上，均优于开放手术。对于我国肝癌多合并肝硬化等情况，是否意味着既往只能做局限性切除或局部摘除的病人，我们可以在腹腔镜下扩大肝切除范围，以实现较好的手术切缘，或达到解剖性肝切除 [14]？

五、认识新的手术方式的合理性

肝切除的手术创新必须以减少手术并发症和提高生存率为最终目标，杜绝不计后果的手术创新，减少盲目扩大手术适应证的手术。以 ALPPS 研究为例，它的出现为部分不能切除的肝癌病人提供了一个手术机会，但临床上我们也看到的一些本可以直接手术切除的病人错误地采用了此方法，使病人遭受二次手术打击。因此，一些新的手术方式一定要在多学科团队充分讨论下才决定是否可以实施。

代表肝脏外科另一技术难度的手术——离体肝切除术仍然是我们要慎重实施的手术。早在 1985 年，陈孝平和朱立元就开展了猪的自体肝移植实验研究，共完成了 3 例实验手术，成功 2 例，失败 1 例。因考虑到手术的复杂性和手术适应证的局限性，当时认为不适合临床上推广应用。1988 年德国 Pichlmayr 采用肝脏冷却灌注技术完成第一例体外肝切除术 [67]。1994 年法国 Sauvanet 提出简化的离体肝外科技术 [68]。它是肝切除和肝移植技术的完美结合，涉及全肝的切除、血管的重建、胆道的重建及自体移植等复杂步骤。临床经验表明，这种手术在恶性肿瘤病人中要慎用，目前在临床上应用较多的是治疗复杂的棘球蚴病 [69]。

手术的创新与发展，一定要以减少手术并发症和提高病人生存率为最终目标，形成规范，以使更多的病人受益。在现代影像学、解剖学等理念指导下，要稳步推进我国肝切除术的进步，使我国肝切除术尽可能达到规范化 [14]。

（李常海　陈义发）

参 考 文 献

[1] 陈孝平. 肝脏外科的发展历程与展望[J]. 中华消化外科杂志，2015，14：9-10.

[2] 夏穗生. 肝部分切除手术[J]. 华中科技大学学报（医学版）. 1958，1：31-39.

[3] 吴孟超，张晓华，胡宏楷，等. 用中肝叶切除术治疗中肝叶肿瘤[J]. 解放军医学杂志，1965，2：363-368.

[4] 汤钊猷，余业勤，林芷英，等. 关于小肝癌有关问题的探讨[J]. 肿瘤，1981，1：14-17.

[5] 陈孝平，高焱明，吴在德，等. 肝段切除30例讨论[J]. 中国实用外科杂志，1989，9：261-262.

[6] 陈孝平，吴在德，覃修福，等. 肝段切除术120例[J]. 中华外科杂志，1990，28：599-601.

[7] 陈孝平，吴在德，裘法祖. 有关肝段切除的几个问题[J]. 中国实用外科杂志，1994，14：153-155.

[8] 陈孝平. 大肝癌和巨大肝癌手术切除20年回顾[J]. 中华消化外科杂志，2009，4：88-90.

[9] CHEN X P，HUANG Z Y. Surgical treatment of hepatocellular carcinoma in China：surgical techniques，indications，and outcomes[J]. Langenbecks Arch Surg，2005，390：259-265.

[10] 陈孝平，张志伟，张必翔，等. 肝细胞癌伴门静脉癌栓的基础与临床研究[J]. 腹部外科，2003，6：343-346.

[11] 陈孝平，吴在德，裘法祖. 不解剖肝门预结扎病侧肝脏入肝和出肝血管的肝切除术[J]. 中华外科杂志，2000，5：70-71.

[12] 吴超，陈孝平，喻晶晶，等. 肝下腔静脉阻断与选择性肝静脉阻断在肝切除术中的应用比较[J]. 中华肝脏外科手术学电子杂志，2016，8：244-248.

[13] 陈孝平，吴在德，裘法祖. 肝脏双悬吊技术在原位右半肝切除术中的应用[J]. 腹部外科，2007，6：344-345.

[14] 陈孝平，张万广. 肝癌切除技术创新与发展[J]. 中华普外科手术学杂志，2017，10：361-363.

[15] COUINAUD C，LE FOIE. Etudes Anatomiques et chirugicales[M]. Paris：Masson & Cie，1957.

[16] HEALEY JE JR，SCHROY P C. Anatomy of the bili ary ducts within the human liver：analysis of the prevailing pattern of branchings and the major variations of the biliary ducts[J]. Arch Surg，1953，66：599-616.

[17] 中国肝脏专家组. 肝脏解剖和肝脏手术切除术统一名称[J]. 中华外科杂志，2002，5：339-341.

[18] 刘允怡，余俊豪. 肝段为本的肝切除手术[J]. 中华普通外科杂志，2003，2：123-125.

[19] 刘允怡，赖俊雄. 肝癌肝切除手术方式的理论基础及临床价值[J]. 中国实用外科杂志，2018，4：345-348.

[20] 沈柏用，施源. 肝脏分段解剖的新认识[J]. 世界华人消化杂志，2008，16：913-918.

[21] CLAUDE COUINAUD. Surgical Anatomy of the Liver Revisited. C. Couinaud 15 rue Spontini F 75116

Paris[R]. 1989.

[22] PLATZER W，MAURER H. On the segmental arrangement of the liver[J]. Acta Anat（Basel），1966，63：8-31.

[23] FASEL J H，GAILLOUD P，GROSSHOLZ M，et al. Relationship between intrahepatic vessels and computer-generated hepatic scissurae: an in vitro assay[J]. Surg Radiol Anat，1996，18：43-46.

[24] SUGIOKA A，KATO Y，TANAHASHI Y，et al. Systematic extrahepatic Glissonean pedicle isolation for anatomical liver resection based on Laennec's capsule：proposal of a novel comprehensive surgical anatomy of the liver[J]. J Hepatobiliary Pancreat Sci，2017，24：17-23.

[25] 张万广，陈孝平. 腹腔镜肝切除从技术到理念的改变[J]. 腹腔镜外科杂志，2017，5：321-324.

[26] CHEN X P，WU Z D，QIU F Z. Hepatectomy by preliminary ligation of the inflow and outflow vessels to the diseased side without dissection of the hepatic hilus[J]. The chinese-german journal of clinical oncology，2002，3：5-8.

[27] MAKUUCHI M，HASEGAWA H，YAMAZAKI S. Ultrasonically guided subsegmentectomy[J]. Surg Gynecol Obstet，1985，161：346-350.

[28] SHINDOH J，MAKUUCHI M，MATSUYAMA Y，et al. Complete removal of the tumor-bearing portal territory decreases local tumor recurrence and improves disease-specific survival of patients with hepatocellular carcinoma[J]. J Hepatol，2016，64：594-600.

[29] 苏永杰，夏锋. 解剖性肝切除治疗肝细胞肝癌的理论依据和进展[J]. 实用临床医药杂志，2009，2：21-24.

[30] TOYOSAKA A，OKAMOTO E，MITSUNOBU M，et al. Pathologic and radiographic studies of intrahepatic metastasis in hepatocellular carcinoma; the role of efferent vessels[J]. HPB Surg，1996，10：97-103.

[31] 陈孝平，裘法祖，吴在德，等. 肝细胞癌门静脉癌栓形成的分子生物学机制研究[J]. 中华实验外科杂志，2005，9：2056-2058.

[32] 刘荣. 腹腔镜解剖性肝切除的理念与实践[J]. 中华外科杂志，2008，12：1766-1767.

[33] OCHIAI T，SONOYAMA T，KIKUCHI S，et al. Anatomic wide hepatect omy for treatment of hepatocellular carcinoma[J]. J Cancer Res Clin Oncol，2007，133：563-569.

[34] HASEGAWA K，KOKUDO N，IMAMURA H，et al. Prognostic impact of anatomic resection for hepatocellular carcinoma[J]. Ann Surg，2005，242：252-259.

[35] WONG I H，YEO W，LEUNG T，et al. Circulating tumor cell mRNAs in peripheral blood from hepatocellular carcinoma patients under radiotherapy，surgical resection or chemotherapy：a quantitative evaluation[J]. Cancer Lett，2001，167：183-191.

[36] YONEDA G，KATAGIRI S，YAMAMOTO M. Reverse trendelenburg position is a safer technique for lowering central venous pressure without decreasing blood pressure than clamping of the inferior vena cava below the liver[J]. J Hepatobiliary Pancreat Sci，2015，22：463-466.

[37] ZHANG W，WANG J，LI C，et al. Infrahepatic inferior vena cava clamping with Pringle maneuvers for laparoscopic extracapsular enucleation of giant liver hemangiom[J]. Surg Endosc，2017，9：3628-3636.

[38] 陈孝平，张志伟.重视肝癌外科治疗的规范化[J].中华消化外科杂志，2007，2：5-7.

[39] GUIDO TORZILLI，TADATOSHI TAKAYAMA，HUI A M，et al. A new technical aspect of ultrasound-guided liver surgery[J]. The American Journal of Surgery，1999，178：341-343.

[40] TERASAWA M，ISHIZAWA T，MISE Y，et al. Applications of fusion-fluorescence imaging using indocyanine green in laparoscopic hepatectomy[J]. Surg Endosc，2017，31：5111-5118.

[41] ZHU P，LIAO W，DING Z Y，et al. Intraoperative ultrasonography of robot-assisted laparoscopic hepatectomy: initial experiences from 110 consecutive cases[J]. Surg Endosc，2018，32：4071-4077.

[42] 陈孝平，张志伟.不断提高复杂肝切除术治疗水平[J].肝胆外科杂志，2005，12：401-403.

[43] TORZILLI G，PROCOPIO F，PALMISANO A，et al. New technique for defining the right anterior section intraoperatively using ultra-sound-guided finger counter-compression[J]. J Am Coll Surg，2009，209：8-11.

[44] GOTOH K，YAMADA T，ISHIKAWA O，et al. A novel image-guided surgery of hepatocellular carcinoma by indocyanine green fluorescence imaging navigation[J]. J Surg Oncol，2009，100：75-79.

[45] KUDO H，ISHIZAWA T，TANI K，et al. Visualization of subcapsular hepatic malignancy by indocyanine-green fluorescence imaging during laparoscopic hepatectomy[J]. Surg Endosc，2014，28：2504-2508.

[46] 陈琳，罗鸿萍，朱鹏，等.吲哚菁绿荧光实时成像技术在机器人肝切除中的初步应用（附二例报告）[J].腹部外科，2017，4：254-257.

[47] 宋敏，邢艳，李哲夫，等.肝切除手术方式的发展[J].中华肝脏外科手术学电子杂志，2014，6：194-195.

[48] CHEN X P，QIU F Z. A simple technique ligating the corresponding inflow and outflow vessels during anatomical left hepatectomy[J]. Langenbecks Arch Surg，2008，393：227-230.

[49] CHEN X P，ZHANG Z W，HUANG Z Y，et al. Alternative management of anatomical right hemihepatectomy using ligation of inflow and outflow vessels without hilus dissection[J]. J Gastroenterol Hepatol，2011，26：663-668.

[50] 戴朝六，徐锋，金添强.腹腔镜肝切除：解剖性与非解剖性利弊之我见[J].中华普外科手术学杂志，2019，6：228-231.

[51] YAMAMOTO Y，IKOMA H，MORIMURA R，et al. Clinical analysis of anatomical resection for the treatment of hepatocellular carcinoma based on the stratification of liver function[J]. World J Surg，2014，38：1154-1163.

[52] EGUCHI S，KANEMATSU T，ARII S，et al. Comparison of the outcomes between an anatomical subsegmentectomy and a non-anatomical minor hepatectomy for single hepatocellular carcinomas based on a Japanese nationwide survey[J]. Surgery，2008，143：469-475.

[53] 周俭，徐泱，周伟平，等.解剖性与非解剖性肝切除术的选择[J].中国实用外科杂志，2018，4：418-420.

[54] 张志伟，陈孝平.大肝癌肝切除的技术要点[J].肝胆外科杂志，2008，2：6-7.

[55] ZHI Y H，BIN Y L，MIN X，et al. Long-term outcomes of repeat hepatic resection in patients with

recurrent hepatocellular carcinoma and analysis of recurrent types and their prognosis：a single-center experience in China[J]. Annals of surgical oncology，2012，19（8）：2515-2525.

[56] 陈孝平，张志伟.大肝癌切除术后复发的外科治疗[J].肝胆外科杂志，2009，2：3-4.

[57] LI S Q，HUANG T，SHEN S L，et al. Anatomical versus non-anatomical liver resection for hepatocellular carcinoma exceeding Milan criteria[J]. Br J Surg，2017，104：118-127.

[58] 王宏光，许寅喆，陈明易，等.吲哚菁绿荧光融合影像引导在腹腔镜解剖性肝切除术中的应用价值[J].中华消化外科杂志，2017，16：405-409.

[59] RIGIMBEAU J M，KIANMANESH R，FARGES O，et al. Extent of liver resection influences the outcome in patients with cirrhosis and small hepatocellular carcinoma[J]. Surgery，2002，131：311-317.

[60] 陈孝平，张万广.腹腔镜肝癌根治术的难点与争议[J].中华普外科手术学杂志，2018，10：361-363.

[61] 张志伟，陈孝平.肝细胞癌外科手术方式的选择[J].临床外科杂志，2021，29（1）：4-6.

[62] HIDAKA M，EGUCHI S，OKUDA K，et al. Impact of anatomical resection for hepatocellular carcinoma with microportal invasion（vp1）：a multi-institutional study by the Kyushu Study Group of Liver Surgery[J]. Annals of surgery，2020，271（2）：339-346.

[63] 周伟平，孙志宏，吴孟超，等.经腹腔镜肝叶切除首例报道[J].肝胆外科杂志，1994，2：82.

[64] 中华医学会外科学分会肝脏外科学组.腹腔镜肝切除术专家共识和手术操作指南（2013版）[J].中华外科杂志，2013，51：289-292.

[65] MACHADO M A，MAKDISSI F F，SURJAN R C. Totally laparoscopic ALPPS is feasible and may be worthwhile[J]. Ann Surg，2012，256：3.

[66] HONG DE F，ZHANG Y B，PENG S Y，et al. Percutaneous microwave ablation liver partition and portal vein embolization for rapid liver regeneration：A Minimally Invasive First Step of ALPPS for Hepatocellular Carcinoma[J]. Ann Surg，2016，264：1-2.

[67] PICHLMAYR R，BRETSCHNEIDER H J，KIRCHNER E，et al. Exsitu operation on the liver：a new possibility in liver surgery[J]. Langenbecks Arch Chir，1988，373：122-126.

[68] SAUVANET A，DOUSSET B，BELGHITI J. A simplified technique of ex situ hepatic surgical treatment[J]. J Am Coll Surg，1994，178：79-82.

[69] JIANYONG L，JINGCHENG H，WENTAO W，et al. Ex vivo liver resection followed by autotransplantation to a patient with advanced alveolar echinococcosis with a replacement of the retrohepatic inferior vena cava using autogenous vein grafting: a case report and literature review[J]. Medicine，2015，94：514.

第七章　肝癌合并肝硬化门静脉高压症脾功能亢进的外科治疗

肝细胞癌（hepatocellular carcinoma，HCC）在我国发病率较高，每年约 40 万人死于本病，占全世界 HCC 死亡人数的 45%。其中 80% 以上的 HCC 病人合并有肝硬化，15% ～ 28% 的 HCC 病人死于食管胃底静脉曲张破裂大出血。应当指出的是，此类病人多伴有脾肿大、脾功能亢进，因白细胞和血小板降低而严重影响 HCC 病人的治疗和预后。很长一段时间内，对此类病人的治疗，特别是脾脏去留问题存在争论。传统观点认为，对这类病人行肝切除术本身风险较大，再加上脾切除手术，进一步增加了手术风险，故而对联合手术持否定态度。而在国外，尤其是 BCLC 分期中更是将此类病人列为手术禁忌，建议采取非手术治疗或肝移植。

20 世纪末至 21 世纪初，我们对此类病人进行了一系列研究[1-7]，对治疗方法进行了一系列改进。采取全面的疾病评估和个体化的治疗方案，一方面治疗 HCC，另一方面干预门静脉高压、脾功能亢进，从而大大提高了手术的治疗效果。现将其具体内容介绍如下。

一、肝癌合并肝硬化门静脉高压症脾功能亢进病人脾切除对免疫功能的影响

对肝癌合并肝硬化病人，脾切除的意义不仅仅在于治疗脾功能亢进和门静脉高压，更重要的是对免疫功能的影响。

首先，我们研究了肝癌合并肝硬化病人脾脏 Th1/Th2 细胞因子分泌状态的变化[2]。以肝硬化病人为对照组，用酶联免疫吸附（enzyme-linked immunosorbent assay，ELISA）方法分析 31 例肝癌合并肝硬化病人外周血及脾静脉血中 γ- 干扰素（IFN-γ）、白细胞介素 -2（IL-2）、白细胞介素 -10（IL-10）蛋白水平的表达。结果发现 6 例 I 期病人外周血中 IL-2、脾静脉血中 IFN-γ 高于肝硬化组（$P < 0.01$ 或 $P < 0.05$），外周血及脾静脉血中 IL-10 低于肝硬化组（$P < 0.05$）。12 例 II 期、13 例 III 期肝癌合并肝硬化病人外周血及脾静脉血中 IFN-γ、IL-2 明显低于肝硬化组（$P < 0.01$ 或 $P < 0.05$），而 IL-10 明显高于肝硬化组（$P < 0.05$），且脾静脉血中 IFN-γ、IL-2 低于外周血水平，IL-10 高于外周血水平（$P < 0.05$）。这说明 I 期肝癌合并肝硬化病人的机

体免疫系统通过强势分泌 Th1 细胞因子发挥抗肿瘤免疫作用，而脾脏在维持 Th1/Th2 细胞因子平衡中起重要作用。随着肿瘤进展，机体的细胞免疫功能受损，中晚期肝癌合并肝硬化病人的 Th1 细胞因子水平降低，Th2 细胞因子水平升高，机体处于免疫抑制状态，而脾脏 Th1/Th2 细胞因子紊乱更为明显，呈现负性抗肿瘤免疫作用，加重了机体免疫抑制。

我们进一步研究了肝癌合并肝硬化门静脉高压症脾功能亢进的病人癌肿切除前后机体免疫状态的变化[3]。以肝硬化病人为对照组，采用流式细胞术（flow cytometry，FCM）及 ELISA 方法分析 18 例中晚期肝癌合并肝硬化病人癌灶切除前后外周血 T 细胞亚群 CD4、CD8、CD4/CD8 及 Th1/Th2 细胞因子 IFN-γ、IL-2、IL-10 蛋白水平的变化。结果发现肝癌切除术后 CD4（33%±3%）、CD4/CD8（1.1%±0.1%）、IL-2（71±11）pg/mL、IFN-γ（90±15）pg/mL 回升，高于术前水平 CD4（29%±4%）、CD4/CD8（0.9%±0.3%）、IL-2（57±15）pg/mL、IFN-γ（78±13）pg/mL，但仍低于肝硬化组 CD4（37%±4%）、CD4/CD8（1.3%±0.2%）、IL-2（82±15）pg/mL、IFN-γ（104±22）pg/mL（$P < 0.01$ 或 $P < 0.05$）（表 7-1）；CD8（32%±3%）、IL-10（70±9）pg/mL 下降，低于术前 CD8（35%±6%）、IL-10（81±15）pg/mL 水平，但高于肝硬化组 CD8（29%±2%）、IL-10（61±10）pg/mL（$P < 0.05$）（表 7-2）。这说明癌灶切除后，机体免疫功能有明显改善，但仍未恢复到肝硬化病人的水平。

表 7-1　肝癌病人手术前后 T 细胞亚群比较（$\bar{x} \pm S$，%）

组别	CD4	CD8	CD4/CD8
术前	29±4	35±6	0.9±0.3
术后	33±3[△△]	32±3[△]	1.1±0.1[△]
肝硬化组	37±4[**]	29±2[*]	1.3±0.2[**]

注：[△]表示肝癌切除前后比较 $P < 0.05$，[△△]表示 $P < 0.01$；[*]表示术后与肝硬化组比较 $P < 0.05$，[**]表示 $P < 0.01$。

引自曹志新，陈孝平，吴在德. HCC 合并肝硬化病人 HCC 切除后机体免疫状态的变化 [J]. 中华普通外科杂志，2002, 17(7)：413-414.

表 7-2　肝癌切除前后外周血中 IFN-γ、IL-2、IL-10 表达（$\bar{x} \pm S$, pg/mL）

组别	IFN-γ	IL-2	IL-10
术前	78±13	57±15	81±15
术后	90±15[△△]	71±11[△]	70±9[△]
肝硬化组	104±22[**]	82±15[*]	61±10[**]

注：[△]表示肝癌切除前后比较 $P < 0.05$，[△△]表示 $P < 0.01$；[*]表示术后与肝硬化组比较 $P < 0.05$，[**]表示 $P < 0.01$。

引自曹志新，陈孝平，吴在德. HCC 合并肝硬化病人 HCC 切除后机体免疫状态的变化 [J]. 中华普通外科杂志，2002, 17(7)：413-414.

最后，我们研究了肝癌合并肝硬化病人肝癌切除时联合脾切除术后免疫功能的变化。将 16 例肝癌合并肝硬化病人分成 2 组，即肝癌切除联合脾切除组（简称"切脾组"）（7 例）和单纯肝癌切除组（简称"保脾组"）（9 例），于术前、术后 2 个月取外周血 7mL，采用流式细胞仪检测 CD4、CD8、CD4/CD8，用 ELISA 法检测 IL-2、IFN-γ、IL-10。结果发现 2 组病人术前 CD4、CD8、CD4/CD8、IL-2、IFN-γ、IL-10 水平差异无显著性；术后 2 个月，切脾组 CD4（38.2%±3.7%）、CD4/CD8（1.7%±0.3%）高于保脾组 CD4（32.5%±4.0%）、CD4/CD8（1.1%±0.1%），而 CD8（23.7%±3.7%）低于保脾组 CD8（29.4%±4.0%）（$P < 0.05$）；切脾组 IFN-γ（104.4±14.9）pg/mL、IL-2（98.6±18.6）pg/mL 高于保脾组 IFN-γ（70.5±12.6）pg/mL、IL-2（80.9±13.5）pg/mL，而 IL-10（55.5±11.2）pg/mL 低于保脾组 IL-10（89.4±10）pg/mL（$P < 0.05$）。这说明肝癌切除时联合脾切除不但没有影响机体 T 细胞亚群和 Th1/Th2 细胞因子的平衡，反而促进其恢复平衡，并改善机体抗肿瘤免疫功能。

综上所述，脾脏是人体最大的外周免疫器官，能分泌和储存多种免疫细胞和细胞因子，在抗肿瘤免疫中起重要作用，但其抗肿瘤免疫呈双向性和时相性，中晚期肿瘤病人中脾脏的抗肿瘤免疫作用受到抑制。HCC 合并门静脉高压时，脾脏 T 细胞亚群、Th1/Th2 细胞因子免疫功能紊乱，即使 HCC 切除后，这一免疫抑制状态依然存在；但肝切除联合脾切除后，免疫抑制状态逐渐改善。因此，HCC 切除联合脾切除不但不降低机体免疫功能，反而有利于机体 T 细胞亚群和 Th 细胞因子恢复平衡，提高机体抗肿瘤免疫功能。

二、肝癌合并肝硬化门静脉高压症脾功能亢进的病人脾切除对肿瘤综合治疗的作用

HCC 的治疗由过去的单一手术治疗发展为以手术为主的综合治疗，包括术后靶向治疗、免疫治疗以及复发后可能进行的介入治疗、放化疗等。这些治疗大多对病人的白细胞、血小板计数有一定的要求。然而，HCC 合并门静脉高压病人的白细胞、血小板计数普遍较低，严重影响了 HCC 病人术后综合治疗的选择。HCC 切除联合脾切除后白细胞、血小板计数均迅速升高，有利于术后综合治疗的实施[1]。

我们将 204 例 HCC 合并肝硬化、脾功能亢进病人分为 2 组（切脾组，$n=94$；保脾组，$n=110$），分别进行肝切除+脾切除和单纯肝切除，比较 2 组病人手术后白细胞、血小板计数的变化，其结果充分证明了这一点（图 7-1、图 7-2）。

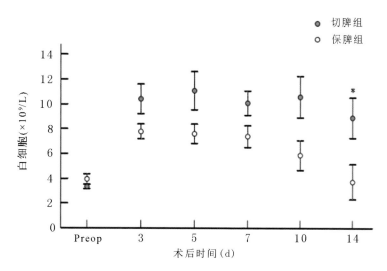

图 7-1　切脾组和保脾组术后白细胞的变化比较

注：引自 CHEN X P, WU Z D, HUANG Z Y, et al. Use of hepatectomy and splenectomy to treat hepatocell-ularcar-cinoma with cirrhotic hypersplenism[J]. British Journal of Surgery, 2005, 92: 334-339.

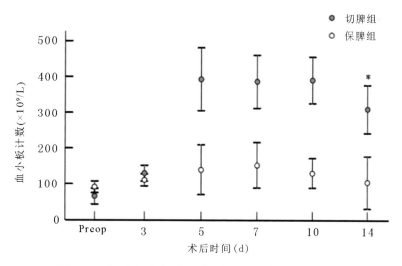

图 7-2　切脾组和保脾组术后血小板计数的变化比较

注：引自 CHEN X P, WU Z D, HUANG Z Y, et al. Use of hepatectomy and splenectomy to treat hepatocell-ularcar-cinoma with cirrhotic hypersplenism[J]. British Journal of Surgery, 2005, 92: 334-339.

三、功能亢进的脾切除后对肝功能的影响

脾切除可降低肝癌病人术后血清总胆红素浓度，改善肝功能，从而降低术后肝功能不全的发生率。在上述 204 例手术病例中，术后第 7 天，切脾组血清总胆红素为（24±7）mol/L，低于保脾组的（37±13）mol/L，差异有显著性意义（$P < 0.05$）（图 7-3）。

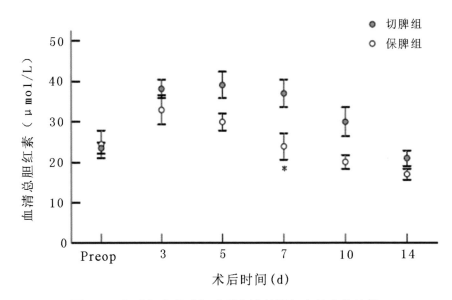

图 7-3 切脾组和保脾组术后血清总胆红素的变化比较

注：引自 CHEN X P, WU Z D, HUANG Z Y, et al. Use of hepatectomy and splenectomy to treat hepatocellularcarcinoma with cirrhotic hypersplenism[J]. British Journal of Surgery，2005，92：334-339.

此外，脾切除还在某种程度上促进肝脏代谢、延缓或防止肝硬化进一步发展。其具体机制是：①脾切除后，"消失"的脾动脉血流会再分配，可相应地增加肝动脉血流量。肝癌合并门静脉高压的病人很大一部分还存在脾动脉"盗血"现象，在脾切除后这种效应则更加明显。②有研究表明，脾切除后血小板计数上升，可通过5- 羟色胺通路促进肝脏再生。HCC 病人食管静脉曲张的发生率约为35.7%，食管胃底静脉曲张破裂出血占 HCC 病人死亡原因的第 2 位。脾切除使门静脉血流减少20% ～ 30%，因而从某种程度上降低门静脉压力，对预防和减少食管胃底静脉曲张破裂出血有一定作用。

四、脾切除对 HCC 病人生存期的影响

我们比较了上述 204 例 HCC 合并肝硬化、脾功能亢进病人 5 年生存情况，结果发现肝切除 + 脾切除病人 5 年无瘤生存率为 37.7%，明显高于单纯 HCC 切除病人（18.9%），但两者并发症发生率分别为 15.9% 和 14.5%，差异无显著性意义（表 7-3）[8]。其术后随访资料见图 7-4。这说明只要手术指征选择适当，HCC 切除时联合脾切除不仅是安全的，而且是有效的。

表 7-3 切脾组和保脾组病人术后并发症情况

项目	切脾组（n=94）		不切脾组（n=110）	
	例数	百分比 / %	例数	百分比 / %
肝切除				
3个肝段联合切除	4	4.3	7	6.4
2个肝段联合切除	25	26.6	22	20.0
1个肝段切除	33	35.1	45	40.9
局部切除	32	34.0	36	32.7
常温下阻断入肝血流				
未阻断	31	32.9	43	39.1
阻断	63	67.1	67	60.9
术中不需要输血例数	66	70.2	87	79.1
术后并发症	15	16.0	16	14.5
反应性胸腔积液	9	9.6	5	4.5
上消化道出血	0	0.0	2	1.8
胆漏	1	1.1	1	0.9
肺部感染	2	2.1	1	0.9
胆红素异常升高	0	0.0	5	4.5
腹腔内出血	2	2.1	1	0.9
切口感染	1	1.1	1	0.9

注：引自陈孝平，吴在德，裘法祖.肝癌切除联合脾切除治疗肝癌合并肝硬化、脾功能亢进 [J].中华外科杂志，2005，43（7）：442-446.

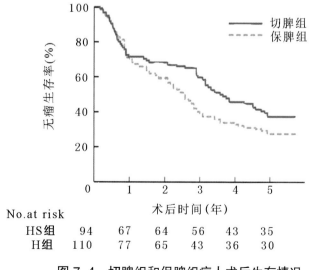

图 7-4 切脾组和保脾组病人术后生存情况

注：引自 CHEN X P, WU Z D, HUANG Z Y，et al. Use of hepatectomy and splenectomy to treat hepatocellularcarcinoma with cirrhotic hypersplenism[J]. British Journal of Surgery，2005，92：334-339.

五、肝癌合并肝硬化门静脉高压症脾功能亢进的病人治疗方案的个体化选择

尽管我们的研究证明了脾切除对此类病人具有改善免疫功能、促进肝脏再生、提高生存率等优点，同时手术也是安全的；但这并不意味着所有的肝癌合并肝硬化病人都应选择肝切除联合脾切除术。对此类病人应采取全面的疾病评估和个体化的治疗方案，具体如下：

1. 疾病的评估

对 HCC 合并门静脉高压症脾功能亢进的病人，全面的疾病评估是选择合理治疗方案的前提和关键。不仅 HCC 决定其预后，而且门静脉高压、脾功能亢进及肝功能状态也是决定其预后的重要因素。因此，全面的疾病评估应包括 HCC 的评估、肝功能状态的评估及门静脉高压、脾功能亢进的评估。

（1）HCC 的评估：HCC 分期及预后是选择治疗方案的主要因素。因此，要全面正确评估 HCC 的分期、生物学特性，全面了解 HCC 的部位、大小、数目、包膜是否完整，有无门静脉癌栓及远处转移等影响 HCC 预后的因素，对病人的预后进行初步评估。

（2）肝功能状态的评估：对于肝功能严重障碍的病人，即使不考虑 HCC 和门静脉高压、脾功能亢进的存在，其预后也不乐观，如果再增加额外的打击可能会加速病人的死亡。因此，肝功能状态是决定此类病人预后的重要因素，也是选择个体化治疗方案的前提。肝功能状态的评估包括：① Child-Pugh 分级。Child B 级经护肝治疗后转化为 Child A 级的病人手术风险较小，而 Child C 级病人手术风险很大，被视为手术禁忌证。②吲哚菁绿（ICG）排泄试验或利多卡因试验（单乙基甘氨酰二甲苯胺，monoethylglycinexylidide，MEGX）：常以 ICG-R15 来衡量肝脏的储备功能，ICG-R15 > 40%，说明肝脏储备功能较差，手术风险较大。MEGX 是新近发展起来的一种较为可靠的肝脏储备功能试验，血清 MEGX < 25g/L 时肝脏储备功能较差。除上述外，总胆固醇值和血小板计数也是重要的参考指标。③肝脏体积的测定：本中心常采用 CT 来进行肝脏体积的测定。一般健侧肝脏代偿性增大，储备功能较好，反之亦然。若将 Child-Pugh 分级、ICG-R15、MEGX、肝脏体积的测定结合起来就能较好评估肝脏储备功能。

（3）门静脉高压、脾功能亢进的评估：了解有无食管胃底静脉曲张破裂出血病史。本中心常规胃镜检查了解有无静脉曲张及曲张的范围和程度，根据曲张部位、数目、程度、有无红色征及白色征等来预测出血的风险性。根据 CT 了解脾脏的大小。根据白细胞、血小板计数来判断有无脾功能亢进。我们的标准是：明显脾肿大（超声脾厚大于 4.0cm，CT 超过 7 个肋单元）、脾功能亢进表现（WBC 低于 3×10^9/L，血小板低于 50×10^9/L）。

2. 门静脉高压症脾功能亢进的处理

HCC 是此类病人选择治疗方案的主要因素，而门静脉高压、脾功能亢进又严重影响其治疗和预后，故应根据疾病的评估采取个体化的治疗方案[9]。无食管胃底静脉曲张破裂出血或预测近期

不会发生破裂出血的病人应以治疗 HCC 为主，同时兼顾门静脉高压、脾功能亢进的治疗。门静脉高压、脾功能亢进的治疗又应根据 HCC 治疗效果、预期寿命、门静脉高压及脾功能亢进的程度和发展趋势以及病人的耐受能力来选择治疗方案。对正在出血或近期可能会出血的病人，应以治疗出血、挽救生命为主，同时兼顾 HCC 的治疗。

（1）肝切除 + 脾切除或 + 贲门周围血管离断术：对肝功能良好的病人可切除 HCC。若合并严重食管胃底静脉曲张、有出血史或出血倾向，可选择肝切除 + 脾切除 + 贲门周围血管离断术（图7-5）；若静脉曲张不严重，而合并脾功能亢进，可行肝切除 + 脾切除。此术式既切除了 HCC，又可预防食道胃底曲张静脉破裂出血，还纠正了脾功能亢进，是最为理想的方法。分流术虽能有效预防出血，但手术复杂、对肝功能影响较大，一般不主张采用此术式。有人先手术治疗门静脉高压、脾功能亢进，二期治疗 HCC，这样会延误 HCC 的治疗时机，不应推荐。

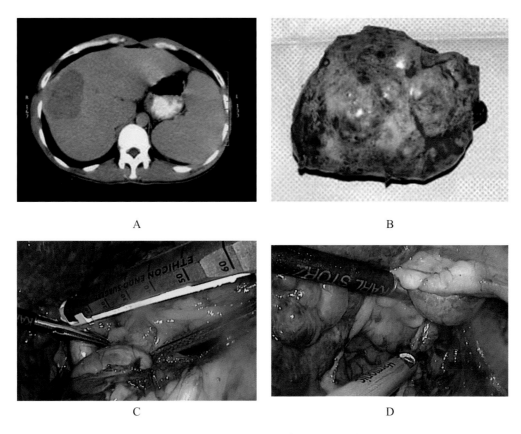

A

B

C

D

图 7-5　肝切除 + 脾切除 + 贲门周围血管离断术

注：A—术前 CT 影像；B—切除肝脏肿瘤标本；C—离断胃冠状静脉；D—离断贲门周围曲张血管。

（2）HCC 综合治疗 + 脾切除 + 贲门周围血管离断术：病人肝功能良好但肿瘤不可切除。若合并严重食管胃底静脉曲张、有出血史或出血倾向，可选择 HCC 综合治疗（射频、冷冻、微波、无水酒精注射 +TACE、靶向药物或免疫治疗）+ 脾切除 + 贲门周围血管离断术；若静脉曲张不重，而脾功能亢进较严重，可行 HCC 综合治疗 + 脾切除（图 7-6）。

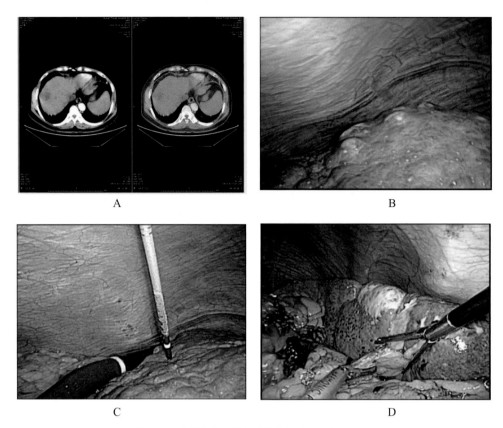

A B

C D

图 7-6　腹腔镜下肝癌微波治疗 + 脾切除术

注：A—术前 CT 影像；B—术中情况（示肝脏肿瘤）；C—腹腔镜下肿瘤微波治疗；D—腹腔镜下脾切除。

（3）HCC 综合治疗 + 脾动脉栓塞或 + 食管静脉套扎、注射硬化剂：对肝功能较差不能耐受手术，且伴有严重脾功能亢进者，可行 HCC 综合治疗 + 脾动脉栓塞。若合并严重食管胃底静脉曲张、有出血史或出血倾向，可行食管静脉套扎或注射硬化剂。

（4）单纯 HCC 治疗：对伴有轻、中度静脉曲张，脾功能亢进不明显者，无须处理静脉曲张及脾脏，只需按 HCC 治疗原则治疗 HCC 即可。

（5）肝移植：对肝功能极差、无肝外转移及门静脉癌栓的病人，尤其是小肝癌病人，可行肝移植。这样不仅治疗了 HCC，也消除了肿瘤发生的土壤——硬化的肝脏，同时也治愈了门静脉高压症。

总之，对 HCC 合并门静脉高压病人，脾脏的处理没有固定的模式，应在对疾病进行全面评估的基础上采取个体化的治疗方案，选择最为合理的治疗方案以获得最佳治疗效果。

（梅斌）

参 考 文 献

[1] CHEN X P，WU Z D，HUANG Z Y，et al. Use of hepatectomy and splenectomy to treat hepatocellularcarcinoma with cirrhotic hypersplenism[J]. British Journal of Surgery，2005，92：334-339.

[2] 曹志新，陈孝平，吴在德. HCC 合并肝硬化病人脾脏 Th1/ Th2 细胞因子免疫状态的研究[J]. 中华试验外科杂志，2001，18（6）：518-519.

[3] 曹志新，陈孝平，吴在德. HCC 合并肝硬化病人 HCC 切除后机体免疫状态的变化[J]. 中华普通外科杂志，2002，17（7）：413-414.

[4] CAO Z X，CHEN X P，WU Z D. Effects of splenectomy in patients with cirrhosis undergoing hepatic resection for hepatocellular carci noma[J]. World J Gas，2003，9（11）：2460-2463.

[5] CAO Z X，CHEN X P，WU Z D. Changes of immune function in patients with liver cirrhosis after splenectomy combined with resection of hepatocellular carcinoma[J]. HBPD Int，2003，2（4）：562-565.

[6] 曹志新，陈孝平，吴在德. 肝细胞癌合并肝硬化病人肝脾联合切除术后免疫功能变化的研究[J]. 中华外科杂志，2002，40（2）：97-99.

[7] 曹志新，陈孝平，吴在德. 肝细胞癌合并肝硬化病人肝切除联合脾切除的临床意义探讨[J]. 中华普通外科杂志，2002，17（6）：328-329.

[8] 陈孝平，吴在德，裘法祖. 肝癌切除联合脾切除治疗肝癌合并肝硬化、脾功能亢进[J]. 中华外科杂志，2005，43（7）：442-446.

[9] 陈孝平，曹志新. 肝细胞性肝癌合并门静脉高压脾功能亢进的外科处理[J]. 中国实用外科杂志，2004，24（12）：716-718.

第八章 肝癌合并门静脉癌栓外科治疗的理论和技术

　　肝癌是全球发病率较高的癌症之一，其中约 50% 发生在中国 [1,2]。由于肝癌起病隐匿及早期临床症状不明显，大部分肝癌病人就诊时已进展为中、晚期，并且由于肝脏的解剖学特点和肝癌的组织生物学特性，肿瘤细胞极易侵犯肝内脉管系统尤其是门静脉系统，形成门静脉癌栓（portal vein tumor thrombus，PVTT）。肝癌有很高的 PVTT 发生率 [3]，在晚期肝癌中，PVTT 发生率高达 90%；即使在小肝癌中，PVTT 发生率也达 20% ～ 30%。癌栓可通过门静脉向肝内播散，导致肝内转移，部分肝癌病人手术切除后复发也与此相关。PVTT 延伸到门静脉主干时，因门静脉血回流受阻而导致门静脉高压，易发生消化道大出血、肝功能衰竭、顽固性腹水、腹泻等，病人病情急剧恶化乃至死亡，是影响 HCC 预后的重要因素。我们中心很早就有肝癌伴 PVTT 的基础和临床研究报道 [4,5]。临床上对于肝癌合并 PVTT 的治疗目前国际上仍存在较大争议。西方国家的肝癌指南以巴塞罗那肝癌（BCLC）分期为标准，将肝癌合并 PVTT 统一归为 BCLC 分期的 C 期，只推荐靶向药物作为唯一治疗方案 [6]。回顾性分析发现 [7]，部分肝癌合并 PVTT 病人通过手术切除肝癌病灶＋门静脉取栓，也能取得较好的疗效。近年来，多主张对肝癌合并 PVTT 者采取以手术为主的综合治疗。过去认为肝癌伴门静脉主干癌栓是经肝动脉化疗栓塞（TACE）的禁忌证，随着外科技术及介入治疗技术的发展和围手术期管理水平的提高，现在发现肝癌合并 PVTT 的病人通过各种综合治疗也有可能获得较好的疗效 [8]。

一、PVTT 的分级

　　PVTT 病理类型分为增生型、坏死型、混合型、机化型四类。

　　根据 PVTT 不同的位置，肝癌病人治疗方式、治疗效果及预后存在一定的差异。因此，准确的 PVTT 分级可为治疗方案的选择及预后的判断提供重要的依据。最早提出的门静脉癌栓分型（typing）是日本肝癌研究会的 VP 分型 [9]：VP0，未发现癌栓；VP1，癌栓位于门静脉三级分支；VP2，癌栓位于门静脉二级分支；VP3，癌栓位于门静脉一级分支；VP4，癌栓位于门静脉主干或累及对侧门静脉（图 8-1）。无论在门静脉哪一级分支内出现影像可显示或肉眼可见的癌栓，均表示肿瘤已届入中晚期，它代表疾病的严重程度。而且门静脉癌栓随着疾病的发展而发生动态变化，癌栓不断从门静脉小分支向门静脉主干方向生长，最后将门静脉主干完全阻塞，并可延伸至肠系膜上静脉和脾静脉。所以，我们将门静脉不同级别分支内出现的癌栓用分级（grade，classification）来定义，而不建议用分型（typing）。"型"通常是一种固定的表现，随着疾病的进展或病人年龄增长，病变可以随之增大，但形态一般不会变化。早在 2005 年，我们对门静脉癌栓的部位、门静脉的受累程度、对肝癌手术疗效的影响进行了深入的阐述（*Ann surg oncol*）[8]，提出了以手术范围和方式为基础中国肝癌病人特点的门静脉癌栓分组。根据门静脉癌栓形成的时间、影像学表现（癌栓与血管间隙是否有间隙），来判断癌栓是否侵犯门静脉壁，从而决定能否取净癌栓。考虑到门静脉二级、三级甚至四级以上分支癌栓对手术切除范围及病人预后影响相似，统一归为 A 级（grade A），这种分级对外科手术切除范围和手术方式的选择具有实际意义。具体分级见表 8-1、图 8-2。

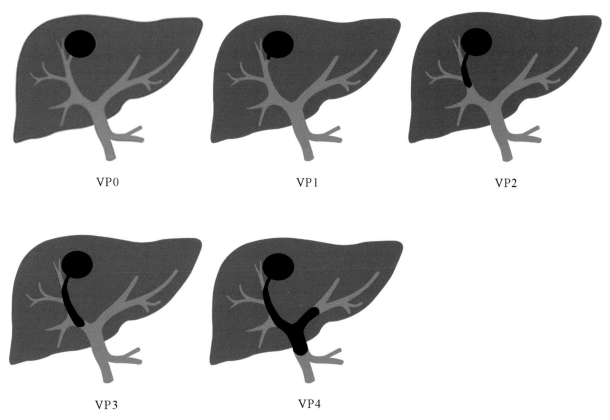

图 8-1　日本肝癌研究会的 PVTT 分型

注：VP0—未发现癌栓；VP1—癌栓位于门静脉三级分支；VP2—癌栓位于门静脉二级分支；VP3—癌栓位于门静脉一级分支；VP4—癌栓位于门静脉主干或累及对侧门静脉。

表 8-1　同济医院 PVTT 分级

分级	癌栓侵及范围	手术方式选择
A	癌栓至门静脉二级及以上分支	根据肝功能及肝硬化程度作肝段或者肝叶切除术
B	癌栓至门静脉一级分支或至主干，但没有侵犯门静脉壁	部分可行肝叶切除或半肝切除 + 门静脉取癌栓术
C	癌栓侵犯门静脉壁主干并机化，甚至侵及肠系膜上静脉、下腔静脉，无法取净癌栓	不建议手术

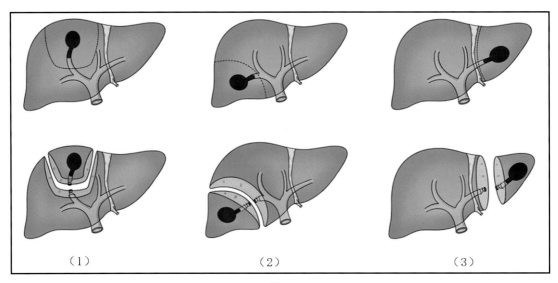

A级

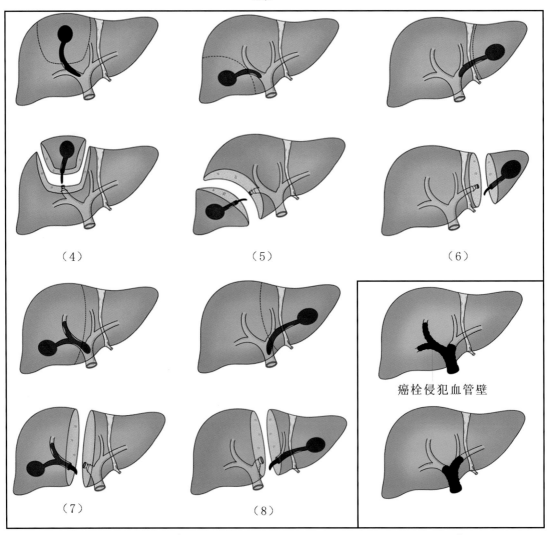

癌栓侵犯血管壁

B级 C级

图 8-2 同济医院 PVTT 分级与手术切除范围和方式的选择

注：（1）与手术切除范围和方式的选择；（2）第 6 段切除连带癌栓一起切除；（3）左外叶切除连带癌栓一起切除；（4）右前叶切除＋门静脉右支癌栓一起取出；（5）第 6 段切除＋门静脉右后支癌栓一起取出；

（6）左外叶切除＋门静脉左支癌栓一起取出；(7)右半肝切除＋门静脉主干癌栓一起取出；(8)左半肝切除＋门静脉主干癌栓一起取出。

东方肝胆外科医院于 2007 年提出了 PVTT 的东方肝胆医院分级[11,12]：Ⅰ级，癌栓侵犯肝叶或肝段的门静脉分支；Ⅱ级，癌栓侵犯至门静脉左支或右支；Ⅲ级，癌栓侵犯至门静脉主干；Ⅳ级，癌栓侵犯至肠系膜上静脉；术后病理学诊断微血管癌栓病人为Ⅰ0级（图 8-3）。刘允怡院士认为，目前的 PVTT 分级都有一个共同的缺点，只针对肝癌合并 PVTT 局部侵犯门静脉程度进行分期，未考虑病人整体情况和肝功能情况，提出可尝试建立新的分期[13]。借用巴塞罗那临床肝癌分期的优点，把以下影响肝癌合并门静脉癌栓治疗的重要因素加进程氏分级内：①病人整体情况、肝功能和伴有的其他严重疾病。②肝外癌转移。③门静脉主干癌栓。④肝癌可切除性。⑤微血管侵犯。刘允怡院士提出将肝癌合并门静脉癌栓分为：极早期（合并微血管侵犯），早期（肝癌可切除），中期（肝癌局部不可切除），晚期（伴肝外转移）和终末期（病人整体情况差、肝失代偿或伴其他严重疾病）。每一种分期都有不同治疗方案和预后。然而，该新分期尚需要临床数据支持。

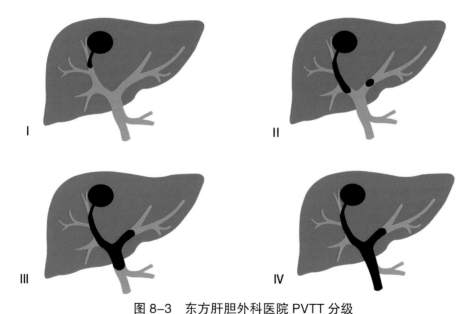

图 8-3　东方肝胆外科医院 PVTT 分级

注：术后病理学诊断微血管癌栓病人；Ⅰ—癌栓侵犯肝叶或肝段的门静脉分支；Ⅱ—癌栓侵犯至门静脉左支或右支；Ⅲ—癌栓侵犯至门静脉主干；Ⅳ—癌栓侵犯至肠系膜上静脉。

二、PVTT 的诊断

PVTT 是肝癌发生发展过程中的表现之一。若肝癌诊断明确，又有 PVTT 的征象（各期门静脉内出现实性占位病变，动脉期部分可见强化，门静脉期充盈缺损），则肝癌合并 PVTT 的诊断成立。临床上，PVTT 需与门静脉血栓相鉴别：①门静脉血栓多继发于严重肝硬化或近期有脾脏切除和涉及门静脉系统的手术史，动脉期无强化，部分抗凝治疗后可消退或好转。②门静脉血栓多由肝外门静脉向肝内门静脉分支发展，而 PVTT 多为从肝内门静脉末梢向肝外蔓延。③有肝癌或合并 PVTT 病史，术后出现门静脉内占位，首先考虑为 PVTT，应按复发进行积极治疗。④少数肝癌病人仅表现为门静脉内广泛充盈缺损，而原发灶不明显，可结合病史及肿瘤标志物协助诊断，超声造影或者 PET-CT 等可能有助于明确诊断，必要时需行穿刺活检。

三、多学科协作诊治 PVTT 的流程及路径

多学科诊疗模式（MDT）通过多学科的协同诊疗，有利于最大限度地发挥各个学科的专业优势，使病人获益最大化。早在20世纪80年代中期同济医院就提出了肝癌多学科诊疗团队的概念，肝癌合并 PVTT 的诊治特别需要通过 MDT 制订诊疗方案，国内多家医院专家经多次讨论后推出肝癌合并 PVTT 治疗路径图（图8-4）[14]。

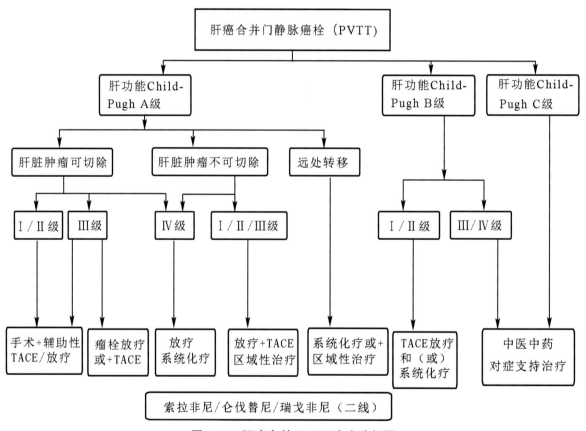

图 8-4　肝癌合并 PVTT 治疗路径图

四、肝癌合并 PVTT 的治疗

1. 手术治疗

肝癌合并 PVTT 的治疗应以病人肝功能情况为基础，根据肿瘤情况和 PVTT 分级选择治疗方案。首次治疗时尽量选择能最大可能去除或控制肝癌原发病灶及 PVTT 的方法，强调通过联合多学科的综合治疗手段，延长病人生存期和改善生活质量。手术切除是肝癌合并 PVTT A 级和 B 级病人的首选方法并有可能获得根治性机会，切除原发灶及癌栓同时还可降低门静脉压力，手术切除门静脉癌栓在一定程度上可改善病人的肝功能和生活质量。

　　手术方式：PVTT A/B 级病人，可以通过肝叶或半肝切除将 PVTT 及受累门静脉一并切除（图 8-5）；PVTT C 级病人，也有一部分能获益，前提是切除原发病灶后，能完整取出门静脉癌栓。PVTT 的手术方式包括经肝断面门静脉断端取栓术、PVTT 及受累门静脉切除后行门静脉重建和门静脉断端取栓并门静脉内膜剥脱术，这三种手术方式的预后无明显差别。目前最常用的是经肝断面门静脉断端取栓术，手术过程中应特别注意防止肿瘤医源性播散，应采取阻断门静脉主干和对侧门静脉分支、取 PVTT 后开放血流冲洗断端等措施，尽量减少门静脉癌栓在肝内扩散的风险。术后辅助 TACE 可降低 PVTT 病人的术后复发率，延长生存时间。术中还可以放置门静脉化疗泵，术后可行局部化疗，可能对预防复发有效。

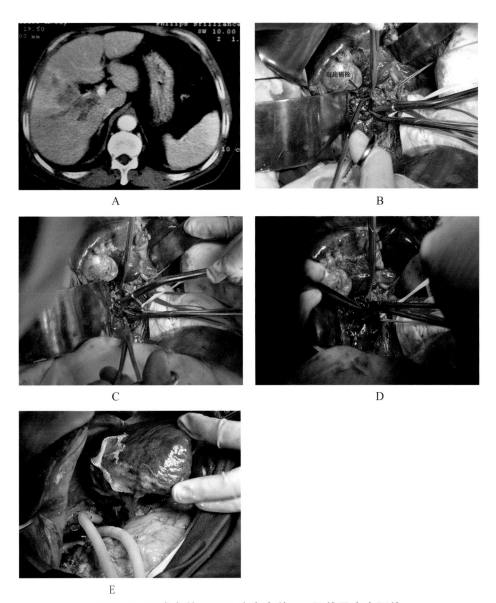

图 8-5　肝癌合并 PVTT 病人术前 CT 图片及术中图片

　　注：A—增强 CT 扫描示门静脉主干及右支癌栓；B—术中切开门静脉主干及右支侧壁取癌栓；C—取净门静脉癌栓后；D—缝合切开的门静脉壁；E—右半肝切除及门静脉切开取癌栓后。

2. 非手术治疗

（1）经肝动脉化疗栓塞（TACE）：TACE 是治疗不可切除肝癌合并 PVTT 的常用方法，但是否可用于较晚期的病人尚有争议，因其可能导致肝功能衰竭。研究表明，对于肝癌合并 PVTT 的病人单纯行 TACE 治疗较保守治疗获益更多。目前认为只要肝功能尚可，且肝门区已经存在门静脉侧支循环即可考虑 TACE 治疗。TACE 治疗 PVTT 的疗效差异较大，对 TACE 有应答的病人中位生存期为 13 个月，无应答的病人中位生存期为 5 个月，TACE 可与其他治疗方法联合应用。

国内常用栓塞剂为碘油或吸收性明胶海绵。文献显示使用栓塞剂的 TACE 疗效优于仅行经导管动脉灌注化疗（transcatheter arterial infusion，TAI）或内科治疗，栓塞剂直径越小对 PVTT 病人效果越好、不良反应越小。术中超选可提高疗效并减少正常肝脏损伤。近年来，载药微球栓塞治疗肝癌伴 PVTT 在临床逐步开展，但是其疗效尚需进一步验证。

（2）放射治疗：随着放疗技术日新月异的发展，投送剂量及精准度越来越高，副反应越来越小。研究也发现 PVTT 对放疗比较敏感，放疗在肝癌合并 PVTT 治疗中的应用越来越受到重视。Li 等[15] 报道 79 例接受三维适形放疗的肝癌合并 PVTT 病人，应用超声造影评估 PVTT 及肝肿瘤部分缓解率分别达 48.1%（38/79）和 57%（45/79）。目前，越来越多的研究发现联合体外放疗更能明显延长病人的生存时间。

目前国内外报道的体内放射粒子有碘 –131（^{131}I）、碘 –125（^{125}I）、钇 –90（^{90}Y）等，主要通过肝动脉插管或经皮穿刺植入。国内报道最多的为 ^{125}I 粒子。PVTT 病人门静脉植入 ^{125}I 粒子条和 TACE 联用疗效优于单独使用 TACE，并可显著增加门静脉再通率。但是，目前尚无体内放射治疗的统一剂量标准。

（3）靶向药物治疗：索拉非尼及仑伐替尼是目前公认可延长晚期肝癌病人生存期的分子靶向药物，两者都已经被我国国家药品监督管理局列为中晚期肝癌病人治疗的基本药物。对于不可切除肝癌合伴 PVTT 病人，索拉非尼联合 TACE 较单纯 TACE 明显延长肝癌合并 PVTT 病人生存期。瑞戈非尼是索拉非尼或仑伐替尼治疗失败时的二线用药。二线治疗药物包括瑞戈非尼、纳武单抗、卡博替尼等，但其在肝癌合并 PVTT 治疗中的作用尚待进一步临床研究加以验证。在 2018 版专家共识中，推荐靶向药物与其他治疗措施如 TACE、放疗等联用。

（4）抗病毒治疗：HBV 持续感染是乙肝相关肝癌发生发展、复发的重要危险因素，更是肝癌病人死亡的危险因素。抗病毒治疗有助于减少术后肿瘤复发及改善肝癌病人生存质量。PVTT 虽已处在肝癌发展的中晚期阶段，但对于预期生存时间超过 3 个月的病人，抗病毒治疗仍不容忽视。若 PVTT 病人检测 HBV-DNA 阳性，应给予核苷类似物（nucleotide analogue，NAs）行抗病毒治疗，并选择强效高耐药屏障药物。对于术前检测 HBV-DNA 阴性者应高度重视术后 HBV 的重新激活。

（5）其他治疗：EACH 研究结果显示[16]，含 FOLFOX 的化疗方案对晚期肝癌（含 PVTT 病人）可获得部分客观疗效，病人耐受性尚好，一般情况较好的病人可考虑应用，但仍面临耐药等问题。

前瞻性研究显示对于晚期肝癌（含 PVTT 病人），FOLFOX 方案联合索拉非尼可取得较好的肿瘤控制率和生存时间，疗效优于单独的索拉非尼治疗。

免疫节点抑制剂（immune checkpoint inhibitors，ICIs），又称免疫节点阻断剂（immune checkpoint blockade，ICB），如 PD-1/PD-L1 阻断剂、CTLA-4 阻断剂等，近年来其临床应用开辟了肿瘤治疗的新局面，但其在肝癌合并 PVTT 病人中的治疗作用尚待大规模的临床研究加以验证。

最近同济医院[17]报道了预防肝癌术后复发的多中心临床试验，共纳入了 1002 例接受了肝癌根治术的肝癌病人，按 2∶1 的比例分口服槐耳颗粒（3 次 /d，20g/ 次）组和未服槐耳颗粒组，结果显示，口服槐耳颗粒组较未服槐耳颗粒组术后复发率明显降低（37.6% vs. 50.9%，$P < 0.05$）且无明显不良事件发生，这是全球首个报道可以降低肝癌术后复发率的药物，希望将来有越来越多的中医药应用到肝癌的治疗中。中医中药等传统治疗的革新为肝癌合并 PVTT 的治疗提供了更多的选择，将来也有更多的发展空间。

3. 对症支持治疗

对于不可切除肝癌伴 PVTT，肝功能 Child C 级，合并大量腹腔积液或消化道出血、肝性脑病表现的病人，建议可采用适宜的中医中药如槐耳颗粒等改善症状，提高机体的抵抗力，减轻放化疗不良反应，提高生活质量，并加强数据调查以提供高级别的循证医学证据支持。

五、展望

我国肝癌病人的 PVTT 发生率高、预后差，治疗 PVTT 成为提高肝癌疗效的"瓶颈"。由于我国肝癌合并 PVTT 病人在病因、肿瘤生物学行为等方面与西方病人存在差异，因而有必要制订更适合我国国情的规范化治疗方案。目前对肝癌合并 PVTT 的治疗国内外尚存在较大争议，新的循证医学证据还在不断出现和补充，与 PVTT 相关的随机对照研究正在进行中。今后应充分利用我国病例资源多的特点，通过开展更多的随机对照研究，来开发、验证更多有效的 PVTT 诊疗方法。同时深入对 PVTT 发生发展分子机制的研究，为发现更有效的治疗方法提供更多理论依据。重视我国中医药辨证论治整体治疗观在肝癌合并 PVTT 中的应用，探索中医药配合外科手术、TACE 或放疗来改善 PVTT 病人症状和生活质量。

（董汉华　陈孝平）

参 考 文 献

[1] SIEGEL R L，MILLER K D，JEMAL A. Cancer statistics，2019[J]. CA Cancer J Clin，2019，69（1）：7-34.

[2] CHEN W，ZHENG R，BAADE P D，et al. Cancer statistics in China，2015[J]. CA Cancer J Clin，2016，66（2）：115-132.

[3] 吴俣，张志伟，高丹，等. 大肝癌伴门静脉癌栓病人综合疗法选择对照研究[J]. 中国实用外科杂志，2014，34（8）：757-761.

[4] 何松青，陈孝平. 肝细胞癌病人血清白细胞介素12水平变化及其临床意义[J]. 肝胆外科杂志，1999，7（6）：466-468.

[5] 陈孝平，张志伟，张必翔，等. 肝细胞癌伴门静脉癌栓的基础与临床研究[J]. 腹部外科，2003，16（6）：343-346.

[6] EUROPEAN ASSOCIATION FOR THE STUDY OF THE LIVER. EASL Clinical Practice Guidelines：Management of hepatocellular carcinoma[J]. J Hepatol，2018，69（1）：182-236.

[7] ZHANG Z Y，CHEN X P，DONG H H，et al. Resection might be a meaningful choice for hepatocellular carcinoma with portal vein thrombosis：a systematic review and meta-analysis[J]. Medicine（Baltimore），2019，98（50）：18362.

[8] LENG J J，XU Y Z，DONG J H. Efficacy of transarterial chemoembolization for hepatocellular carcinoma with portal vein thrombosis：a meta-analysis[J]. ANZ J Surg，2016，86（10）：816-820.

[9] LIVER CANCER STUDY GROUP OF JAPAN. The general rules for the clinical and pathological study of primary liver cancer[J]. Jpn J Surg，1989，19（1）：98-129.

[10] CHEN X P，QIU F Z，WU Z D，et al. Effects of location and extension of portal vein tumor thrombus on long-term outcomes of surgical treatment for hepatocellular carcinoma[J]. Annals of Surgical Oncology，2006，13（7）：940-946.

[11] SHUQUN C，MENGCHAO W，HAN C，et al. Tumor thrombus types influence the prognosis of hepatocellular carcinoma with the tumor thrombi in the portal vein[J]. Hepatogastroenterology，2007，54（74）：499-502.

[12] SHI J，LAI E C，LI N，et al. A new classification for hepatocellular carcinoma with portal vein tumor thrombus[J]. J Hepatobiliary Pancreat Sci，2011，18（1）：74-80.

[13] 刘允怡. 肝癌合并门静脉癌栓现存分期的不足[J]. 中华消化外科杂志，2018，17（5）：423-425.

[14] 中国医师协会肝癌专业委员会. 肝细胞癌合并门静脉癌栓多学科诊治中国专家共识（2018年版）[J]. 中国实用外科杂志，2019，39（1）：46-52.

[15] LI H，LIU J，CHEN M，et al. Therapeutic evaluation of radiotherapy with contrast-enhanced ultrasound in non-resectable hepatocellular carcinoma patients with portal vein tumor thrombosis[J]. Med Sci Monit，2018，24：8183-8189.

[16] QIN S，BAI Y，LIM H Y，et al. Randomized，multicenter，open-labelstudy of oxaliplatin plus fluorouracil/leucovorin versusdoxorubicin as palliative chemotherapy in patients with advancedhepatocellular carcinoma from Asia[J]. J Clin Oncol，2013，31（28）：3501-3508.

[17] CHEN Q，SHU C，LAURENCE A D，et al. Effect of Huaier granule onrecurrence after curative resection of HCC：a multicentre,randomised clinical trial[J]. Gut，2018，67（11）：2006-2016.

第九章　肝部分切除治疗巴塞罗那临床 B 期肝癌

巴塞罗那临床肝癌分期系统是目前全球广泛应用的肝癌分期系统，欧洲肝病研究协会（EASL）和美国肝病研究协会（AASLD）推荐其为肝细胞癌的最佳分期和治疗指南。根据巴塞罗那分期标准，B 期即大的、多发肿瘤，经动脉化疗栓塞（TACE）是唯一的治疗选择。这种单纯依赖肿瘤大小和数目而不考虑疾病背景（如肝硬化程度、是否合并门静脉高压症等）决定治疗方案的分期标准受到亚洲各个大的肝癌诊疗中心的质疑，并在国际上引起激烈的争议。然而，解决争议的最佳途径和办法是用临床科学研究的数据说话。同时，任何肿瘤治疗方案的最终目的是延长病人的生存期和提高生活质量。

一、巴塞罗那临床肝癌分期系统不适用于中国肝癌病人

众所周知，肝切除是治疗肝细胞癌最有效的方法。巴塞罗那临床肝癌（BCLC）分期系统仅推荐 0 ～ A 期肝细胞癌病人行肝切除术。2011 年，我们回顾性地对 120 例行根治性肝切除术的肝细胞癌病人按 BCLC 分期进行分层，其中 A 期 52 例，B 期 51 例，C 期 17 例，分析了 A、B、C 期病人的生存情况。1 年、2 年、3 年总体生存率分别为 81.6%、68.3% 和 57.5%。A 期和 B 期病人生存率差异无统计学意义（$P > 0.05$）[1]。如果遵循 BCLC 分期系统的治疗指南，大部分 A、B 期病人（77.7%，80/103）都不会进行手术治疗。我们的数据表明，BCLC 分期系统的手术适应证并不适用于中国的肝癌病人。

二、肝切除治疗大肝癌甚至巨大肝癌是安全可行的

在肝癌外科治疗中，陈孝平等早在 20 世纪 90 年代初提出了新的肝癌分类及安全切除大肝癌的理论。将肝癌分成微小肝癌、小肝癌、大肝癌和巨大肝癌，打破大肝癌不能手术切除的传统观念，提出了肿瘤大小与切肝量多少并非正相关的理论。

我们回顾性分析了 1972—2000 年同济医院 632 例巨大肝癌资料，525 例实行了肝部分切除术，3 年、5 年、10 年生存率分别为 34.3%、16.8% 和 2.9%，说明在有经验的外科治疗团队中，肝切除治疗巨大肝癌是安全的，病人可获得令人满意的长期生存率。

同时，我们研究的资料显示 1996 年以前肝切除治疗大肝癌的 1 年、3 年、5 年总体生存率分别为 68.7%、50.7% 和 27.9%；1 年、3 年、5 年无瘤生存率为 56.5%、34.7%、18.9%。1996 年以后的 1 年、3 年、5 年总体生存率分别为 71.2%、58.8% 和 38.7%，1 年、3 年、5 年无瘤生存率为 61.5%、38.6% 和 23.8%。此结果表明，随着外科技术的进步、综合治疗措施的发展，总体无瘤生存率在 10 年中有了显著提高 [2]。对于术后复发病例，采用再次肝切除和射频消融治疗复发肿瘤，无论是否采用 TACE，都能显著提高大肝癌切除后的长期生存率。

三、肝癌合并肝硬化门静脉高压症不是肝切除的禁忌证

80% ～ 90% 的中国肝癌病人具有慢性乙型肝炎及不同程度肝硬化背景，部分病人合并门静脉高压症，表现为脾大、脾功能亢进、全血细胞减少、食管胃底静脉曲张甚至上消化道出血。巴塞罗那分期系统对肿瘤大于 5cm 或为多个结节的病人未提供治疗选择。

我们的经验提示，血小板计数 < 100×10^9/L、可控制的腹水或可治疗的食管胃底静脉曲张不是对肝癌合并门静脉高压症病人施行肝切除手术的禁忌证。我们对肝癌合并脾功能亢进的病人分别施行单纯肝切除、肝切除联合脾切除的研究发现，两组术后白细胞计数、血小板计数、T 细胞亚群分布、胆红素、干扰素、白细胞介素 –2 水平均有差异，肝切除联合脾切除组明显优于单纯肝切除组。所有接受肝切除术和脾切除术的病人中，仅 15.5% 接受了辅助化疗。尽管总体生存率相似，但肝切除联合脾切除组术后的 5 年无瘤生存率明显高于单纯肝切除组（37% vs. 27.3%，P=0.003），说明对肝癌合并脾功能亢进病人行肝切除联合脾切除，可改善此类病人的 5 年无瘤生存率。

在肝移植供体匮乏时代，肝癌合并门静脉高压症病人的最佳治疗方法仍存在争议。2014 年，我们比较了肝切除术、经肝动脉化疗栓塞（TACE）或热消融治疗肝癌病人的疗效，回顾性分析了 2001—2008 年 167 例接受肝切除术或 TACE/ 热消融治疗的肝癌合并肝硬化病人资料。将肝癌合并肝硬化病人分为 3 组：伴门静脉高压症的肝癌行肝切除组（ph–r 组，n=58），不伴门静脉高压症的肝癌组（nph–r 组，n=67），伴门静脉高压症的肝癌行 TACE 或热消融治疗组（ph– o 组，n=42）。比较近期和长期的肝功能、手术死亡率、并发症发病率以及生存率。3 组的基线特征相似，除了与 nph–r 组相比，ph–r 组脾脏较大（16.0cm vs. 11.4cm，P = 0.001），肿瘤较小（4.8cm vs. 7.1cm，P = 0.001）。ph–r 组肝功能优于 ph–o 组（Child B 级肝功能病人：5.2% vs. 31%，P = 0.001）。各组手术死亡率和并发症发病率无显著差异。ph–r 组 1 年、3 年、5 年生存率分别为 80.4%、55.6% 和 28.1%；nph–r 组为 79.1%、64.2%、39.8%，与 ph–r 组相比，P = 0.313；ph–o 组为 60.7%、24.4%、7.3%，与 ph–r 组相比，P < 0.001。由此可见，对于肝癌合并门静脉高压症的病人，肝切除术的远期疗效优于 TACE 和热消融。

综上所述，我们的经验证实巴塞罗那临床肝癌分期系统不适用于中国病人，其 B 期推荐 TACE 治疗者，经过严格的选择，部分病人可安全实施肝切除术并获得良好的临床效果。

（张必翔）

参 考 文 献

[1] 魏双，郝晓翼，占大钱，等. Are Surgical Indications of Barcelona Clinic Liver Cancer Staging Classification justified?[J]. Journal of Huazhong University of Science and Technology (Medical Sciences), 2011, 31 (5)：637-641.

[2] CHEN X P, QIU F Z, WU Z D, et al. Long-term outcome of resection of large hepatocellular carcinoma[J]. Br J Surg, 2006, 93 (5)：600-606.

第十章 肝癌切除术后预防复发及复发后外科治疗的策略

原发性肝癌是临床上最常见的恶性肿瘤之一，发病率居全球第 5 位，死亡率居全球恶性肿瘤的第 2 位 [1]。大部分学者认为，手术切除是治疗肝癌的首选治疗方法。然而，即使是根治性切除，术后复发率依然较高，因而长期治疗效果并不令人满意。根据东、西方的研究报道，肝切除术后的 5 年累积复发率达到 60% ～ 100% [2-5]。由于肝癌的生物学特性，肝内复发最为常见，68% ～ 96% 的肝癌复发是肝内复发，而且约 50% 的复发是多病灶的 [6-8]。肝癌切除术后复发，实际上有三种情况：①手术切缘有肿瘤残留，即切缘阳性，术后在残肝断面处肿瘤很快复发；②虽然肝切除的切缘阴性，但是由于术前已发生或术中搬动导致肿瘤细胞扩散，术后残肝出现肿瘤复发；③有些病人的肝癌是多中心起源，术后不断有新的肿瘤生长出来 [9-11]。临床上，这三种情况统称为肝癌复发，实际上三者是有区别的。

针对肝癌复发，选择合适的治疗方法尤为重要。随着科学技术水平的提高和各种新的治疗方法的创立，对于复发性肝癌的治疗，如果有可能，应首选再手术切除，其他治疗方法包括：肝移植、经肝动脉化疗栓塞（TACE）、无水乙醇瘤内注射、射频消融、微波消融、放疗、免疫治疗以及分子靶向治疗等。治疗方式的选择应根据肿瘤的部位、大小、数目、血管侵犯、肝脏储备功能以及病人的全身情况综合考虑。

本章的主要目的是讨论肝癌切除术后预防复发的策略以及复发后的治疗。

一、肝癌肝切除术后预防复发转移的策略

尽管再次手术治疗是肝癌肝切除术后复发的首选治疗方法，但绝大部分病人由于肝硬化较重或残余肝体积较小等原因而不能耐受再次手术。原发性肝癌根治术后如何降低复发率是提高肝癌病人长期生存率的一个关键点。目前术后预防复发的辅助治疗包括：抗病毒治疗、经肝动脉化疗栓塞、分子靶向治疗、区域或全身性辅助化疗、经肝动脉放疗栓塞、^{125}I 粒子近距离放射治疗、免疫治疗、中医药、维生素类似物等，但尚未达成一致 [12]。

1. 抗病毒治疗

肝癌的转移复发与切除术后的 HBV-DNA 的水平密切相关。因此，抗病毒治疗在肝炎相关肝

癌术后复发中发挥了重要的作用。

（1）抗乙型肝炎病毒：越来越多的证据表明，使用核苷类似物（NAs）进行抗病毒治疗可以降低慢性 HBV 感染病人发生 HCC 的风险[13,14]。在 HBV 相关 HCC 病人中，高病毒复制状态、活动性炎症，以及随后的肝细胞损伤和再生等因素与肝切除术后复发风险增加和长期预后相关[15,16]。持续的低 HBV 负荷预示手术效果更好，能提高病人长期无复发生存率（recurrence-free survival，RFS）和总生存率（overall survival，OS）[17]。我们研究显示，围手术期抗病毒治疗可减少 HBV 相关 HCC 大范围肝切除的并发症，加快术后肝功能的恢复，从而提高手术安全性[18]。对 HBV 相关 HCC 根治性切除术后病人，一些随机对照试验（randomized controlled trial，RCT）研究评估了术后 NAs 抗病毒治疗对术后长期生存结果的影响[19-23]（表 10-1）。

表 10-1　HBV 相关 HCC 病人核苷类似物术后辅助抗病毒治疗的前瞻性随机对照研究

研究者	国籍	研究类型	分组	病例数	随访时间	主要结果
Yin J et al. (2013)	中国	两阶段纵向临床研究（RCT 和非 RCT）	核苷类似物（拉米夫定 100mg/d，在切除后 1 周内口服直至乙肝表面抗原血清转阴）vs. 未抗病毒治疗	163 例（81 例抗病毒组，82 例对照组）	89.93 个月	NA 显著改善了肝功能，降低了肝癌术后复发率及肝癌相关死亡率
Huang L et al. (2013)	中国	RCT	核苷类似物（替比夫定 600mg/d，术后第 1 天，此后每天 1 次）vs. 未抗病毒治疗	84 例（40 例抗病毒组，44 例对照组）	NA	NA 显著降低了病毒围手术期再激活，但不能促进术后肝功能恢复
Huang G et al. (2015)	中国	RCT	核苷类似物（阿德福韦 10mg/d，从切除后 4～7d 开始口服）vs. 未抗病毒治疗	200 例（100 抗病毒组，100 例对照组）	60 个月	阿德福韦抗病毒治疗减少了晚期 HCC 复发并显著提高了总生存期。抗病毒治疗是晚期肿瘤复发的独立保护因素
Chen LT et al. (2015)	中国	RCT	核苷类似物（阿德福韦 10mg/d，持续 3 年）vs. 未抗病毒治疗。在两组中，当 HBV-DNA 滴度 > 20000IU/mL 且 ALT > 2.0x UNL 时，将给予 18 个月的拉米夫定	117 例（58 例抗病毒组，59 例对照组）	NA	与观察组相比，使用 3 年阿德福韦辅助治疗并没有降低术后复发和晚期复发
Huang G et al. (2018)	中国	RCT	核苷类似物（替比夫定 600mg/d，从术后 4～7d 开始口服）vs. 未抗病毒治疗	200 例（100 抗病毒组，100 例对照组）	60 个月	术前 HBV-DNA 水平低的病人，抗病毒治疗可显著降低 HCC 复发并改善总体生存率

Chen XX 等[24] 对术后抗乙肝病毒治疗对长期存活的影响进行了荟萃分析，共纳入 26 项研究（2 项 RCT，24 项非 RCT 研究）。结果显示，与未使用 NAs 治疗的病人相比，术后使用 NAs 治疗的病人 OS 和无瘤生存率（disease-free survival，DFS）显著提高。亚组分析显示对于 HBV-DNA > 20000IU/mL 的病人，术后抗病毒治疗可提高生存率。对于 HBV-DNA < 20000IU/mL 的病人，治疗与否对术后 OS 和 DFS 没有影响。另外，抗病毒治疗组的病人术后肝功能有显著改善。另一项荟萃分析也发现 NAs 辅助抗病毒治疗有利于降低根治性切除术后的肝癌复发率[25]。

Lo CM 等[26] 在 HBV 相关 HCC 病人中进行了一项随机对照试验，结果表明辅助性 IFN 治疗对 TNM Ⅰ/Ⅱ 期肝癌病人无生存益处，但可预防 TNM Ⅲ/ⅣA 期肿瘤的术后早期复发并改善其 5 年生存率。Sun 等[27] 进行的另一项随机临床研究结果也表明，IFN-α 治疗可改善根治性切除术后 HBV 相关 HCC 病人的总体生存率。2 项荟萃分析也证明了根治性切除术后辅助性 IFN 治疗可显著改善肝癌病人的长期生存[28,29]。尽管对肝癌根治术后采用 IFN 辅助治疗进行了广泛的研究，但尚未被接受为标准治疗方案。

（2）抗丙型肝炎病毒：通过干扰素消除病毒可有效治疗慢性丙型肝炎。8 项随机对照试验研究了干扰素在肝癌根治性治疗后预防复发改善总生存率的有效性（表 10-2）[26,27,30-35]。多个荟萃分析得出结论，干扰素可以显著改善 HCC 病人经肝切除或消融治疗后的短期和长期 OS 及降低复发率，尤其是 HCV 相关 HCC 病人[36-38]。尽管如此，各个 RCT 的结果仍然存在矛盾。Shiratori 等[32] 对 74 名 HCV 阳性、肿瘤数目 ≤ 3 的 HCC 病人进行了无水乙醇瘤内注射治疗，这些病人中有 49 名随后接受了干扰素治疗，干扰素治疗并未改变复发率，但显著提高了生存率。Mazzaferro 等[34] 对 150 例 HCV 阳性的 HCC 病人进行了肝切除术，这些病人中有 76 例随后接受了干扰素治疗，干扰素治疗者的 5 年无复发生存率与未行干扰素治疗者无显著差异。一些研究评估了干扰素与利巴韦林联合使用作为肝癌根治性切除术后辅助治疗的有效性。Tanimoto Y 等[39] 的研究表明，采用聚乙二醇干扰素联合利巴韦林辅助治疗的 HCV 阳性肝癌病人，术后 5 年生存率达到 91.7%，明显高于对照组（50.6%）。

尽管干扰素治疗可能有效，但经常会导致不良反应。最常见的是发热、发冷、疲劳、肌痛、头痛、白细胞减少症和血小板减少症。虽然尚未报道危及生命的不良事件，但由于或多或少的严重不良反应，超过 10% 的病人中止了干扰素治疗[40]。

2. 经肝动脉化疗栓塞

目前，经肝动脉化疗栓塞被认为是预防 HCC 复发的主要策略之一。术后 TACE 对 HCC 的主要作用是抑制残余肿瘤生长以及及早发现并治疗微小转移灶。7 项随机对照试验研究了 TACE 在肝癌切除术后辅助治疗的有效性（表 10-3）[41-47]。一项荟萃分析[48] 回顾了 4 项 RCT 和 3 项非 RCT，对 4 项 RCT 研究进行分析后发现术后辅助 TACE 可以提高术后 2 年和 3 年的生存率；接受术后 TACE 的病人术后 1 年、2 年和 3 年的累积无复发概率有显著改善；将非 RCT 纳入分析后，接受术后 TACE 的病人 1 年、2 年和 3 年生存期仍有显著改善。Cheng X 等 [49] 对 6 项接受术后 TACE 的 RCT 研究进行了荟萃分析，结果显示当肿瘤的平均直径大于 5cm 时，与对照组相比，术后 TACE 组的 OS 和 DFS 有显著改善。Ren ZG 等 [50] 评估了术后 TACE 对 HCC 病人预后的影响（该研究包括 549 例病人），并得出结论，在没有任何高复发风险因素（肿瘤最大径 > 5cm、多结节或血管浸润）的肝癌术后病人中，两组之间的 1 年、3 年、5 年存活率没有显著差异。然而，对于有高复发风险因素的病人，术后辅助 TACE 可以显著延长病人的生存期。

表 10-2 肝炎相关肝癌辅助性干扰素抗病毒治疗的前瞻性随机对照研究

研究者	国籍	处理方式	IFN 类型	肝炎病毒	病例数	随访时间	主要结果
Ikeda K (2000)	日本	肝切除 / 无水酒精注射	IFN-b	HCV	20 例 (10 例抗病毒组，10 例对照组)	25 个月	对于 HCV 相关性慢性肝病病人，间断给予 IFN 抑制了手术或乙醇注射后的肿瘤复发
Kubo S (2002)	日本	肝切除	IFN-α	HCV	30 例 (15 例抗病毒组，15 例对照组)	1817d	术后干扰素治疗似乎可以改善 HCV 相关肝癌切除后的总体存活率
Shiratori Y (2003)	日本	经皮酒精注射（PEI）	IFN-α	HCV	74 例 (49 例抗病毒组，25 例对照组)	85.2 个月	乙醇注射消融肿瘤后，干扰素治疗可提高慢性丙型肝炎病人的存活率
Lin SM (2004)	中国	经皮醋酸注射（PAI）或 PAI+TACE	IFN-α	HCV/HBV	30 例 (20 例抗病毒组，10 例对照组)	27 个月	干扰素治疗可减少原发性肝癌药物消融治疗后的复发率
Sun HC (2006)	中国	肝切除	IFN-α	HBV	236 例 (118 例抗病毒组，118 例对照组)	NA	术后 IFN-α 治疗可能通过推迟复发从而提高根治性切除术后 HBV 相关性 HCC 病人的总体生存率
Mazzaferro (2006)	意大利	肝切除	IFN-α	HBV/HCV	150 例 (76 例抗病毒组，74 例对照组)	45 个月	干扰素并不能改善肝癌肝切除病人术后的无复发存活率，但可减少丙肝病人的晚期复发
Lo CM (2007)	中国	肝切除	IFN-α	HBV/HCV	80 例 (40 例抗病毒组，40 例对照组)	NA	辅助干扰素治疗在患有 pTNM Ⅲ / ⅣA 期肿瘤的病人中显示出生存获益的趋势
Chen LT (2012)	中国	肝切除	IFN-α	HBV/HCV	268 例 (133 例抗病毒组，135 例对照组)	63.8 个月	辅助性 IFN-α-2b 不能降低病毒性肝炎相关肝癌的术后复发

表 10-3　肝癌根治性切除术后辅助性经动脉化疗栓塞的前瞻性随机对照研究

作者	入组时间	国家	病例数（TACE/ 无 TACE）	TACE 过程	TACE 药物	主要结果
Izumi (1994)	1987—1992 年	日本	50 (23/27)	1 个疗程，术后 3～12 周	碘油（2～3mL/m²）、阿霉素（20mg/m²）、丝裂霉素（10mg/m²）、吸收性明胶海绵	明显改善了 DFS，但未改善 OS
Li JQ (1995)	1990—1993 年	中国	140 (70/70)	1～3 个疗程，术后 3～4 周	碘油（4～10mL）、阿霉素（40mg/m²）、丝裂霉素（6mg/m²）	显著降低肝内复发率并改善 OS
Li Q (2006)	1998—2001 年	中国	84 (39/45)	3 个疗程，术后 4 周	碘油（5～10mL）、阿霉素（30mg）、丝裂霉素（20mg）、顺铂（80～100mg）或卡铂（400mg）	没有明显改善 DFS
Zhong C (2009)	2001—2004 年	中国	115 (57/58)	1 个疗程，术后 4～6 周	碘油（5～10mL）、卡铂（200mg/m²）、丝裂霉素（6mg/m²）、表柔比星（40mg/m²）	显著改善了 OS 和 DFS
Peng BG (2009)	1996—2004 年	中国	104 (51/53)	2～5 个疗程，术后 3～4 周	碘油（10～20mL）、5- 氟尿嘧啶（500mg/m²）、阿霉素（30mg/m²）、吸收性明胶海绵	显著改善 OS
Wei W (2018)	2009—2012 年	中国	250 (125/125)	1～2 个疗程，术后 4～6 周	碘油（4～5mL）、卡铂（200mg/m²）、丝裂霉素（6mg/m²）、表柔比星（40mg/m²）	显著改善孤立性肿瘤≥5cm 和 MVI 的病人的 OS 和 DFS
Zheng W (2018)	2011—2014 年	中国	280 (140/140)	1 个疗程，术后 4～6 周	阿霉素（20～30mg/m²）和碘油（3～5mL）	显著降低肿瘤复发率，改善 RFS 和 OS

Fan J 等[51]认为手术切除肝癌以及伴有的门静脉癌栓（PVTT），然后结合术后辅助化疗或化疗栓塞是最有效的治疗方法，这种治疗方案的 1 年、2 年、3 年的总生存率显著优于保守治疗组、单纯化疗组和单纯手术组。近期同一研究组探讨了肝癌合并门静脉癌栓的病人术后辅助 TACE 对长期预后影响，与对照组相比，术后 TACE 组病人的 OS 更长；多因素 Cox 分析证实，随着 PVTT 的扩展，术后 TACE 改善预后的作用显著增强。因此，在肝癌合并 PVTT 病人中，术后 TACE 降低了术后死亡风险，尤其对于涉及门静脉右 / 左支或主干的 PVTT 病人[52]。在 Peng BG 等[45]进行的一项随机研究中，纳入 126 例肝癌合并门静脉癌栓的病人，对照组采用手术切除肝癌及 PVTT 去除，TACE 组采用手术结合术后辅助性 TACE，结果显示，TACE 组的 1 年、3 年和 5 年生存率显著高于对照组。对于肝癌合并肝静脉癌栓的病人，Zhang XP 等[53]研究发现术后 TACE 组的 OS

和 DFS 明显优于单纯手术治疗组，亚组分析显示对于肝静脉癌栓扩展到下腔静脉的病人，术后 TACE 已无法给病人带来生存获益。

尽管报道了许多积极的结果，但学术界仍对术后 TACE 的作用有争议。许多学者得出相反的结论，认为 TACE 可能会损害残余的肝功能和免疫功能，导致生存质量较差。Izumi R 等 [41] 于 1994 年对术后 TACE 进行了首次 RCT 研究。该试验纳入了 50 例行根治性切除术并有血管侵犯或肝内扩散的 HCC 病人。结果表明，术后 TACE 组的无瘤生存率和无瘤生存时间均高于对照组。但是，两组的 1 年和 3 年总生存率相似，TACE 组的中位生存时间短于对照组。因而得出结论，术后 TACE 可能会推迟但不能消除复发。Lai EC 等 [54] 对肝癌切除术后辅助 TACE 治疗的疗效进行了 RCT 研究，治疗组在采用顺铂进行 TACE 的同时静脉输注表柔比星，结果术后复发率和肝外转移率比对照组更高，导致治疗组无瘤生存率明显降低。这些研究结果之间存在较大差异的原因可能是，纳入病人数量不同、病人的临床和组织病理学特征不同、研究中使用的抗肿瘤药物不同、使用的 TACE 技术不同等。鉴于此，术后辅助性 TACE 的疗效取决于病人的选择。在肿瘤残留或有肝内复发转移高风险的病人中，鉴于对残留肿瘤的治疗作用，术后辅助 TACE 可以提高生存率。但是，对于肿瘤残留或肝内复发转移风险较低和严重肝硬化的病人，术后辅助 TACE 可能导致残余肝功能恶化。

微血管侵犯（MVI）是肝癌根治性切除术后复发转移的高危因素。Sun JJ 等 [55] 研究了术后辅助 TACE 对肝癌根治术后病理证实 MVI 的病人预后影响，137 例接受术后 TACE 治疗，185 例仅行肝切除术，结果显示无论是 DFS 还是 OS，术后 TACE 治疗组均优于单纯肝切除组，因而认为术后辅助 TACE 有利于 MVI 肝癌病人的长期预后。另一项类似的研究发现，两组的 1 年、2 年、3 年 DFS 没有显著差异，但术后 TACE 治疗组病人的 OS 优于单纯肝切除组；亚组分析显示对于肿瘤最大径大于 5cm 和多发肿瘤的病人，术后 TACE 治疗组的病人有更好的 DFS 和 OS[56]。Wang YY[57] 等也评估了术后 TACE 在肝癌合并 MVI 病人中的有效性，结果显示对于超过米兰标准的早期和中期肝癌病人，术后 TACE 可以改善病人的 OS 和 DFS，但是对于米兰标准以内的肝癌病人则无效果。

3. 分子靶向治疗

肝癌的分子靶向治疗是从索拉非尼的应用开始的。2014 年，美国临床肿瘤学会（ASCO）报道了索拉非尼作为肝切除或消融后辅助治疗的结果 [58]。STORM 研究是一项 III 期随机、双盲、安慰剂对照的试验，探讨索拉非尼预防肝癌术后复发的疗效，纳入 1114 例病人，主要终点是 RFS，次要终点包括复发时间（time to recurrence，TTR）和 OS。但是，该试验未达到研究的主要终点。对索拉非尼组与安慰剂组的 RFS 和 TTR 均未观察到显著差异，RFS 分别为 33.4 个月和 33.8 个月，TTR 分别为 38.6 个月和 35.8 个月。Satapathy SK 等 [59] 评估了进展期肝癌病人行肝移植后采用索拉非尼辅助治疗的疗效，结果发现与未用索拉非尼相比，索拉非尼并没有改善病人的 OS 和 RFS。

Xia F 等[60]将 34 例 BCLC C 期接受过根治性肝切除术并且术后采用索拉非尼辅助治疗的病人生存结果与 68 例单纯肝切除病例比较，结果发现索拉非尼组肿瘤复发率显著降低，DFS 和 OS 显著优于对照组，通过 Cox 比例风险模型中的多变量分析，发现肿瘤数目大于 3 和索拉非尼治疗是影响 DFS 的重要因素。Zhuang L 等[61]在一项纳入 81 例中晚期 HCC 病人的回顾性病例对照研究中，将 27 例肝切除术后接受索拉非尼辅助治疗的病人与 54 例仅接受肝切除的配对病人进行了比较，肝切除加索拉非尼治疗的病人与单纯肝切除的病人相比，OS 显著延长（18.6 个月 vs. 11.9 个月），但是复发时间没有显著差异。

当前，分子靶向治疗并非对所有病人均有效，肿瘤的高度异质性可能是临床有效率低的原因。因此，寻找特定肿瘤分子标记物，选择敏感人群，从根本上实现量体裁衣的个体化治疗势在必行。Pinyol R 等[62]对来自 STORM 3 期试验人群的队列进行了生物标志物分析，旨在鉴定预测索拉非尼在预防 HCC 复发和预后相关因素方面的有效生物标志物（BIOSTORM 研究）。对来自 STROM 研究中的 188 例病人的肿瘤标本进行了基因表达谱分析、靶向外显子组测序、免疫组织化学荧光原位杂交检测。结果显示：与血管生成和增殖有关的生物标志物，或既往研究提出的基因特征或突变均无法预测哪些病人可以从索拉非尼治疗中受益。然后研究者在 67 例索拉非尼治疗的病人和 73 例安慰剂治疗的病人中鉴定与 RFS 相关的基因，得到 146 个基因的集合，能够准确区分受益于索拉非尼的病人和索拉非尼无效的病人。根据此特征，鉴定出 30% 的病人是索拉非尼应答者，这部分病人的基因特征包括：①预后不良相关通路分子的下调，如 KRAS；② EIF2 信号的激活和氧化应激反应；③与免疫特征相关，例如 T 辅助细胞分化和 B 细胞发育；④胆汁酸和脂质代谢相关途径的上调。多因素分析显示：肝细胞 pERK 染色和微血管浸润是 RFS 的 2 个独立预测因素。

4. 区域或全身性辅助化疗

HCC 通常对抗癌药物不敏感，对无法切除的晚期 HCC 进行全身化疗的反应率低于 20%。在许多情况下，肝癌是在慢性肝病的背景下发展的，全身化疗会加重肝功能损害。肝动脉灌注化疗可以增高在病变局部的药物浓度，降低抗癌药的全身浓度，因而可减少全身不良反应。许多小型 RCT 研究探讨了各种辅助化疗减少肝癌根治性治疗后复发和转移的作用。Yamamoto M 等[63]纳入 67 例肝癌肝切除术后病例，研究口服卡莫氟对预后的影响，发现对于轻度肝功能不良的病人，治疗组比对照组的总体存活率和无复发存活率显著提高；但是对于中度肝功能不良的病人，两组无差异。Hasegawa K 等[64]采用口服替加氟进行的 RCT 研究，经过中位随访 4.8 年后，各组的无复发生存曲线相似；与对照组相比，口服替加氟组的总生存率略有降低，但没有显著恶化。因而认为，没有证据支持在肝癌术后接受口服替加氟辅助化疗能提高生存率，甚至可能使总体生存率降低。Xia Y 等[65]在 2003 年 8 月—2005 年 1 月，将 60 例行根治性切除术的 HCC 病人随机分为口服卡培他滨组（$n = 30$）和对照组（$n = 30$），卡培他滨组和对照组的中位复发时间（TTR）分别为 40.0 个月和 20.0 个月（$P = 0.046$）；卡培他滨组和对照组的 5 年总生存率分别为 62.5% 和 39.8%

（P = 0.216），因此术后辅助性应用卡培他滨能延缓肝癌术后复发，降低复发风险。

目前尚无证据表明全身化疗对预防肝癌术后复发有效，最常用的给药途径是肝内动脉给药。Mathurin P 等[48]纳入随机和非随机对照研究以进行荟萃分析，评估肝癌根治性切除术后辅助治疗的作用，结果提示术后经动脉化疗能显著提高 1 年、2 年、3 年生存率，并降低 1 年、2 年和 3 年无复发的可能性。香港大学的随机对照研究[54]中 30 名病人于肝癌术后接受全身性盐酸表柔比星化疗和碘化油肝动脉顺铂化疗，对照组 36 人无辅助治疗，结果发现治疗组中明显有更多的病人出现肝外转移，治疗组的无瘤生存率比对照组更低，因此肝癌术后全身化疗结合肝动脉灌注化疗导致病人预后更差。Ono T 等[66]纳入 29 例肝癌术后病人作为治疗组，化疗方案为肝癌切除后 1 个月内用表柔比星肝动脉灌注化疗，然后每 3 个月用表柔比星静脉化疗，持续 2 年。此外，从切除后的 1 个月开始，每天口服替加氟。纳入 27 例术后病人作为对照组，发现仅仅 7.2% 的病人能全部完成辅助治疗的疗程，12.5% 的病人出现严重并发症，但是两组的 5 年 OS 和 DFS 却没有显著差别。以上研究说明术后全身化疗加区域性化疗的辅助治疗方式疗效较差。

伴有门静脉侵犯和（或）肝内转移的晚期肝癌病人即使行肝癌根治性切除，预后仍可能不好。Tanaka S 等[67]评估使用顺铂和 5- 氟尿嘧啶（5-FU）进行术后肝动脉灌注化疗对有门静脉癌栓或肝内转移的肝癌病人预后的影响，与对照组相比，辅助化疗组的 3 年生存率趋向于明显延长；对照组中所有肝内复发均是多发的，但在辅助化疗组中，复发表现为手术可切除的局部复发。值得注意的是，与对照组相比，辅助化疗组发生多发性复发的时间要晚得多。因此认为这种新型辅助化疗可以改善晚期 HCC 病人的术后预后。

5. 经肝动脉放疗栓塞

经肝动脉放疗栓塞（TARE）是在肝动脉内注入放射性核素药物，使放射性核素选择性滞留在肝脏肿瘤组织中，而正常肝组织中的剂量低于耐受剂量。香港中文大学刘允怡教授首先提出利用放射性 ^{131}I- 碘化油进行肝切除术后肝动脉内放射栓塞辅助治疗[68]。1992 年 4 月—1997 年 8 月，Lau WY 等对 43 名肝癌肝切除术后病人进行了前瞻性随机对照研究，其中 21 例接受了术后肝动脉内注射 ^{131}I- 碘化油治疗，而 22 例未接受辅助治疗。在中位随访 34.6（14.1 ～ 69.7）个月后，辅助治疗组的 21 例病人中有 6 例（28.5%）复发，而对照组中有 13 例（59%）复发。治疗组和对照组的中位无病生存期分别为 57.2（0.4 ～ 69.7）个月和 13.6（2.1 ～ 68.3）个月（P =0.037）。治疗组和对照组的 3 年总生存率分别为 86.4% 和 46.3%（P = 0.039）。研究显示肝癌根治性切除术后 ^{131}I- 碘化油治疗可显著降低复发率，并提高无瘤生存率和总体生存率。进一步随访这部分病人，结果显示 ^{131}I- 碘化油治疗组的 5 年、7 年总体存活率和无病存活率显著优于对照组[69]。其后，法国的 2 个非随机对照研究也显示 ^{131}I- 碘化油放射栓塞辅助治疗有良好的效果[70,71]。但是近期新加坡的一项包含更多病例（辅助治疗组 52 例，对照组 51 例）的 RCT 研究却得出相反的结论，与对照组相比，术后肝动脉内注射 ^{131}I- 碘化油治疗并没有显著改善 RFS 和 OS，由于随机对照试验提供的证据不足，因而认为无法推荐在这些肝癌根治术后病人中常规使用 $^{131}I-$ 碘化油治疗[72]。

6. ^{125}I 粒子近距离放射治疗

随着微创治疗的迅速发展，放射性核素粒子近距离放射治疗恶性肿瘤逐渐在临床推广应用。目前已广泛应用于前列腺癌、脑胶质瘤、胰腺癌、食管癌及肺癌等肿瘤治疗中。常用的植入方式主要有术中粒子植入及影像学定位引导下粒子植入。为了评估辅助 ^{125}I 粒子近距离放射治疗对 HCC 术后复发的影响，Chen K 等[73] 于 2000 年 7 月—2004 年 6 月，将 68 例接受根治性肝切除术的肝癌病人随机分为 ^{125}I 粒子近距离放射治疗组（$n = 34$）和对照组（$n = 34$）。在治疗组中于手术切缘放置 ^{125}I 粒子，中位随访 47.6 个月，发现治疗组的复发时间明显更长（平均 60.0 个月，对照组为 36.7 个月），^{125}I 粒子近距离放射治疗显著延长了病人的无复发存活时间和总体存活时间。治疗组中最常见的不良事件包括恶心、呕吐、心律不齐、白细胞和（或）血小板计数减少，并且一般是轻度且可控制的。

7. 免疫治疗

人类对肿瘤的免疫反应主要取决于细胞免疫。细胞免疫功能下降或肿瘤细胞逃避宿主免疫监视等，可能会使肿瘤细胞难以根除，难以预防复发。免疫治疗可增强 HCC 病人的免疫功能，从而在预防早期复发中起重要作用。

过继免疫（adoptive immunotherapy，AIT）是把致敏淋巴细胞（具有特异免疫力）或致敏淋巴细胞的产物（例如转移因子和免疫核糖核酸等）输给细胞免疫功能低下者（如肿瘤病人），使其获得抗肿瘤免疫力。日本东京大学进行了一项随机对照试验，评估过继免疫疗法是否可以降低肝癌根治性切除术后病人的复发率，并延长首次复发时间和无复发生存时间[74]。在中位随访 4.4 年后，过继免疫治疗组与对照组相比，复发率降低了 18%，复发风险降低了 41%。免疫治疗组首次复发时间比对照组显著延长。免疫治疗组的无复发生存期和疾病特异性生存期明显比对照组长。但是两组的总生存期无显著差异。Hui D 等[75] 评估了细胞因子诱导的杀伤细胞（cytokine-induced killer cells，CIK）辅助免疫治疗对肝癌根治性切除术后预后的影响，结果显示采用细胞因子诱导的杀伤细胞治疗的病人与对照组病人相比，无复发存活时间显著延长，但是总体存活率两组无显著差异。马良等[76] 对肝癌根治性治疗后过继免疫治疗的效果进行荟萃分析，共纳入 4 个随机对照研究，共 423 例病人。结果显示，辅助 AIT 治疗组与单纯手术或射频消融治疗组比较，1 年复发率显著降低，但 3 年复发率无显著差别，1 年、3 年总体存活率也无统计学意义。因此认为辅助 AIT 治疗能降低 HCC 病人术后 1 年的复发率，但对改善生存率及远期复发率无明显作用。Xie F 等[77] 纳入 6 项随机对照研究，Meta 分析发现 AIT 治疗显著降低了肝癌根治性切除术后的复发风险，但是并没有改善总体存活率。

肿瘤疫苗（tumor vaccine）是将肿瘤抗原以多种形式如：肿瘤细胞、肿瘤相关蛋白或多肽、表达肿瘤抗原的基因等，导入病人体内，克服肿瘤引起的免疫抑制状态，增强免疫原性，激活病人自身的免疫系统，诱导机体细胞免疫和体液免疫应答，从而达到控制或清除肿瘤的目的。Kuang M 等[78]开发了一种 HCC 疫苗，该疫苗由福尔马林固定的自体肿瘤组织片段、含有人粒细胞巨噬细胞集落刺激因子和人白细胞介素 2 的可生物降解的微粒以及结核菌素组成。采用该疫苗进行的 II 期 RCT 评估了肝癌根治性切除术后辅助性自体肿瘤疫苗接种预防 HCC 复发的能力，结果显示肿瘤疫苗组的 RFS 和 OS 均明显优于对照组，在低肿瘤负荷病人中肿瘤疫苗接种的临床获益尤为明显。广州中山大学使用肝癌肿瘤疫苗对肝癌切除后病人进行随机对照研究（32 人属肿瘤疫苗组，35 人属对照组）[79]，研究显示肝癌疫苗可以改善肝癌切除术后的复发率，治疗组 1 年、2 年、3 年复发率为 12.6%、35.9% 和 54%，对照组 1 年、2 年、3 年复发率分别为 31.6%、61.3% 和 72.1%。Kawata A 等[80]比较了过继免疫化疗与单纯化疗对肝癌术后复发的影响。随机分配 24 例病人接受肝动脉灌注阿霉素、重组白细胞介素 2 和淋巴因子激活的杀伤细胞或肝动脉灌注阿霉素，两组的无疾病存活率和总体存活率没有显著差异。因此，认为过继免疫化学疗法不是肝癌切除术后理想的辅助方案。

最近发现 PD-1 和 PD-L1 在 HCC 中的肿瘤浸润淋巴细胞和 Kupffer 细胞中表达上调[81-83]，同时在晚期肝癌中 PD-1 抗体的应用也取得了可喜的进展，这些进展引起了人们将免疫节点抑制剂用作辅助治疗的浓厚兴趣。在 HCC 免疫治疗中，CheckMate 040 研究是里程碑式的研究，研究结果显示，在晚期 HCC 人群中，未接受索拉非尼治疗而接受纳武利尤单抗治疗病人的中位 OS 达 28.6 个月；而接受索拉非尼治疗的病人的中位 OS 达 15.1 个月。III 期随机、双盲、安慰剂对照的 Check Mate 209-9DX 研究聚焦早期高复发风险人群，评估纳武利尤单抗单药用于接受过根治性手术切除或消融治疗且伴有较高复发风险的 HCC 病人辅助治疗的疗效和安全性，其研究结果值得期待。

8. 中医药

几千年的经验表明，中医药在防治肿瘤方面是有效的。

槐耳是寄生于老龄中国槐的高等真菌子实体，含有多种有机成分、10 余种矿物质，其主要成分是多糖蛋白。槐耳颗粒是一种中成药制剂。基础研究证实它可通过多种途径阻滞细胞周期、抑制细胞增殖、诱导细胞凋亡，对肝癌细胞起到杀伤作用。如通过阻断 EMT 信号通路来抑制肝癌细胞的侵袭与转移；抑制 VEGF 的表达，从而抑制肿瘤血管新生；改善肝损伤及免疫功能，从而提高治疗效果[84-86]。我们组织了一项前瞻性多中心随机对照研究，评估肝癌根治性切除术后辅助应用槐耳颗粒对长期预后的影响，总共 1044 名病人按 2∶1 的比例随机分配，接受槐耳颗粒治疗组 686 例，不接受槐耳颗粒治疗的对照组 316 例。与对照组相比，槐耳颗粒组的 RFS 明显更高（62.39% vs. 49.05%，$P = 0.0001$）；槐耳颗粒组的平均复发时间为 75.5 周，明显长于对照组的 68.5 周；槐耳颗粒组 96 周 OS 率为 95.19%，而对照组为 91.46%，生存分析显示，槐耳颗粒组的 OS 优于对照组（$P = 0.0226$）[87]。Zhai X F 等[88]开展多中心随机对照研究，比较传统中药治疗和经肝动脉化疗栓塞（TACE）对小肝癌术后复发率的影响，对传统中药治疗组给予华蟾素注射配合口服解毒颗粒，对 TACE 组给予 1 个疗程 TACE 治疗，传统中药治疗组和 TACE 组病人的无复发中位生存期分别为 46.89 个月和 34.49 个月，传统中药治疗组和 TACE 组病人 1 年、2 年、3 年的复发率分别为 17.7%、33.0%、43.5% 和 28.8%、42.5%、54.0%（$P = 0.026$），表明在延长小肝癌术后无瘤生存期方面，传统中药治疗比 TACE 治疗更有优势。甄作均等[89] 探究灵芝孢子预防原发性肝癌术后复发的作用，将 60 例病人随机分为常规治疗组和灵芝孢子组，术后的 2 年无瘤生存率分别为 53.3%、70.0%（$P = 0.034$），2 年总生存率分别为 60.0% 和 83.3%（$P = 0.023$），差异有统计学意义。术后两组病人的并发症和不良反应发生率无显著性差异（$P = 0.371$），表明灵芝孢子可以减少肝癌根治术后复发且安全有效。李辉等[90] 评估金龙胶囊对临床可切除肝癌术后复发和转移的预防作用，结果表明，与对照组相比，金龙胶囊能降低肝癌术后 1～3 年的转移率与复发率。

9. 维生素类似物

类视黄醇是维生素 A 及其类似物的通称。Muto Y 等[91] 开发了一种无环类维生素 A——聚丙酸（polyprenoic acid），在实验室中它可抑制肝癌的发生并诱导源自人肝癌的细胞系的分化和凋亡。在一项随机对照研究中，研究者测试了该化合物在肝癌根治性切除术后或经皮无水乙醇瘤内注射后是否降低了肝癌的复发率。治疗组 44 人接受聚丙酸治疗 12 个月，对照组 45 人接受安慰剂治疗，结果显示聚丙酸治疗显著降低了复发率或新发肝癌的发生率。此后，该研究组继续通过医学影像学和血液化学分析对病人进行随访，发现无环类维生素 A 的预防作用在随机分组后可持续长达 199 周；研究还发现无环类维生素 A 可以降低血清中的凝集素反应性甲胎蛋白（AFP-L3）和维生素 K 缺乏或拮抗剂 Ⅱ 诱导的异常凝血酶原（PIVKA-Ⅱ）水平。这些结果表明，无环类维生素 A 可能会在这类恶性克隆扩展为临床可检测的肿瘤之前将其清除，从而抑制肝癌复发。一旦消除了这种潜在的克隆，下一个癌症克隆可能至少要花几年的时间才能在临床上出现，这是在有限的给药期后无环类维生素 A 仍能长期起作用的原因[92]。

维生素 K_2（VK_2）类似物可抑制肝癌衍生的生长因子的表达并且发挥强大的抗血管生成作用。6 项纳入 858 名经过根治性治疗的肝癌病人的 RCT 研究评估了 VK_2 类似物预防 HCC 复发的功效[93-98]。Zhong JH 等[99] 基于这 6 个 RCT 的荟萃分析发现，VK_2 类似物治疗可显著降低 2 年和 3 年肿瘤复发率，还可以显著改善 1 年、2 年和 3 年 OS，没有研究报道与 VK_2 类似物治疗相关的不良反应。对于维生素 A 及维生素 K 类似物治疗效果的评价需要进行更多的 RCT 研究，以确定采用此疗法是否会降低肝癌术后复发率和延长病人长期存活时间。

二、复发肝癌的手术治疗

1. 再次肝切除

（1）再次肝切除（repeat liver resection，RLR）的适应证。随着手术技术和围手术期处理的改进，在越来越多的肝胆外科中心，肝切除手术死亡率低于 5%[100]。与初次治疗的肝癌一样，肝脏功能储备充足、术前影像学评估可手术切除的复发性肝癌病人，应当接受再次手术治疗（图10-1）。原发性和复发性肝癌肝切除的手术步骤几乎没有区别。但是由于复发性肝癌病人的肝功能通常比原发性肝癌病人的差，无法进行大范围肝切除术，因此再次切除率仅占所有复发病人的20%～40%[101,102]。复发性肝癌再次手术治疗的适应证目前尚缺乏统一的规范或指南，可参考2016年9月中华医学会外科学分会肝脏外科学组结合近年国外的相关指南制定的《肝细胞癌外科治疗方法的选择专家共识》[103]，适应证主要考虑病人一般情况、肝脏储备功能及局部病变情况。病人一般情况和肝脏储备功能需符合以下标准：①一般情况较好［病情评分（performance status test，PST）为0～1分］，无明显心、肺、肾、脑等重要器官器质性病变。②肝功能Child-Pugh分级为Child A级，或虽为Child B级但经短期护肝治疗后恢复至Child A级。③肝脏储备功能良好，如根据肝切除范围吲哚菁绿15min滞留率在相应允许范围内。局部病变情况需符合以下标准：①单发肝癌：周围界限较清楚或有假包膜形成，受肿瘤破坏的肝组织体积小于全肝体积的30%；或虽受肿瘤破坏的肝组织体积大于全肝体积的30%，但无瘤侧肝脏明显代偿性增大，达全肝体积的50%以上。②多发肝癌：肿瘤结节数目＜3个，且局限在肝脏的一段或一叶内。如肝癌侵犯门静脉，但仅局限于一级分支的亦可行手术切除。上次肝切除术后6个月内复发的病人，原则上不考虑再次手术切除，可采用其他外科或非外科方法治疗。上次手术6个月以后复发者，外科治疗原则与首次发现肝癌时相同。

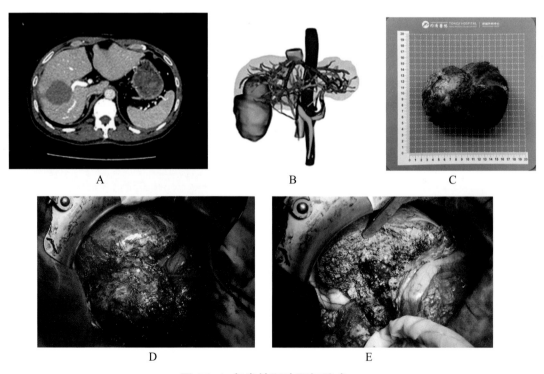

图 10-1 复发性肝癌肝切除术

注：A—术前上腹部增强CT；B—复发性肝癌三维成像图；C—肿瘤标本；D—术中情况（示复发性肝癌）；E—复发性肝癌切除后肝脏断面。

（2）再次肝切除的疗效分析。多个研究结果显示，复发性肝癌病人再次肝切除的疗效显著优于非手术治疗的疗效 [9,104,105]。但需要指出的是，再次肝切除的良好效果可能与病人选择有关，通常行再次肝切除的病人肝功能良好且肝内肿瘤较局限，非手术治疗的病人肝脏储备功能可能较差和（或）肿瘤太早复发，而且不同组病人的临床病理背景常不同。1986 年，Nagasue N 等 [106] 报道了 9 例肝切除术后肝癌复发行再次肝切除的病例，与 22 例采用非手术治疗的复发性肝癌相比，这些病人的生存率显著提高。Wu CC 等 [107] 回顾性分析 1177 例肝癌肝切除病例，其中 149 例行再次肝切除、35 例行三次肝切除、8 例行四次肝切除，首次、再次，以及三次肝切除术后 5 年 DFS 和 OS 分别为 43.6%、31.8% 和 33.8%（ $P = 0.772$ ），以及 52.4%、56.4% 和 59.4%（ $P = 0.879$ ），行再次肝切除的复发性肝癌病人的长期存活显著优于未行再次肝切除的。Sugimachi K 等 [108] 分析了 300 例肝癌肝切除术后复发的病例，其中 78 例（26%）行再次肝切除，再次肝切除术后 3 年和 5 年总生存率分别为 82.8% 和 47.5%，显示出比其他治疗更好的预后。Yoh T 等 [109] 对 676 例肝癌肝切除术后复发的病例进行分析，其中再次肝切除组 128 例、非肝切除治疗组 548 例。结果显示：与非肝切除治疗组相比，再次肝切除组肝功能更好，肝切除到复发的时间更长，5 年复发后存活率更高。多因素分析显示再次肝切除是复发后存活率独立预测因素。

然而，也有一些研究认为在特定的人群内，再次肝切除是否优于其他治疗还存在争议。例如：Song KD 等 [110] 比较了 39 例再次肝切除和 178 例射频消融治疗复发性肝癌的病例资料，通过倾向评分匹配的方法发现不论是 OS 还是 DFS，匹配后两组之间都没有显著差异。因而认为射频消融治疗的并发症发生率低、重复性高，对于复发肿瘤较小、肝脏储备功能有限以及再次肝切除困难的病例，射频消融是一种合适的治疗方法。Erridge S 等 [111] 通过 Meta 分析对复发性肝癌采取不同方法治疗的疗效进行了比较，再次肝切除（525 例）、射频消融（658 例）和经肝动脉化学栓塞（855 例）后的 5 年平均生存率分别为 35.2%、48.3% 和 15.5%。10 项研究的汇总分析显示，射频消融与再次肝切除的总生存率无显著差异（ $P = 0.897$ ）。7 项比较 TACE 与再次肝切除的汇总分析显示，生存率差异无统计学意义（ $P = 0.056$ ）。

对于再次肝切除是否是处理复发性肝癌的安全有效方法还在研究探讨中。香港大学 Chok KS 等 [112] 前瞻性收集了 1989 年 12 月—2007 年 12 月的 47 例肝癌肝切除术后复发行再次肝切除的病例资料，并与同期 863 例原发性肝癌行肝切除的病例进行了比较，两组的无病生存期和总生存期无显著差异。Mise Y 等 [113] 比较了肝癌首次肝切除、复发性肝癌再次肝切除和 3 次或 3 次以上肝切除的结果。在这项研究中，再次肝切除和 3 次或 3 次以上肝切除资料中没有 90d 内死亡病例。在不同组之间并发症发生率没有显著差异。289 例再次肝切除病人的并发症发生率为 18%，110 例 3 次或 3 次以上肝切除的并发症发生率为 23%，至于 5 年总存活率，各组之间无显著差异。因而认为第 3 次或 3 次以上肝切除是治疗复发性肝癌的可行且有效的选择，其长期结果与再次肝切除相似。在一项回顾性研究中，Yamashita Y 等 [114] 分析了复发性肝癌的再次肝切除结果。163 例病人进行了再次肝切除，46 例病人进行了 3 次或 3 次以上肝切除。再次肝切除的死亡率为 1.2%，而 3 次或 3 次以上肝切除的死亡率为 0。在并发症发生率方面，各组之间没有显著差异。再次肝切除以及 3 次或 3 次以上肝切除的 5 年存活率分别是 60% 和 43%。

Zhou Y 等[115] 比较了 462 例肝癌首次肝切除病例和 37 例肝癌复发后再次切除病例，首次肝切除组肿瘤最大径更大、大范围肝切除比例更高、术中出血更多、联合器官切除更常见，两组的 1 年、3 年、5 年总体存活率没有显著差异。同时对相关文献进行了系统综述，再次肝切除的中位并发症发生率为 23.5%（6.2%～68.2%），死亡率为 0.4%（0～8%）；再次肝切除的总的中位生存期为 21～61.5 个月，其中，1 年、3 年和 5 年生存率分别为 69.0%～100%、21.0%～87.0% 和 25.0%～87.0%；与再次肝切除预后相关的因素包括：女性、年龄、肿瘤等级、微血管侵犯、复发性肿瘤＞3cm 和人血白蛋白水平＜35g/L。鉴于肝炎肝硬化的进展、首次肝切除后的粘连以及既往手术对肝脏解剖结构的影响，再次肝切除比首次肝切除更具技术挑战性。但是以上研究结果并没有发现围手术期两组间有显著差异；而且再次肝切除可以达到与首次肝切除相似的长期效果，因此再次肝切除是处理复发性肝癌的安全有效方法。近期另一项系统综述发现：纳入的 22 项研究 1125 例复发性肝癌病例中，再次肝切除的比例为 20%（8.8%～31%），再次肝切除死亡率为 0.4%（0～6%），仅 5 人术后死亡，中位无疾病存活时间为 15 个月（7～32 个月），中位总存活时间为 52 个月（22～66 个月），1 年总生存率为 92%（70%～100%），3 年总生存率为 69%（41%～88%），5 年总生存率为 52%（22%～83%）。经过多因素分析，有 7 个变量和再次肝切除术后存活相关，包括：复发时间、输血需求、微血管侵犯、肿瘤数目（＜3 个）、肿瘤大小（＜5.0cm）、基础肝功能状态和储备以及血管侵犯[116]。

从上述系统综述的结果可以看出，再次肝切除不适合大多数肝内复发病人。在不同研究中，再次肝切除率取决于首次切除的程度、潜在的肝脏状况以及病人的复发方式。再次肝切除率较高的研究中通常首次小范围肝切除的比例较高[117]；而首次大范围肝切除比例较高的研究中，再次肝切除率常常较低[118]。我们回顾性分析了 1990—2003 年 2102 例行肝切除的大肝癌（＞5cm）病人的临床数据。病人分为两组：第 1 组（959 例），1996 年 12 月底之前；第 2 组（1143 例），1996 年 12 月底之后。在第 1 组和第 2 组中，初次手术大范围肝切除的比例达到 73.9% 和 76.3%，而复发性 HCC 的切除率分别仅为 5.7% 和 6.9%[119]。多结节复发以及肝脏储备功能差也是再次肝切除率低的重要原因。

肝内复发性肝癌再次肝切除的预后预测因素目前尚不明确。Tsujita E 等[120] 为了明确再次肝切除的不良预后因素，分析了 112 例复发性肝癌行再次肝切除病人的生存数据。再次肝切除病人的总生存率与首次肝切除的病人相似。多因素分析结果显示，独立的不良预后因素包括：①吲哚菁绿 15 滞留率；②首次肝切除后无复发时间；③肿瘤大小；④首次肝切除时门静脉侵犯；⑤性别；⑥失血量。Zou Q 等[121] 分析了 635 例复发性肝癌行再次肝切除的病例资料，结果显示复发至死亡存活时间（recurrence to death survival，RTDS）的独立预测因素包括：首次肝切除前影像检查肿瘤最大径＞5cm，多发肿瘤，HBV-DNA 水平＞1000IU/mL；复发肿瘤再次肝切除前检查为多发肿瘤，最大径＞3cm，存在微血管侵犯，首次肝切除至复发时间＜24 个月，并以此建立列线图，能较好地预测复发性肝癌再次肝切除术后的 RTDS。

（3）腹腔镜肝切除术在复发性肝癌治疗中的应用。自 1991 年美国妇产科医师 Reich 完成世界首例腹腔镜下肝脏良性肿瘤切除以来，腹腔镜肝切除术已经历了 30 余年的发展。国际上于 2008 年和 2014 年召开腹腔镜肝切除的国际专家共识会议，对适应证和相关问题达成共识。2012 年国内肝脏外科专家制定我国首部《腹腔镜肝切除专家共识和手术操作指南》。随着腹腔镜肝切除技术的进步和设备器械的改进，切除肿瘤的部位逐渐扩大到既往认为是手术禁忌的特殊肝段，如肝脏 Ⅰ、Ⅳa、Ⅶ、Ⅷ段，肿瘤的最大径也进一步扩大，已基本涵盖开放肝切除的绝大部分适应证。既往被认为是腹腔镜肝切除禁忌证的情况如中心性生长肿瘤、紧邻大血管或肝门结构、需行肝门淋巴清扫者、再次肝切除者，已被少数具有丰富经验的肝胆外科中心突破。最近的对比研究显示，腹腔镜肝切除术比开腹肝切除术具有创伤小、失血少、痛苦少、粘连及瘢痕少、住院时间短、疼痛轻、恢复快等优点[122,123]。对于复发性肝癌，因二次手术腹腔粘连等问题，腹腔镜肝切除难度较大，在选择合适病例的基础上，术者的手术能力及腹腔镜操作经验显得尤为关键。随着腹腔镜技术的成熟和设备的更新，腹腔镜下复发性肝癌的切除在一些大的肝胆外科中心陆续开展[124]。

国内刘荣教授团队[125]2011 年报道了 6 例腹腔镜肝切除治疗复发性肝癌的病例，手术适应证包括：肿瘤位于左外叶或Ⅳ段、Ⅴ段、Ⅵ段表面；肿瘤最大径小于 5cm，适合局部切除；没有主要血管侵犯；肝功能为 Child A 或 Child B 级。手术时间为 105 ～ 190min，出血量为（283.33 ± 256.25）mL，住院时间为（5.67 ± 1.63）d。通过病例选择发现，腹腔镜肝切除术是治疗复发性肝癌的一种安全可行的方法。Ogawa H 等[126]评估和比较了 28 例复发性肝癌腹腔镜再次肝切除病例和 80 例原发性肝癌腹腔镜肝切除病例的临床结局，两组手术时间和出血量没有显著差异，腹腔镜再次肝切除组的 Child A 级病例比例更高、Pringle 入肝血流阻断的比例更低、没有严重的术后并发症发生，术后住院时间和术后生存时间两组相似。认为非解剖性腹腔镜再次肝切除是复发性肝癌的一种安全可行的治疗方法。Chan AC 等[127]回顾性分析了 11 例腹腔镜再次肝切除治疗复发性肝癌的病例，采用腹腔镜手术的主要适应证包括：Child A 级肝硬化，无大量腹水，血小板计数＞ 100×10^9/L，肿瘤位于左肝（Ⅱ、Ⅲ、Ⅳb 段）或右肝（Ⅴ或Ⅵ段）中单独的包膜下或有蒂的肿瘤。与开腹再次肝切除相比较，腹腔镜再次肝切除（LRH）出血更少，而住院时间、围手术期并发症发生率、手术切缘两组相似。腹腔镜组和开腹组的 3 年 OS 分别为 60.0% 和 89.3%（$P = 0.279$），DFS 分别为 18.9% 和 45.7%（$P = 0.575$）。Liu K 等[128]采用倾向评分匹配的方法比较了 30 例开腹再次肝切除（ORH）和 30 例腹腔镜再次肝切除（LRH）的短期和长期结果，与开腹再次肝切除组相比，腹腔镜再次肝切除组的出血更少、输血比例更低、并发症发生率更低、住院时间更短，而 1 年、

3 年、5 年的 OS 和 DFS，两组没有显著差异，因而认为对于肝切除术后肝癌复发的病人，腹腔镜再次肝切除和开腹再次肝切除的围手术期和长期肿瘤学结果相似，因此腹腔镜再次肝切除可以作为开放手术的安全替代方法。其他比较腹腔镜再次肝切除和开腹再次肝切除的回顾性研究也有相似的发现[129]。

近期一项 Meta 分析比较了开腹再次肝切除和腹腔镜再次肝切除治疗复发性肝癌的疗效[130]，共有来自 7 项非随机观察性研究的 443 例病人纳入分析，结果显示腹腔镜再次肝切除组出血量更少、输血比例更低、住院时间更短、手术时间更长，至于术后并发症两组没有显著差异。根据以上结果，认为对于可切除的合并 Child A 级或 Child B 级肝硬化的复发性肝癌病人，腹腔镜再次肝切除与开腹再次肝切除一样可行和有效。Machairas N 等[131] 也对腹腔镜肝切除治疗复发性肝癌的疗效进行了系统综述，结果显示腹腔镜再次肝切除组病人的出血量更少、手术时间及住院时间更短、术后并发症发生率更低，长期结果看，1 年、3 年、5 年的 DFS 没有显著差别。

2. 拯救性肝移植

拯救性肝移植（salvage liver transplantation，SLT），指的是对肝功能良好的可切除肝癌首先采取肝癌切除治疗，在术后出现肝癌肝内复发或肝功能衰竭时再行肝移植。该策略不但合理利用肝源，而且不至于让病人的肿瘤在等待肝源的过程中长大播散。研究表明，近 70% 的病人在肝切除术后 5 年内会发生肝内复发[132]。但令人欣慰的是，80% 的根治性切除术后复发性 HCC 病人有机会接受肝移植手术[133]。

Majno PE 等[134] 首先报道了对复发性肝癌病人行拯救性肝移植的研究结果。随后的几项研究者也认为，肝癌行肝切除术后肿瘤复发的病人行拯救性肝移植是有效的。他们报道病人的平均手术时间为 7 ~ 10h，平均失血量范围为 1.5 ~ 3L[135-137]。Hu Z 等[137] 进行了一项包括 888 例 SLT 的研究，总结了几种术后并发症的发生率：约 31% 的病人发生腹腔内积液或脓肿，大约 7% 的病人发生腹腔内出血，术后感染的发生率为 30%，胆道并发症、肾功能衰竭以及血管并发症的发生率分别为 18%、3% 和 4%；术后死亡率为 2.1% ~ 11.8%[135, 138]。就生存率而言，各研究的 5 年无肿瘤存活率（disease free survival，DFS）差异很大，介于 37.8% ~ 86%，5 年总生存率则为 46.6% ~ 88%[139-141]。

需要关注以下几方面问题：首先，由于病人肝切除术后存在腹腔内组织、器官之间粘连和门静脉高压症，增加了手术的复杂性和困难，SLT 病人的围手术期并发症发生率和死亡率较高[142-144]。其次，与初次肝移植（primary liver transplantation，PLT）相比，SLT 长期效果可能较差，可能浪费一个供体器官[145]。最后，病人可能在等待供体器官时出现疾病进展，超出肝癌肝移植标准[146]。

（1）SLT 和 PLT：一些研究比较了对复发性肝癌病人采用 SLT 和 PLT 的疗效。Muaddi H 等[147] 采用倾向匹配评分的方法比较了 48 例 PLT 和 48 例 SLT 的结果，两组的 5 年累积复发风险和总体存活率无显著差异，SLT 是肝癌肝切除或消融治疗后复发的有效治疗方法。Ma KW 等[148] 比较了肝癌病人接受 PLT 和 SLT 的长期结果，PLT 组病人的 5 年总存活率（84.1% vs. 70.2%）和无瘤存活率（82.2% vs. 65.8%）均显著优于 SLT 组。国内仁济医院回顾性分析了 211 例 PLT 病例和 28 例 SLT 病例的结果，与 PLT 组相比，SLT 组的总体存活率和无复发存活率均较差，因此认为 SLT 有更高的复发和死亡风险 [149]。Guo Y 等 [150] 回顾性研究发现，与 PLT 相比，SLT 组病人的中位复发时间更短，5 年总体存活率和无复发存活率更差，术后出血是 SLT 术后再次手术的主要原因，因此认为在这个器官短缺的时代，进行 SLT 时需要更好地选择病人，以优化资源分配。Ng KKC 等 [151] 回顾性分析了 175 例早期肝癌病例，其中 149 例直接施行肝移植；26 例在采用肝切除或消融治疗，复发后接受拯救性肝移植，发现 SLT 组病人的复发率显著高于 PLT 组病人，两组的 1 年、3 年、5 年总体存活率相似，但无复发存活率方面 PLT 组更好，因而认为对于早期肝癌，PLT 应该作为首选。Xiong Q 等 [152] 进行的一项荟萃分析发现与 PLT 组相比，SLT 组的手术时间更长、失血更多、复发率更高、生存率较差，两种治疗方案在术后并发症发生率、死亡率和住院时间方面没有显著差异。而近期另一项纳入 20 例回顾性研究的 Meta 分析却得到不同结论，即与 PLT 组相比，SLT 组术后出血更多、手术死亡率更高，但 SLT 组病人的总体存活率和无疾病存活率均优于 PLT 组。他们认为，PLT 可以作为肝癌合并肝硬化 / 肝功能失代偿病人的首选方法，而对于肝功能正常的复发性肝癌病人，最好选择 SLT 治疗 [153]。

（2）拯救性肝移植对比再次肝切除：对于可手术的复发性肝癌，再次肝切除是首选的处理方法。许多回顾性队列研究报告显示再次肝切除的病人存活率为 67% ～ 83%，拯救性肝移植的 5 年无瘤生存率和总生存率均为 50% ～ 70%。尽管 SLT 和 RLR 术后的生存结果似乎相似，但直接比较两者的治疗效果，报道却很少。Zhang X 等 [154] 对 36 例 SLT 和 116 例再次肝切除 / 消融治疗肝切除术后复发病例的结果进行了比较分析，他们发现接受 SLT 的病人无瘤生存期更长，尤其是晚期复发（> 12 个月）的病人，因此对于肝癌肝切除术后晚期复发的病人，根据米兰标准应建议采用 SLT 治疗。Chan AC 等 [155] 发现对于复发性肝癌 SLT 和 RLR 的生存结果相似，且两种治疗方法均比 RFA 的效果好。香港玛丽医院的 Ma KW 等 [156] 回顾性分析了 67 例 SLT 及 210 例 RLR 治疗的病例，经过倾向得分匹配后，两组在住院期死亡率和并发症发生率上没有显著差异；RLR 组的复发率更高；SLT 组的 5 年无瘤生存率和总生存率均优于 RLR 组，因此认为在处理复发性肝癌上 SLT 的长期疗效优于 RLR。Kostakis ID 等 [157] 对复发性肝癌采用 SLT 和 RLR 的结果进行了 Meta 分析，结果显示，接受 SLT 治疗的病人出血量更多，手术时间及住院时间更长，术后并发症发生率更高；但是 SLT 组病人的无瘤存活时间更长，两组的总体存活率没有显著差异。

（3）拯救性活体肝移植：在复发性 HCC 病人的治疗中，是接受 SLT 还是 RLR，部分取决于等待移植物平均时间。由于脑死亡器官的稀缺，复发性 HCC 病人通常需要等待相当长的一段时间才能进行肝移植。最近，有研究探讨采用活体移植物进行 SLT。拯救性活体供体肝移植（SLDLT）比拯救性死亡供体肝移植（SDDLT）的技术要求更高，SDDLT 可以使用带有长血管蒂的整个供体移植物[158]；由于肝切除术后肝周粘连的分离困难，可能导致分离面无法控制的出血[159]，因此许多移植外科医生不愿意进行拯救性活体供体肝移植（SLDLT）。

台湾长庚医院的 15 年 448 例活体肝移植的数据显示：与初次活体肝移植（PLDLT）相比，拯救性活体肝移植（SLDLT）手术时间更长，再次手术的发生率更高，两组病人的住院期死亡率、血管胆管并发症发生率、总体存活率和无复发存活率没有显著差别。另外研究发现，前 50 例 SLDLT 的 1 年 OS 差于 PLDLT，第 2 个 50 例 SLDLT，两组的 1 年 OS 无显著差异，这反映出学习曲线对 SLDLT 结果的影响。对于 SLDLT，移植团队应做好准备应对更多的挑战和困难，尤其是广泛的粘连及其相关后遗症，以及需要进行动脉重建的可能。随着经验的积累，SLDLT 可以达到和 PLDLT 相似的长期效果[160]。

韩国的 Kim SH 等[161] 比较 9 例 SLDLT 前采用腹腔镜肝切除和 42 例 SLDLT 前采用开腹肝切除的结果，发现既往行开腹肝切除组的病人，SLDLT 手术时间更长、需要输血的比例更高，但两组的 OS 和 DFS 没有显著差别。在行 SLDLT 时，游离既往行肝切除的受体肝脏时常常会遇到严重的粘连，尤其是伴肝硬化门静脉高压的病人，大量侧支血管在粘连中穿行，手术难度大，出血多。腹腔镜肝切除组行 SLDLT 的难度较小。近来的研究显示腹腔镜和开腹肝切除治疗肝癌的长期疗效相似[162]，因此对于原发性肝癌，如果条件许可，应优先考虑行腹腔镜肝切除手术，这也有利于复发后采用 SLT 治疗。

（4）序贯肝移植：一些研究表明，对肝癌病人进行肝切除时，如果组织病理学检查显示具有高复发风险特征，比如病理检查提示微血管侵犯、低分化肿瘤、短期复发等，可以采用预防性肝移植，也称为序贯肝移植（sequential liver transplantation，SeqLT）策略，而不是等待肿瘤复发后才进行 SLT[163]。最近，几项研究比较了 SeqLT 和 SLT 的长期结果。在巴塞罗那诊所研究者对切除标本进行分析后，对 17 例 mVI 和（或）卫星结节呈阳性的高危病例进行了 SeqLT，而对 11 例无高危复发特征的病例则进行 SLT，所有这些病例在最初行肝切除时肿瘤均符合米兰标准。在两个研究组之间未发现 5 年 OS 的统计学差异，SLT 和 SeqLT 的 5 年 OS 分别为 81.8% 和 82.4%（$P = 0.7$）[164]。Tribillon E 等[165] 比较了 60 例 SeqLT 病例和 40 例 SLT 病例的结果，发现 SeqLT 组和 SLT 组病例的 5 年 OS 分别为 84.6% 和 74.8%（$P = 0.01$），SeqLT 组病人的总体生存率显著优于 SLT 组。Lin CC 等[166] 比较了 91 例 SLT 病例和 19 例 SeqLT 病例。与 SLT 组相比，SeqLT 组移植后复发率及住院期死亡率更低，5 年总体存活率更高，但差异没有统计学意义。研究者认为，与 SLT 相比，肝癌肝切除高危复发病例采用序贯肝移植策略可能会使累积复发率降低。其他优势包括：避免因复发的肿瘤超过移植标准而丧失移植的机会，避免延长的等待时间和随访失败。

（张伟）

参 考 文 献

[1] TORRE L A. Global Cancer Statistics，2012[J]. Ca-a Cancer Journal for Clinicians，2015，65（2）：87-108.

[2] IMAMURA H. Risk factors contributing to early and late phase intrahepaticrecurrence of hepatocellular carcinoma after hepatectomy[J]. J Hepatol，2003，38（2）：200-207.

[3] ERCOLANI G. Liver resection for hepatocellular carcinoma on cirrhosis：univariateand multivariate analysis of risk factors for intrahepatic recurrence[J]. Ann Surg，2003，237（4）：536-543.

[4] MAZZAFERRO. Prevention of hepatocellular carcinoma recurrence with alphainterferon after liver resection in HCV cirrhosis[J]. Hepatology，2006，44（6）：1543-1554.

[5] ROAYAIE S. A system of classifying microvascular invasion to predict outcomeafter resection in patients with hepatocellular carcinoma[J]. Gastroenterology，2009，137（3）：850-855.

[6] TUNG-PING POON, FAN R S T, WONG J. Risk factors, prevention, and managementof postoperative recurrence after resection of hepatocellular carcinoma[J]. Ann Surg，2000，232（1）：10-24.

[7] LAU W Y, LAI E C. Hepatocellular carcinoma：current management and recentadvances[J]. Hepatobiliary Pancreat Dis Int，2008，7（3）：237-257.

[8] EL-SERAG H B. Hepatocellular carcinoma[J]. N Engl J Med，2011，365（12）：1118-1127.

[9] 陈孝平，张志伟. 大肝癌切除术后复发的外科治疗[J]. 肝胆外科杂志，2009，1：3-4.

[10] MORIMOTO O，NAGANO H，SAKON M，et al. Diagnosis of intrahepaticmetastasis and multicentric carcinogenesis by microsatellite lossof heterozygosity in patients with multiple and recurrent hepatocellular carcinomas[J]. J Hepatol，2003，39：215-221.

[11] BAFY G. Decoding multifocal hepatocellular carcinoma: an opportune pursuit[J]. Hepatobiliary Surg Nutr，2015，4：206-210.

[12] 陈孝平，沈锋，夏男，等. 肝细胞癌肝切除术后复发预防和治疗中国专家共识（2020版）[J].中国实用外科杂志，2021，1：20-30.

[13] PAPATHEODORIDIS G V，LAMPERTICO P，MANOLAKOPOULOS S，et al. Incidence of hepatocellular carcinoma in chronic hepatitis B patientsreceiving nucleos(t)ide therapy：a systematic review[J]. J Hepatol，2010，53（2）：348-356.

[14] SHAMLIYAN T A，MACDONALD R，SHAUKAT A，et al. Antiviral therapy for adultswith chronic hepatitis B：a systematic review for a national institutesof health consensus development conference[J]. Ann Intern Med，2009，150（2）：111-124.

[15] 许达峰，朱鹏，张必翔，等. 乙型肝炎病毒DNA与肝癌转移复发的关系及外科干预策略[J]. 中华外科

杂志，2013，10：928-929.

[16] 陈姚，张万广，陈孝平，等. 一项构建BCLC 0～A期肝细胞癌病人R0切除术后肝内早期复发风险预测列线图的回顾性研究[J]. 腹部外科，2021，6：447-452.

[17] AN H J, JANG J W, BAE S H, et al. Sustained low hepatitis B viralload predicts good outcome after curative resection in patients withhepatocellular carcinoma[J]. J Gastroenterol Hepatol，2010，25（12）：1876-1882.

[18] ZHANG B, XU D, WANG R, et al. Perioperative antiviral therapy improves safety in patients with hepatitis B related HCC following hepatectomy[J]. Int J Surg，2015，15：1-5.

[19] HUANG G, LAU W Y, WANG Z G, et al. Antiviral therapy improves postoperative survival in patients with hepatocellular carcinoma：a randomized controlled trial[J]. Ann Surg，2015，261（1）：56-66.

[20] HUANG G, LI P P, LAU W Y, et al. Antiviral therapy reduces hepatocellular carcinoma recurrence in patients with low HBV-DNA levels：a randomized controlled trial[J]. Ann Surg，2018，268（6）：943-954.

[21] HUANG L, LI J, YAN J, et al. Antiviral therapy decreases viral reactivation in patients with hepatitis B virus-related hepatocellular carcinoma undergoing hepatectomy：a randomized controlled trial[J]. J Viral Hepat，2013，20（5）：336-342.

[22] YIN J, LI N, HAN Y, et al. Effect of antiviral treatment with nucleotide/nucleoside analogs on postoperative prognosis of hepatitis B virus-related hepatocellular carcinoma：a two-stage longitudinal clinical study[J]. J Clin Oncol，2013，31（29）：3647-3655.

[23] CHEN L T, JENG L B, HSIAO C F, et al. Randomized, phase Ⅲ trial of adjuvant adeforvir vs. therapeutic lamivudine in post-operative BCLC stage 0 or A HBV-related HCC：The Taiwan Cooperative Oncology Group T1206 study[J]. J Clin Oncol，2015，33（15）：4101.

[24] CHEN X X, CHENG J W, HUANG A, et al. The effect of antiviral therapy on patients with hepatitis B virus-related hepatocellular carcinoma after curative resection: a systematic review and meta-analysis[J]. Onco Targets Ther, 2017, 10: 5363-5375.

[25] QU L S, LIU J X, KUAI X L, et al. Significance ofviral status on recurrence of hepatitis B-related hepatocellularcarcinoma after curative therapy：a meta-analysis[J]. Hepatol Res，2014，44：750-760.

[26] LO C M, LIU C L, CHAN S C, et al. A randomized, controlled trial of postoperative adjuvant interferon therapy after resection of hepatocellular carcinoma[J]. Ann Surg，2007，245：831-842.

[27] SUN H C, TANG Z Y, WANG L, et al. Postoperative interferon alphatreatment postponed recurrence and improved overall survival in patients after curative resection of HBV-relatedhepatocellular carcinoma：a randomized clinical trial[J]. J CancerRes Clin Oncol，2006，132：458-465.

[28] BREITENSTEIN S, DIMITROULIS D, PETROWSKY H, et al. Systematic review and metaanalysis of interferon after curative treatment of hepatocellular carcinoma in patients with viral hepatitis[J]. Br J Surg，2009，96：975-981.

[29] ZHANG C H, XU G L, JIA W D, et al. Effects of interferon alphatreatment on recurrence and survival after complete resectionor ablation of hepatocellular carcinoma：a meta-analysis ofrandomized controlled

trials[J]. Int J Cancer, 2009, 124: 2982-2988.

[30] IKEDA K, ARASE Y, SAITOH S, et al. Interferon beta prevents recurrence of hepatocellular carcinoma after complete resection or ablation of the primary tumorA prospective randomized study of hepatitis C virus-related liver cancer[J]. Hepatology, 2000, 32: 228-232.

[31] KUBO S, NISHIGUCHI S, HIROHASHI K, et al. Randomized clinical trial of long-term outcome after resection of hepatitis C virus-related hepatocellular carcinoma by postoperative interferon therapy[J]. Br J Surg, 2002, 89: 418-422.

[32] SHIRATORI Y, SHIINA S, TERATANI T, et al. Interferon therapy after tumor ablation improves prognosis in patients with hepatocellular carcinoma associated with hepatitis C virus[J]. Ann Intern Med, 2003, 138: 299-306.

[33] LIN S M, LIN C J, HSU C W, et al. Prospective randomized controlled study of interferon-alpha in preventing hepatocellular carcinoma recurrence after medical ablation therapy for primary tumors[J]. Cancer, 2004, 100: 376-382.

[34] MAZZAFERRO V, ROMITO R, SCHIAVO M, et al. Prevention of hepatocellular carcinoma recurrence with alpha-interferon after liver resection in HCV cirrhosis[J]. Hepatology, 2006, 44: 1543-1554.

[35] CHEN L T, CHEN M F, LI L A, et al. Long-term results of a randomized, observation-controlled, phase Ⅲ trial of adjuvant interferon Alfa-2b in hepatocellular carcinoma after curative resection[J]. Ann Surg, 2012, 255: 8-17.

[36] SHEN Y C, HSU C, CHEN L T, et al. Adjuvant interferon therapy after curative therapy for hepatocellular carcinoma（HCC）: a meta-regression approach[J]. J Hepatol, 2010, 52: 889-894.

[37] SINGAL A K, FREEMAN D H JR, ANAND B S. Meta-analysis: interferonimproves outcomes following ablation or resection of hepatocellular carcinoma[J]. Aliment Pharmacol Ther, 2010, 32: 851-858.

[38] MIAO R Y, ZHAO H T, YANG H Y, et al. Postoperative adjuvant antiviral therapy for hepatitis B/C virusrelated hepatocellular carcinoma: a meta-analysis[J]. World J Gastroenterol, 2010, 16: 2931-2942.

[39] TANIMOTO Y, TASHIRO H, AIKATA H, et al. Impact of pegylated interferon therapy on outcomes of patients with hepatitis C virus-related hepatocellular carcinoma after curative hepatic resection[J]. Ann Surg Oncol, 2012, 19: 418-425.

[40] ZHONG J H, LI H, LI L Q, et al. Adjuvant therapy options following curative treatment of hepatocellular carcinoma: a systematic review of randomized trials[J]. Eur J Surg Oncol, 2012, 38: 286-295.

[41] IZUMI R, SHIMIZU K, IYOBE T, et al. Postoperative adjuvant hepatic arterial infusion of Lipiodol containing anticancer drugs in patients with hepatocellular carcinoma[J]. Hepatology, 1994, 20（2）: 295-301.

[42] LI J Q, ZHANG Y Q, ZHANG W Z, et al. Randomized study of chemoembolization as an adjuvant therapy for primary liver carcinoma after hepatectomy[J]. J Cancer Res Clin Oncol, 1995, 121（6）: 364-366.

[43] LI Q, WANG J, SUN Y, et al. Postoperative transhepatic arterial chemoembolization and portal vein chemotherapy for patients with hepatocellular carcinoma: a randomized study with 131 cases[J]. Dig Surg, 2006, 23（4）: 235-240.

[44] ZHONG C，GUO R P，LI J Q，et al. A randomized controlled trial of hepatectomy with adjuvant transcatheter arterial chemoembolization versus hepatectomy alone for Stage ⅢA hepatocellular carcinoma[J]. J Cancer Res Clin Oncol，2009，135（10）：1437-1445.

[45] PENG B G，HE Q，LI J P，et al. Adjuvant transcatheter arterial chemoembolization improves efficacy of hepatectomy for patients with hepatocellular carcinoma and portal vein tumor thrombus[J]. Am J Surg，2009，198（3）：313-318.

[46] WEI W，JIAN P E，LI S H，et al. Adjuvant transcatheter arterial chemoembolization after curative resection for hepatocellular carcinoma patients with solitary tumor and microvascular invasion: a randomized clinical trial of efficacy and safety[J]. Cancer Commun（Lond），2018，38（1）：61.

[47] WANG Z，REN Z，CHEN Y，et al. Adjuvant Transarterial Chemoembolization for HBV-related hepatocellular carcinoma after resection：a randomized controlled study[J]. Clin Cancer Res，2018，24（9）：2074-2081.

[48] MATHURIN P，RAYNARD B，DHARANCY S，et al. Meta-analysis：evaluationof adjuvant therapy after curative liver resection for hepatocellular carcinoma[J]. Aliment Pharmacol Ther，2003，17：1247-1261.

[49] CHENG X，SUN P，HU Q G，et al. Transarterial (chemo) embolization for curative resection of hepatocellular carcinoma: a systematic review and meta-analyses[J]. J Cancer Res Clin Oncol，2014，140（7）：1159-1170.

[50] REN Z G，LIN Z Y，XIA J L，et al. Postoperative adjuvant arterial chemoembolization improves survival of hepatocellular carcinoma patients with riskfactors for residual tumor: a retrospective control study[J]. World J Gastroenterol，2004，10：2791-2794.

[51] FAN J，ZHOU J，WU Z Q，et al. Efficacy of different treatment strategies forhepatocellular carcinoma with portal vein tumor thrombosis[J]. World J Gastroenterol，2005，11：1215-1219.

[52] LIU S，GUO L，LI H，et al. Postoperative adjuvant trans-arterial chemoembolization for patients with hepatocellular carcinoma and portal vein tumor thrombus[J]. Ann Surg Oncol，2018，25（7）：2098-2104.

[53] ZHANG X P，LIU Y C，CHEN Z H，et al. Postoperative adjuvant transarterial chemoembolization improves outcomes of hepatocellular carcinoma associated with hepatic vein invasion：a propensity score matching analysis[J]. Ann Surg Oncol，2019，26（5）：1465-1473.

[54] LAI E C，LO C M，FAN S T，et al. Postoperative adjuvant chemotherapy after curative resection of hepatocellular carcinoma: a randomized controlled trial[J]. Arch Surg，1998，133（2）：183-188.

[55] SUN J J，WANG K，ZHANG C Z，et al. Postoperative adjuvant transcatheter arterial chemoembolization after R0 hepatectomy improves outcomes of patients who have hepatocellular carcinoma with microvascular invasion[J]. Ann Surg Oncol，2016，23（4）：1344-1351.

[56] QI Y P，ZHONG J H，LIANG Z Y，et al. Adjuvant transarterial chemoembolization for patients with hepatocellular carcinoma involving microvascular invasion[J]. Am J Surg，2019，217（4）：739-744.

[57] WANG Y Y，WANG L J，XU D，et al. Postoperative adjuvant transcatheter arterial chemoembolization should be considered selectively in patients who have hepatocellular carcinoma with microvascular

invasion[J]. HPB（Oxford），2019，21（4）：425-433.

[58] BRUIX J T T，MAZZAFERRO V. STORM：a phase Ⅲ randomized, double-blind, placebo-controlled trialof adjuvant sorafenib after resection or ablation toprevent recurrence of hepatocellular carcinoma（HCC）[J]. (Abstracts 4006). http://meetinglibrary.asco.org/content/133873-144. 2014

[59] SATAPATHY S K，DAS K，KOCAK M，et al. No apparent benefit of preemptive sorafenib therapy in liver transplant recipients with advanced hepatocellular carcinoma on explant[J]. Clin Transplant，2018，32（5）：13246.

[60] XIA F，WU L L，LAU W Y，et al. Adjuvant sorafenib after heptectomy for Barcelona Clinic Liver Cancer-stage C hepatocellular carcinoma patients[J]. World J Gastroenterol，2016，22（23）：5384-5392.

[61] ZHUANG L，WEN T，XU M，et al. Sorafenib combined with hepatectomy in patients with intermediate-stage and advanced hepatocellular carcinoma[J]. Arch Med Sci，2017，13（6）：1383-1393.

[62] PINYOL R，MONTAL R，BASSAGANYAS L，et al. Molecular predictors of prevention of recurrence in HCC with sorafenib as adjuvant treatment and prognostic factors in the phase 3 STORM trial[J]. Gut，2019，68（6）：1065-1075.

[63] YAMAMOTO M，ARII S，SUGAHARA K，et al. Adjuvant oral chemotherapy to prevent recurrence after curative resection for hepatocellular carcinoma[J]. Br J Surg，1996，83（3）：336-340.

[64] HASEGAWA K，TAKAYAMA T，IJICHI M，et al. Uracil-tegafur as an adjuvant for hepatocellular carcinoma: a randomized trial[J]. Hepatology，2006，44（4）：891-895.

[65] XIA Y，QIU Y，LI J，et al. Adjuvant therapy with capecitabine postpones recurrence of hepatocellular carcinoma after curative resection: a randomized controlled trial[J]. Ann Surg Oncol，2010，17（12）：3137-3144.

[66] ONO T，NAGASUE N，KOHNO H，et al. Adjuvant chemotherapy with epirubicin and carmofur afterradical resection of hepatocellular carcinoma: a prospective randomized study[J]. Semin Oncol，1997，24：618-625.

[67] TANAKA S，SHIMADA M，SHIRABE K，et al. A novel intrahepatic arterial chemotherapy after radical resection for advanced hepatocellular carcinoma[J]. Hepatogastroenterology，2005，52（63）：862-865.

[68] LAU W Y，LEUNG T W，HO S K，et al. Adjuvant intra-arterial iodine-131-labelled lipiodol for resectable hepatocellular carcinoma: a prospective randomised trial[J]. Lancet，1999，353（9155）：797-801.

[69] LAU W Y，LAI E C，LEUNG T W，et al. Adjuvant intra-arterial iodine-131-labeled lipiodol for resectable hepatocellular carcinoma: a prospective randomized trial-update on 5-year and 10-year survival[J]. Ann Surg，2008，247（1）：43-48.

[70] PARTENSKY C，SASSOLAS G，HENRY L，et al. Intra-arterial iodine 131-labeled lipiodol as adjuvant therapy after curative liver resection for hepatocellular carcinoma: a phase 2 clinical study[J]. Arch Surg，2000，135（11）：1298-1300.

[71] BOUCHER E，CORBINAIS S，ROLLAND Y，et al. Adjuvant intra-arterial injection of iodine-131-labeled lipiodol after resection of hepatocellular carcinoma[J]. Hepatology，2003，38（5）：1237-1241.

[72] CHUNG A Y，OOI L L，MACHIN D，et al. Adjuvant hepatic intra-arterial iodine-131-lipiodol following

curative resection of hepatocellular carcinoma：a prospective randomized trial[J]. World J Surg，2013，37：1356-1361.

[73] CHEN K，XIA Y，WANG H，et al. Adjuvant iodine-125 brachytherapy for hepatocellular carcinoma after complete hepatectomy: a randomized controlled trial[J]. PLoS One，2013，8（2）：57397.

[74] TAKAYAMA T，SEKINE T，MAKUUCHI M，et al. Adoptive immunotherapy to lower postsurgical recurrence rates of hepatocellular carcinoma: a randomised trial[J]. Lancet，2000，356（9232）：802-807.

[75] HUI D，QIANG L，JIAN W，et al. A randomized, controlled trial of postoperative adjuvant cytokine-induced killer cells immunotherapy after radical resection of hepatocellular carcinoma[J]. Dig Liver Dis，2009，41（1）：36-41.

[76] 马良，钟鉴宏，黎乐群.肝细胞性肝癌根治性治疗后过继免疫治疗效果的Meta分析[J]. 中华肿瘤防治杂志，2011，19：1551-1555.

[77] XIE F，ZHANG X，LI H，et al. Adoptive immunotherapy in postoperative hepatocellularcarcinoma：a systemic review[J]. PLoS One，2012，7：42879.

[78] KUANG M，PENG B G，LU M D，et al. Phase Ⅱ randomized trial of autologous formalin-fixedtumor vaccine for postsurgical recurrence of hepatocellularcarcinoma[J]. Clin Cancer Res，2004，10：1574-1579.

[79] PENG B，LIANG L，CHEN Z，et al. Autologous tumor vaccine lowering postsurgical recurrent rate of hepatocellular carcinoma[J]. Hepatogastroenterology，2006，53（69）：409-414.

[80] KAWATA A，UNE Y，HOSOKAWA M，et al. Adjuvant chemoimmunotherapy for hepatocellular carcinoma patients. Adriamycin，interleukin-2，and lymphokine-activated killer cells versus adriamycin alone[J]. Am J Clin Oncol，1995，18（3）：257-262.

[81] WU K，KRYCZEK I，CHEN L，et al. Kupffer cell suppression of $CD8^+$ T cells in humanhepatocellular carcinoma is mediated by B7-H1/programmed death-1 interactions[J]. Cancer Res，2009，69：8067-8075.

[82] SHI F，SHI M，ZENG Z，et al. PD-1 and PD-L1upregulation promotes $CD8^+$ T-cell apoptosis and postoperative recurrence in hepatocellular carcinomapatients[J]. Int J Cancer，2011，128：887-896.

[83] LU L C，LEE Y H，CHANG C J，et al. Increased expression of programmed death-ligand 1 in infiltrating immune cells in hepatocellular carcinoma tissues after Sorafenib treatment[J]. Liver Cancer，2019，8：110-120.

[84] BAO H，LIU P，JIANG K，et al. Huaier polysaccharide induces apoptosis in hepatocellularcarcinoma cells through p38 MaPK[J]. Oncol Lett，2016，12：1058-1066.

[85] HU Z，YANG A，SU G，et al. Huaier restrains proliferative and invasive potential of human hepatoma SKHeP-1 cells partially through decreased lamin B1 and elevated NOV[J]. Sci Rep，2016，6：31298.

[86] WANG X，ZHANG N，HUO Q，et al. Anti-angiogenic and antitumor activities of Huaieraqueous extract[J]. Oncol Rep，2012，28：1167-1175.

[87] CHEN Q，SHU C，LAURENCE A D，et al. Effect of Huaier granule on recurrence after curative resection of HCC：a multicentre，randomised clinical trial[J]. Gut，2018，67（11）：2006-2016.

[88] ZHAI X F，CHEN Z，LI B，et al. Traditional herbal medicine in preventing recurrence after resection of small hepatocellular carcinoma: a multicenter randomized controlled trial[J]. J Integr Med，2013，11（2）：

90-100.

[89] 甄作均，陈应军，计勇，等.灵芝孢子对原发性肝癌术后复发影响的研究[J]. 消化肿瘤杂志(电子版)，2012，4（1）：40-43.

[90] 李辉，张波，于国泳.金龙胶囊对可切除肝癌手术后复发和转移的预防作用[J]. 首都医药，2007，24：35-36.

[91] MUTO Y，MORIWAKI H，NINOMIYA M，et al. Prevention of second primary tumors by an acyclic retinoid，polyprenoic acid，in patients with hepatocellular carcinoma. Hepatoma Prevention Study Group[J]. N Engl J Med，1996，334（24）：1561-1567.

[92] TAKAI K，OKUNO M，YASUDA I，et al. Prevention of second primary tumors by an acyclic retinoid in patients with hepatocellular carcinoma. Updated analysis of the long-term follow-up data[J]. Intervirology，2005，48（1）：39-45.

[93] YOSHIDA H，SHIRATORI Y，KUDO M，et al. Effect of vitamin K_2 on the recurrence of hepatocellular carcinoma[J]. Hepatology，2011，54：532-540.

[94] HOTTA N，AYADA M，SATO K，et al. Effect of vitamin K_2 on the recurrencein patients with hepatocellular carcinoma[J]. Hepatogastroenterology，2007，54：2073-2077.

[95] ISHIZUKA M，KUBOTA K，SHIMODA M，et al. Effect of menatetrenone, a vitamin K_2 analog, on recurrence of hepatocellular carcinoma aftersurgical resection：a prospective randomized controlled trial[J]. Anticancer Res，2012，32：5415-5420.

[96] KAKIZAKI S，SOHARA N，SATO K，et al. Preventive effects of vitamin K on recurrent disease in patients with hepatocellular carcinoma arisingfrom hepatitis C viral infection[J]. J Gastroenterol Hepatol，2007，22：518-522.

[97] MIZUTA T，OZAKI I，EGUCHI Y，et al. The effect of menatetrenone，a vitamin K_2 analog, on disease recurrence and survival in patients withhepatocellular carcinoma after curative treatment：a pilotstudy[J]. Cancer，2006，106：867-872.

[98] YOSHIJI H，NOGUCHI R，TOYOHARA M，et al. Combination of vitamin K_2 and angiotensin converting enzyme inhibitor ameliorates cumulative recurrence of hepatocellular carcinoma[J]. J Hepatol，2009，51：315-321.

[99] ZHONG J H，MO X S，XIANG B D，et al. Postoperative use of the chemopreventive vitamin K_2 analog in patients with hepatocellular carcinoma[J]. PLoS One，2013，8：58082.

[100] KAMIYAMA T，NAKANISHI K，YOKOO H，et al. Perioperative management of hepatic resection toward zero mortality and morbidity: analysis of 793 consecutive cases in a single institution[J]. J Am Coll Surg，2010，211（4）：443-449.

[101] SHIMADA M，TAKENAKA K，TAGUCHI K，et al. Prognostic factors after repeat hepatectomy for recurrent hepatocellular carcinoma[J]. Ann Surg，1998，227：80-85.

[102] SHUTO T，KINOSHITA H，HIROHASHI K，et al. Indication for，and effectiveness of，a second hapatic resection for recurrent hepatocellular carcinoma[J]. Hepatogastroenterology，1996，43：932-937.

[103] 中华医学会外科学分会肝脏外科学组.肝细胞癌外科治疗方法的选择专家共识[J]. 中华消化外科杂

志，2017，2：113-115.

[104]陈孝平，张志伟.如何提高原发性肝癌的治疗效果[J].肝胆外科杂志，2011，1：1-3.

[105]吴孟超，陈汉，沈锋.原发性肝癌的外科治疗——附5524例报告[J].中华外科杂志，2001, 39：25-28.

[106]NAGASUE N. Second hepatic resection for recurrent hepatocellular carcinoma[J]. Br J Surg，1986，73（6）：434-438.

[107]WU C C，CHENG S B，YEH D C，et al. Second and third hepatectomies for recurrent hepatocellular carcinoma are justified[J]. Br J Surg，2009，96（9）：1049-1057.

[108]SUGIMACHI K，MAEHARA S，TANAKA S，et al. Repeat hepatectomy is the most useful treatment for recurrent hepatocellular carcinoma[J]. J Hepatobiliary Pancreat Surg，2001，8（5）：410-416.

[109]YOH T，SEO S，TAURA K，et al. Surgery for recurrent hepatocellular carcinoma：achieving long-term survival[J]. Ann Surg，2019：30.

[110]SONG K D，LIM H K，RHIM H，et al. Repeated hepatic resection versus radiofrequency ablation for recurrent hepatocellular carcinoma after hepatic resection: a propensity score matching study[J]. Radiology，2015，275（2）：599-608.

[111]ERRIDGE S，PUCHER P H，MARKAR S R，et al. Meta-analysis of determinants of survival following treatment of recurrent hepatocellular carcinoma[J]. Br J Surg，2017，104（11）：1433-1442.

[112]CHOK K S，CHAN S C，POON R T，et al. Re-resection for metachronous primary hepatocellular carcinoma: is it justified?[J]. ANZ J Surg，2012，82（1-2）：63-67.

[113]MISE Y，HASEGAWA K，SHINDOH J，et al. The feasibility of third or more repeat hepatectomy for recurrent hepatocellular carcinoma[J]. Ann Surg，2015，262（2）：347-357.

[114]YAMASHITA Y，SHIRABE K，TSUIJITA E，et al. Third or more repeat hepatectomy for recurrent hepatocellular carcinoma[J]. Surgery，2013，154（5）：1038-1045.

[115]ZHOU Y，SUI C，LI B，et al. Repeat hepatectomy for recurrent hepatocellular carcinoma：a local experience and a systematic review[J]. World J Surg Oncol，2010，8：55.

[116]CHAN D L，MORRIS D L，CHUA T C. Clinical efficacy and predictors of outcomes of repeat hepatectomy for recurrent hepatocellular carcinoma: a systematic review[J]. Surg Oncol，2013，22（2）：23-30.

[117]SUENAGA M. Repeated hepatic resection for recurrent hepatocellular carcinoma in eighteen cases[J]. Surgery，1994，115（4）：452-457.

[118]FARGES O，REGIMBEAU J M，BELGHITI J. Aggressive management of recurrence following surgical resection of hepatocellular carcinoma[J]. Hepatogastroenterology，1998，45（3）：1275-1280.

[119]X-P CHEN, F-Z QIU, Z-D WU, et al. Long-term outcome of resection of large hepatocellular carcinoma[J]. Br J Surg, 2006, 93(5): 600-606.

[120]TSUJITA E, YAMASHITA Y, TAKEISHI K, et al. Poor prognostic factors after repeat hepatectomy for recurrent hepatocellular carcinoma in the modern era[J]. Am Surg, 2012, 78(4): 419-425.

[121]ZOU Q，LI J，WU D，et al. Nomograms for pre-operative and post-operative prediction of long-term survival of patients who underwent repeat hepatectomy for recurrent hepatocellular carcinoma[J]. Ann Surg Oncol，2016，23（8）：2618-2626.

[122]JIANG S，WANG Z，OU M，et al. Laparoscopic versus open hepatectomy in short- and long-term outcomes of the hepatocellular carcinoma patients with cirrhosis：a systematic review and Meta-analysis[J]. J Laparoendosc Adv Surg Tech A，2019：31.

[123]GOH E L，CHIDAMBARAM S，MA S. Laparoscopic vs open hepatectomy for hepatocellular carcinoma in patients with cirrhosis：a meta-analysis of the long-term survival outcomes[J]. Int J Surg，2018，50：35-42.

[124]张万广，陈孝平. 腹腔镜肝切除从技术到理念的改变[J]. 腹腔镜外科杂志，2017，5：321-324.

[125]HU M，ZHAO G，XU D，et al. Laparoscopic repeat resection of recurrent hepatocellular carcinoma[J]. World J Surg，2011，35（3）：648-655.

[126]OGAWA H，NAKAHIRA S，INOUE M，et al. Our experience of repeat laparoscopic liver resection in patients with recurrent hepatocellular carcinoma[J]. Surg Endosc，2019：18.

[127]CHAN A C，POON R T，CHOK K S，et al. Feasibility of laparoscopic re-resection for patients with recurrent hepatocellular carcinoma[J]. World J Surg，2014，38（5）：1141-1146.

[128]LIU K，CHEN Y，WU X，et al. Laparoscopic liver re-resection is feasible for patients with posthepatectomy hepatocellular carcinoma recurrence: a propensity score matching study[J]. Surg Endosc，2017，31（11）：4790-4798.

[129]NODA T，EGUCHI H，WADA H，et al. Short-term surgical outcomes of minimally invasive repeat hepatectomy for recurrent liver cancer[J]. Surg Endosc，2018，32（1）：46-52.

[130]PENG L，ZHOU Z，XIAO W，et al. Systematic review and meta-analysis of laparoscopic versus open repeat hepatectomy for recurrent liver cancer[J]. Surg Oncol，2019，28：19-30.

[131]MACHAIRAS N，PAPACONSTANTINOU D，STAMOPOULOS P，et al. The emerging role of laparoscopic liver resection in the treatment of recurrent hepatocellular carcinoma：a systematic review[J]. Anticancer Res，2018，38（5）：3181-3186.

[132]KAMIYAMA T，NAKANISHI K，YOKOO H，et al. Recurrence patterns after hepatectomy of hepatocellular carcinoma：implication of Milan criteria utilization[J]. Ann Surg Oncol，2009，16：1560-1571.

[133]POON R T，FAN S T，LO C M，et al. Long-term survival and pattern of recurrence after resection of small hepatocellular carcinoma in patients with preserved liver function：implications for a strategy of salvage transplantation[J]. Ann Surg，2002，235：373-382.

[134]MAJNO P E，SARASIN F P，MENTHA G，et al. Primary liver resection and salvage transplantation or primary liver transplantation in patients with single, small hepatocellular carcinoma and preserved liver function：an outcome-oriented decision analysis[J]. Hepatology，2000，31：899-906.

[135]WANG P，PU Y，LI H，et al. Prognosis for recipients with hepatocellular carcinoma of salvage liver transplantation versus those of primary liver transplantation：a retrospective single-center study[J]. Springerplus，2016，5：1809.

[136]QU W，ZHU Z J，SUN L Y，et al. Salvage liver transplantation for hepatocellular carcinoma recurrence after primary liver resection[J]. Clin Res Hepatol Gastroenterol，2015，39：93-97.

[137]HU Z，ZHOU J，XU X，et al. Salvage liver transplantation is a reasonable option for selected patients

who have recurrent hepatocellular carcinoma after liver resection[J]. PLoS One，2012，7：36587.

[138]LIN C C，ELSARAWY A M，LI W F，et al. Liver transplantation for high risk hepatocellular carcinoma after liver resection: a sequential or salvage approach?[J]. Ann Transplant，2017，22：602-610.

[139]LEE S，HYUCK DAVID KWON C，MAN KIM J，et al. Time of hepatocellular carcinoma recurrence after liver resection and alpha-fetoprotein are important prognostic factors for salvage liver transplantation[J]. Liver Transpl，2014，20：1057-1063.

[140]HARIMOTO N，YOSHIDA Y，KURIHARA T，et al. Prognostic impact of des-g-carboxyl prothrombin in living-donor liver transplantation for recurrent hepatocellular carcinoma[J]. Transplant Proc，2015，47：703-704.

[141]YOSHIZUMI T，IKEGAMI T，YOSHIYA S，et al. Impact of tumor size, number of tumors and neutrophil-to-lymphocyte ratio in liver transplantation for recurrent hepatocellular carcinoma[J]. Hepatol Res，2013，43：709-716.

[142]ADAM R，AZOULAY D，CASTAING D，et al. Liver resection as a bridge to transplantation for hepatocellular carcinoma on cirrhosis：a reasonable strategy?[J]. Ann Surg，2003，238：508-518.

[143]HU Z，WANG W，LI Z，et al. Recipient outcomes of salvage liver transplantation versus primary liver transplantation: a systematic review and meta-analysis[J]. Liver Transpl，2012，18：1316-1323.

[144]NG K K，LO C M，LIU C L，et al. Survival analysis of patients with transplantable recurrent hepatocellular carcinoma: implications for salvage liver transplant[J]. Arch Surg，2008，143：68-74.

[145]MAJNO P E，SARASIN F P，MENTHA G，et al. Primary liver resection and salvage transplantation or primary liver transplantation in patients with single，small hepatocellular carcinoma and preserved liver function: an outcome-oriented decision analysis[J]. Hepatology，2000，31：899-906.

[146]LLOVET J M，FUSTER J，BRUIX J. Intention-to-treat analysis of surgical treatment for early hepatocellular carcinoma: resection versus transplantation[J]. Hepatology，1999，30：1434-1440.

[147]MUADDI H，AL-ADRA D P，BEECROFT R，et al. Liver transplantation is equally effective as a salvage therapy for patients with hepatocellular carcinoma recurrence following radiofrequency ablation or liver resection with curative intent[J]. Ann Surg Oncol，2018，25（4）：991-999.

[148]MA K W，CHAN A C Y，SHE B W H，et al. Changing paradigm in the surgical management of hepatocellular carcinoma with salvage transplantation[J]. Transplant Proc，2018，50（4）：1087-1093.

[149]SHAN Y，HUANG L，XIA Q. Salvage liver transplantation leads to poorer outcome in hepatocellular carcinoma compared with primary liver transplantation[J]. Sci Rep，2017，7：44652.

[150]GUO Y，TAN E K，KRISHNAMOORTHY T L，et al. Outcomes of salvage liver transplant for recurrent hepatocellular carcinoma：a comparison with primary liver transplant[J]. Ann Hepatobiliary Pancreat Surg，2019，23（1）：1-7.

[151]NG K K C，CHEUNG T T，WONG T C L，et al. Long-term survival comparison between primary transplant and upfront curative treatment with salvage transplant for early stage hepatocellular carcinoma[J]. Asian J Surg，2019，42（2）：433-442.

[152]XIONG Q，GENG T T，HE L，et al. Harm and benefits of salvage transplantation for hepatocellular

carcinoma: an updated meta-analysis[J]. Transplant Proc，2016，48：3336-3347.

[153]YADAV D K，CHEN W，BAI X，et al. Salvage liver transplant versus primary liver transplant for patients with hepatocellular carcinoma[J]. Ann Transplant，2018，23：524-545.

[154]ZHANG X，LI C，WEN T，et al. Treatment for intrahepatic recurrence after curative resection of hepatocellular carcinoma：salvage liver transplantation or reresection/radiofrequency ablation? A retrospective cohort study[J]. Int J Surg，2017，46：178-185.

[155]CHAN A C，CHAN S C，CHOK K S，et al. Treatment strategy for recurrent hepatocellular carcinoma：salvage transplantation，repeated resection，or radiofrequency ablation?[J]. Liver Transpl，2013，19（4）：411-419.

[156]MA K W，CHOK K S H，SHE W H，et al. Defining optimal surgical treatment for recurrent hepatocellular carcinoma: a propensity score matched analysis[J]. Liver Transpl，2018，24（8）：1062-1069.

[157]KOSTAKIS I D，MACHAIRAS N，PRODROMIDOU A，et al. Comparison between salvage liver transplantation and repeat liver resection for recurrent hepatocellular carcinoma：a systematic review and meta-analysis[J]. Transplant Proc，2019，51（2）：433-436.

[158]LEE S G. Salvage living-donor liver transplantation to previously hepatectomized hepatocellular carcinoma patients: is it a reasonable strategy?[J]. Hepatobiliary Pancreat Dis Int，2013，12：10-11.

[159]HWANG S，LEE S G，MOON D B，et al. Salvage living donor liver transplantation after prior liver resection for hepatocellular carcinoma[J]. Liver Transpl，2007，13：741-746.

[160]YONG C C，ELSARAWY A M，WANG S H，et al. The surgical challenges of salvage living donor liver transplantation for hepatocellular carcinoma；the cumulative experience of 100 cases: a retrospective cohort study and a propensity score analysis[J]. Int J Surg，2018，54：187-192.

[161]KIM S H，KIM K H，HA T Y，et al. Salvage living donor liver transplantation for recurrent hepatocellular carcinoma after prior laparoscopic hepatectomy[J]. Hepatobiliary Pancreat Dis Int，2018，17（5）：473-476.

[162]JIANG S，WANG Z，OU M，et al. Laparoscopic versus open hepatectomy in short- and long-term outcomes of the hepatocellular carcinoma patients with cirrhosis：a systematic review and meta-analysis[J]. J Laparoendosc Adv Surg Tech A，2019：31.

[163]SALA M，FUSTER J，LLOVET J M，et al. High pathological risk of recurrence after surgical resection for hepatocellular carcinoma: an indication for salvage liver transplantation[J]. Liver Transpl，2004，10（10）：1294-1300.

[164]FERRER-FÀBREGA J，FORNER A，LICCIONI A，et al. Prospective validation of ab initio liver transplantation in hepatocellular carcinoma upon detection of risk factors for recurrence after resection[J]. Hepatology，2016，63（3）：839-849.

[165]TRIBILLON E，BARBIER L，GOUMARD C，et al. When should we propose liver transplant after resection of hepatocellular carcinoma? A comparison of salvage and de principe strategies[J]. J Gastrointest Surg，2016，20（1）：66-76.

[166]LIN C C，ELSARAWY A M，LI W F，et al. Liver transplantation for high risk hepatocellular carcinoma after liver resection: a sequential or salvage approach?[J]. Ann Transplant，2017，22：602-610.

第十一章 巨大肝海绵状血管瘤
手术切除的技术

肝海绵状血管瘤（以下简称肝血管瘤）是最常见的肝脏良性肿瘤，根据流行病学调查，其发病率为 0.3% ～ 20%[1]。这种良性肿瘤可以出现在不同的年龄，但最常见于 30 ～ 50 岁女性，女性与男性的比例为 5:1[2,3]。肝血管瘤的病因及发生机制仍未阐明，可能是肝血窦的发育障碍及异常生长所致，是一种血管畸形。部分研究者认为女性雌激素及口服避孕药可能是该病的高危因素[4,5]。肝血管瘤的临床表现随肿瘤大小、发生部位、生长速度、病人全身情况及肝组织损害程度而不同。通常发展较缓慢，体积小时无任何临床症状，常在健康体检时偶然发现。在所有肝血管瘤病例中，有症状的血管瘤占 11% ～ 14%[6,7]。当肝血管瘤增大，压迫邻近器官时，可出现上腹部不适、上腹隐痛及嗳气等症状。巨大肝血管瘤可在上腹部触及肿块。少数巨大的肝海绵状血管瘤可引起消耗性凝血病，即 Kasabach – Merritt 综合征，表现为血小板减少、弥散性血管内凝血和全身性出血[8]。理论上肝血管瘤有自发性破裂出血的可能，但极为少见。肝血管瘤穿刺活检风险极高，可导致难以控制的大出血而发生失血性休克。本病诊断一般不困难，根据临床表现结合超声检查即可做出诊断，必要时可做增强 CT 或 MRI 检查进一步明确诊断。由于肝血管瘤是良性疾病，绝大多数无症状的病人都不需要治疗，定期超声检查观察大小变化即可。对于巨大肝血管瘤，有临床症状影响工作和生活者，应考虑手术治疗[9]。

一、手术治疗适应证

肝血管瘤手术治疗的指征包括：持续的上腹部胀痛不适等症状影响工作和生活；自发性或创伤性的肝血管瘤破裂；肝血管瘤进行性增大，特别是直径超过 10cm 者；Kasabach-Merritt 综合征以及诊断不明确，不能排除其他性质的肿瘤者[10]。肿瘤体积增大、肝包膜张力增大、瘤内血栓形成或出血可引起上腹部疼痛。巨大肝血管瘤可压迫周边脏器而引起腹胀。然而，并不是所有有上腹部症状的病人都适合做肝切除手术。一些肝血管瘤病人尽管施行了肝切除手术，但是术后症状仍然持续存在[11]。因此，在考虑施行肝脏手术治疗肝血管瘤之前，必须考虑到引起上腹部症状的其他原因。部分肝血管瘤病人的上腹部不适症状是由其他消化道疾病所引起的，比如消化道溃疡、慢性胃肠炎、慢性胆囊炎和胆管炎等。尽管上腹疼痛和不适在巨大肝血管瘤的病人中更常见，但是肝血管瘤大小本身并不能作为手术治疗肝血管瘤的适应证。一些研究者认为直径大于10cm的肝血管瘤有更大可能性出现瘤体内出血、进一步长大或破裂，因此对这部分病人施行手术切除是合理的[12-14]。Choi等[15]认为对于邻近大血管结构的肝血管瘤应当考虑早期手术。另一些研究者认为，即使肿瘤直径大于10cm，也不应该施行手术治疗[16]。国内外多项研究显示，大多数肝血管瘤的生长速度非常缓慢，增大速度比较快者占5%～35%[17]。肝血管瘤快速增长的标准尚不统一。一般认为，肝血管瘤直径每年增速超过2cm为快速增长[18]。在我们中心的回顾性研究中，因为肝血管瘤快速增长而施行手术的病人占到总病人的11.6%[19]。文献报道，在经过手术治疗的肝血管瘤病人中，无症状肝血管瘤的比例为16%～39.8%[20-22]。对于无症状肝血管瘤病人施行手术治疗存在争议，但在以下情况应在医师和病人充分协商沟通的基础上，权衡利弊后再决定是否手术治疗[18]。直径大于10cm的肝血管瘤，位于肝脏边缘或突出到肋弓水平以下，且病人较瘦弱，有发生创伤性破裂的风险；准备怀孕的女性伴有巨大肝血管瘤，妊娠可能导致肝血管瘤快速增长；重体力劳动者或运动员患有巨大肝血管瘤者；病人担心肝血管瘤快速长大、恶变或瘤体破裂出血等严重并发症的发生，产生不安焦虑等严重的心理问题，经心理辅导不能缓解者。

二、治疗方法选择

最有效的治疗方法是手术切除，其他方法包括：肝血管瘤捆扎术，肝动脉结扎术，肝动脉栓塞术，射频或微波消融术等。手术切除方法主要包括：肝切除、肝血管瘤剜除和肝移植[23-25]。肝切除和肝血管瘤剜除术仍然是目前最常用的手术治疗方法。Alper A[24]较早采用肝血管瘤剜除术治疗肝血管瘤，其解剖基础是肝血管瘤呈膨胀性生长，推挤压迫周围的正常肝组织，在肝血管瘤与正常肝组织间形成一疏松间隙。肝血管瘤剜除术即通过这一间隙将肝血管瘤从正常肝组织上剥离下来。绝大多数外科医生倡导采用剜除术治疗肝血管瘤，因为相较于肝切除，肝血管瘤剜除术的术中出血更少，术后整体并发症更少，住院时间更短[26-28]。肝血管瘤是良性疾病，基本原则是尽量避免切除无肿瘤的正常肝组织[29]。因此，剜除术仍然是巨大肝血管瘤的首选手术方式。几篇小样本的回顾性研究比较了采用肝血管瘤剜除和肝切除治疗肝血管瘤的围手术期结果。但是在这些研究中，肝血管瘤的中位直径小于10cm；而且在不同的肝脏解剖部位，是采用肝切除还是肝血管瘤剜除术更有优势并未阐述清楚。我们曾对本中心86例直径大于10cm的巨大肝血管瘤手术治疗的病例资料进行了回顾性分析，其中肝血管瘤剜除术47例、肝切除术39例，不论是位于右半肝的肝血管瘤还是位于左半肝的肝血管瘤，在手术时间、肝血流阻断时间和频率、术中出血量、术中输血的频率以及术后并发症发生率和术后住院时间方面，两种手术技术均没有显著差异[19]。另一项回顾性研究也报道了相似的结果[30]。在尽量减少正常肝实质丢失的前提下，肝切除术是一种有用的替代手术方式。如果巨大肝血管瘤几乎占据半肝或左外叶，病侧肝正常实质较少，这种情况下，解剖性肝切除术并不会造成较多的肝实质丢失。此外，如果肝血管瘤周围的正常肝实质无法保留，如肝血管瘤位置较深或切除多个相互毗邻的肝血管瘤，则肝切除术是首选手术方式。

三、数字化影像学技术在肝血管瘤手术治疗中的应用

近年来，随着现代影像学技术和计算机科学的发展，基于传统医学影像数据的数字医学技术，如三维可视化技术、三维打印技术及虚拟现实技术等在肝脏外科得到越来越广泛的应用，主要包括以下三个方面。

1. 评估肝脏解剖结构

肝脏解剖学是整个肝脏外科进步的基础，现有的肝脏解剖学知识建立在肝脏管道铸型腐蚀标本和胆管造影等基础上。但由于肝脏解剖结构复杂，肝内脉管解剖变异常见，基于健康人肝脏解剖结构的认识并不适用于所有肝脏外科病人。采用术前肝脏三维重建，可以清晰完整地显示肝内脉管系统的走行及分支分布，精确定位肝血管瘤与肝内血管和胆道系统的相互关系。

2. 术前评估肝脏体积及模拟肝切除

肝切除术后肝脏功能不全是病人围手术期死亡的重要原因，残肝体积大小与术后肝功能衰竭密切相关。目前，残肝体积测量已成为术前评估肝脏储备功能的一种常规方法。术者可以通过数字化影像学技术决定手术类型，在计算机上模拟肝切除步骤，确定需要阻断或离断的管道结构及最佳的肝实质离断平面，既可完整切除肝血管瘤，又可安全保留健康肝脏。

3. 术中实时导航

虚拟现实是利用计算机对现实场景进行三维模拟的虚拟环境，提供逼真的沉浸式体验。通过虚拟现实技术，肝脏外科医师可以将肝脏虚拟模型带入手术室，在肝脏切除术中进行间接实时引导，以了解即将遇到的脉管结构，降低手术风险，调整手术策略。

四、术中出血的风险因素及控制策略

随着肝脏外科手术技术的进步，围手术期处理的改善，新的肝脏实质离断器械的不断涌现，在绝大多数专业的肝胆外科中心，无论肝切除术还是肝血管瘤剜除术，都能安全实施。但是术中出血仍然是该术式的主要手术风险，尤其是直径大于10cm的巨大肝血管瘤[31,32]。纪念斯隆·凯特林癌症中心的研究数据显示，在52例经手术切除的肝血管瘤病例中，有10位（19.2%）病人的术中失血量 > 1L[21]。因此，研究预测术中大出血并需要术中输血的各种风险因素，对于建立有效的止血策略至关重要。本中心巨大肝血管瘤（直径 > 10cm）手术治疗的研究数据显示，中位术中出血量为400mL（100～3000mL）。与术中出血量增加相关的术前因素包括：肝血管瘤直径大于15cm、肝血管瘤位于右侧或中央、肝血管瘤毗邻大的血管结构、凝血酶原时间延长。多因素分析显示毗邻大的血管结构，以及位于右侧或中央的肝血管瘤是预测术中出血量增加的独立危险因素[19]。Fu等[20]发现：与肝脏周边区域的肝血管瘤相比，剜除肝中央区域的血管瘤术中出血量更多，术中输血的可能性更大。

肝血管瘤手术治疗术中止血策略包括：肝血流阻断技术，低中心静脉压（central venous pressure，CVP），肝脏悬吊技术以及不同肝止血设备的合理运用。在肝实质离断过程中，常用的血流阻断方式包括：

（1）第一肝门阻断法（Pringle 法），其操作简单、安全，对减少肝切除过程中的出血量有较好效果。入肝血流间歇性阻断法较常用，连续阻断的安全时限是 15 ～ 20min，两次阻断之间恢复血流 5min。长期以来对第一肝门阻断的安全时限进行了大量的研究，对于健康肝脏病人，有报道总的阻断时间达 120min 而术后恢复良好者[34]。

（2）由于第一肝门阻断对来自肝静脉损伤、反流和下腔静脉破裂的出血无效，Heaney[35] 于 1966 年提出了全肝血管隔离技术，同时阻断出、入肝血流。该方法在控制出血方面更有效，但对全身血流动力学影响较大。鉴于此，Elias 等[36] 提出了选择性的全肝血管隔离术，即保留下腔静脉血流的全肝血管隔离。该方法一定程度上减少了对血流动力学的影响，但技术要求相对较高，且不适用于位于肝静脉与下腔静脉汇合部的肿瘤。1990 年我们报告了一种更为简单易行的血流阻断方法（陈氏肝血流阻断技术）：不阻断肝上下腔静脉，而是完全阻断肝十二指肠韧带，同时阻断肝下下腔静脉[37]。该方法减少术中出血的主要机制是 Pringle 手法阻断了入肝血流，肝下下腔静脉阻断可以降低中心静脉压，减少了断面肝静脉的出血，同时利用三尖瓣的抗反流作用，达到类似全肝血流阻断的作用。最近一项随机对照试验研究结果表明，与 Pringle 手法联合低中心静脉压相比，陈氏血流阻断法可以更显著地减少术中出血，缩短手术时间，而且对血流动力学影响较小，特别适用于肝硬化病人[38]。如果肝血管瘤靠近肝静脉主干和（或）肝后下腔静脉，如巨大肝血管瘤累及肝 1、7、8 段和（或）肝 4a 段，我们会在肝实质离断之前进行肝下下腔静脉阻断的准备工作。

（3）当巨大肝血管瘤直接压迫或包绕主要的肝静脉和（或）肝后下腔静脉，有损伤肝静脉系统导致致命大出血的时候，在阻断第一肝门、肝下下腔静脉的同时，可根据需要阻断病侧主肝静脉或肝上下腔静脉行全肝血流阻断[39]。

（4）既往的研究显示肝血管瘤的血供主要来自病侧的肝动脉。Baer 等[40] 报道在肝血管瘤剜除术前结扎病侧肝动脉分支能够显著减少术中出血量，但肝动脉结扎后可能导致胆道缺血和狭窄。在肝实质离断之前，我们通常采用血管夹夹闭肝血管瘤病侧的肝动脉，肝血管瘤体积会显著缩小，有利于游离。Feng X 等[41] 对 115 例行肝血管瘤剜除术的病例进行回顾性分析，与单独 Pringle 阻断组相比，Pringle 阻断联合连续肝动脉阻断组的术中出血量和输血量显著减少，而术后肝功能恢复两组没有显著差异。

随着腹腔镜外科技术的发展，越来越多的外科医生倡导采用腹腔镜手术技术来治疗肝血管瘤。与开腹手术相比，腹腔镜手术术后恢复更快，术后并发症发生率更低[39]。但是腹腔镜肝切除术中控制出血的技术难度，要比开腹手术更高[42]。据相关文献报道，腹腔镜肝切除中转开腹发生率为 2% ～ 15%，中转的主要原因为术中难以控制的出血[43]。我们中心将陈氏肝血流阻断技术应用于肝血管瘤的腹腔镜肝切除术中，与单纯 Pringle 组比较，陈氏血流阻断组出血量明显减少，术中输血率及中转率显著降低，没有病人的术中出血量超过 1L，两组术后并发症发生率无显著差异[44]。我们在肝血管瘤剜除过程中，第一肝门阻断控制入肝血流，通过下腔静脉阻断控制肝静脉系统出血，因此能清晰精确地识别肝血管瘤周围的主要血管结构。小的出血点可以采用超声刀或双极电凝钳止血，大的管道可以使用钛夹或 Hemlock 夹闭后离断，从而减少肝脏离断过程中的出血以及胆漏的发生（图 11-1）。根据我们中心的经验，腹腔镜下肝下下腔静脉的游离并不难，可以在较短的

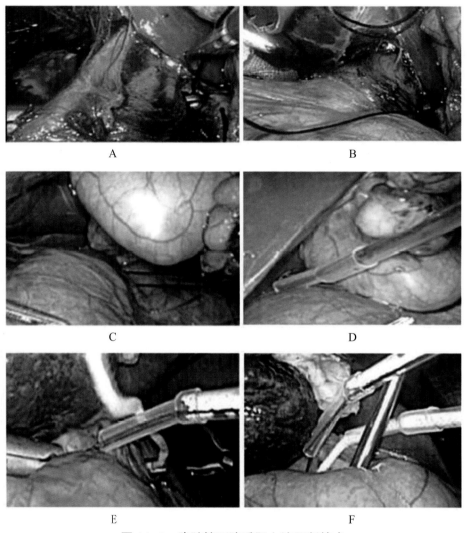

图 11-1 腹腔镜下陈氏肝血流阻断技术

注：A—在肾静脉水平上方游离肝下下腔静脉，用长血管钳经皮插入腹腔，穿过肝下下腔静脉背侧；B—用该血管钳从肝下下腔静脉后方夹出一根 10-0 的丝线；C—将该手术线从 Trocar 孔引出；D—用一个 16-F 硬导管连接 2cm 软橡胶导管，沿着丝线插入；E—用一根棉线穿过肝十二指肠韧带用于入肝血流阻断；F—同肝下下腔静脉阻断，沿棉线插入一连接有软橡胶导管的 16-F 硬导管。

时间内（7 ～ 21min）完成。我们的研究数据显示，该血流阻断方式不会导致术后肾功能的显著损害，而且术后肝功能指标在短期内能恢复到正常水平。我们认为在腹腔镜下运用肝下下腔静脉阻

断时应注意以下几点：①在游离肝下下腔静脉预置阻断带时，注意避免损伤肾静脉；②在绕过肝下下腔静脉时，动作应轻柔，避免损伤腰静脉；③术中需要阻断肝下下腔静脉时，应在直视下阻断；④连续肝下下腔静脉阻断 15min 是安全的，若未完全离断肝实质，建议松开肝下下腔静脉阻断 5min 后再次予以阻断；⑤术中肝下下腔静脉阻断后，病人血压若下降至 60mmHg 以下，应使用血管活性药物；若仍不能将血压升高至 60mmHg 以上，建议放弃肝下下腔静脉阻断；⑥对于年龄超过 65 岁的病人，腹腔镜下阻断肝下下腔静脉应慎重[45]。

2001 年，Belghiti 等[46]首次提出一种不游离肝脏、通过绕肝提拉肝脏进行肝切除的方法。该方法是利用置于下腔静脉前面的弹力提拉带环绕肝脏将其提起，在肝脏未游离的情况下通过前入路进行半肝切除术，尤其是右半肝切除术。适用于肝脏肿瘤巨大或肿瘤侵犯膈肌、游离病侧肝脏非常困难的病人。如果强行分离，肿瘤有可能由于被过度牵拉而破裂或因过度挤压而致肿瘤细胞播散；在分离第三肝门时，有可能撕破肝短静脉或下腔静脉而发生大出血。但是该方法是在下腔静脉前方与肝实质之间用血管钳盲目分离做隧道，有损伤肝短静脉、肝中或肝右静脉甚至下腔静脉而发生大出血的风险。我们建立了一种新的肝脏悬吊技术[47]，即沿下腔静脉右侧肝后间隙做隧道置放两根条带的肝脏双悬吊技术。此方法简单、安全，能充分显露切除肝断面，同时可以很好地控制断面出血。我们将该技术应用于肝右叶巨大血管瘤的原位肝切除，显著降低了肝血管瘤游离过程中以及剜除或肝切除过程中大出血的风险（图 11-2）。

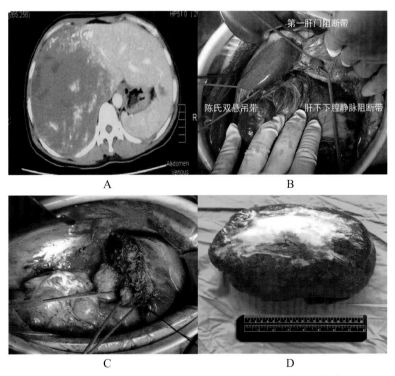

图 11-2　开腹肝血管瘤剜除术中的陈氏双悬吊技术

注：A—肝巨大血管瘤的增强 CT 影像；B—开腹肝血管瘤剜除术中阻断病侧入肝血流，并采用陈氏双悬吊技术充分显露肝断面及控制出血；C—肝右叶血管瘤剜除术后肝创面；D—肝巨大血管瘤手术标本。

基于既往的随机临床研究结果，在肝切除术中通过麻醉方法控制低 CVP 来减少肝静脉系统出血已被广大肝胆外科医生所认可。大量文献证实：应用麻醉综合措施控制 CVP < 5cmH₂O 可显著减少肝脏手术的术中出血量，但难点在于同时保证器官灌注[48]。既往文献报道实施控制性低中心静脉压的术后急性肾损伤（AKI）发生率高达 16%[49,50]。肝实质离断完成之前应实施严格的限制性输液，注射泵输注液体 1.0 ～ 1.5 mL/(kg·h)，维持静脉通畅与药品输注稳定；以醋酸平衡盐晶体液为佳。肝实质离断完成之后，快速补足循环容量；以晶体：胶体 =1：1 为佳。腹腔镜肝切除时理想 CVP 应以"肝静脉塌陷，腹腔压力与肝静脉压力差值适当且稳定（如遇肝静脉破损，此时血将出而未出）"为标准；对于并发心、脑血管病、心功能不全等病人，尤其应时刻谨记按需输液，首先维持血流动力学平稳，再寻求合理控制 CVP[51]。

五、经腹腔镜或机器人辅助技术施行肝血管瘤切除术

自 1991 年美国妇产医师 Reich 完成世界首例腹腔镜下肝脏良性肿瘤切除以来，腹腔镜肝切除术已经历了 20 余年的发展。国际上分别于 2008 年和 2014 年召开腹腔镜肝切除的国际专家共识会议，对适应证和相关问题达成共识。2012 年国内肝脏外科专家制定我国首部《腹腔镜肝切除专家共识和手术操作指南》，并于 2015 年创立亚太及中国腹腔镜肝切除技术推广与发展专家委员会，对亚太地区和国内腹腔镜肝切除技术的推广与发展做出积极贡献。2008 年"路易斯维尔宣言"确定腹腔镜肝切除术主要适应证为：①位于肝脏 2 ～ 6 段表浅的局限性病变；②单发肿瘤最大径 ≤ 5cm，且未侵犯大血管或胆管[52]。随着腹腔镜肝切除技术的进步和设备器械的改进，切除肿瘤的部位逐渐扩大到既往认为是手术禁忌的特殊肝段，如肝脏 1、4a、7、8 段，肿瘤的直径也进一步扩大，已基本涵盖开放肝切除的绝大部分适应证。越来越多复杂的腹腔镜肝切除已能够在专业的肝胆外科中心安全完成。与开腹手术相比，腹腔镜肝切除具有以下优势，包括减少了术中出血，降低了术后疼痛，减少了术后并发症发生率，缩短了住院时间，恢复更快[54]。然而，一些腹腔镜手术技术的固有局限性阻碍了它被肝脏外科医生广泛接受，包括腹腔镜器械的活动自由度受限，二维视野，术者手部颤动因为杠杆效应被放大以及人体工程学设计不合理等[55]。2003 年 Giulianotti 等[56] 首次报道了机器人辅助腹腔镜肝切除。机器人手术系统具有消除手术医生手臂生理抖动，视野清晰稳定，7 个自由度下旋转 360° 的腕式器械等优势。

机器人辅助手术和（或）腹腔镜肝血管瘤切除术的队列研究已有报道，但这些研究大多是小样本研究或病例报告。Shin Y 等[57] 报道腹腔镜肝切除治疗肝血管瘤比开腹手术有更好的围手术期结果。近来一项采用倾向得分匹配的研究也显示出相似的结果[58]。另一项比较机器人辅助手术、腹腔镜手术以及开腹半肝切除治疗直径大于 10cm 的肝血管瘤的小样本研究结果显示：机器人半肝切除术的术中出血更少，手术时间更短，以及术后住院时间更短[59]。为了明确在手术治疗肝血管瘤方面机器人辅助手术是否优于传统腹腔镜手术，本中心首次回顾性比较了机器人辅助手术与

腹腔镜手术治疗肝血管瘤的围手术期结果[60]。研究结果显示：287 例经过微创手术治疗的肝血管瘤病例中，43 例接受了机器人辅助手术，244 例接受了腹腔镜手术，经过倾向得分匹配后，机器人辅助手术组术中手术时间更长，在入肝血流阻断时间、中位术中出血量，术中输血率、术后实验室检查方面，两组没有显著差异。在机器人组仅有 2 例病人（4.7%）需要术中中转开腹手术，而腹腔镜手术组的中转率更高（8.6%）。术中中转开腹的原因包括：术中大量出血，严重的腹腔粘连以及血流阻断后的血流动力学不稳定。机器人手术组术后并发症发生率为 11.6%，且并发症均为 I 级；而腹腔镜手术组的并发症发生率为 18.9%，有 4 例病人（1.6%）出现了 III 级并发症。术后并发症发生率两组没有显著性差异，机器人手术组术后住院时间更短。对于靠近大血管结构的肝血管瘤，我们进行了亚组分析。结果显示：机器人手术组手术时间更长，但是术中出血量显著减少。识别肝血管瘤假包膜和肝实质之间的平面是手术中的关键步骤。在剜除过程中如果偏离这个平面，则可能导致丢失过多的正常肝组织，或是进入瘤体内引起不易控制的出血。当肝血管瘤与主要血管结构相邻时，精细地将肝血管瘤从假包膜上游离有损伤邻近血管结构，尤其是管壁较薄的肝静脉系统，而导致出血的危险。对于靠近大血管结构的肝血管瘤，机器人手术较腹腔镜手术能减少术中出血，主要原因包括：①机器人手术系统提供了一个稳定而放大的三维视野。高质量的图像使外科医生能够发现血管瘤与正常肝实质之间的平面，并且更容易地识别肝血管瘤的供血血管；②机器人手术系统相较于腹腔镜手术系统更适用于曲面的肝实质离断。腹腔镜器械的活动自由度受限，而机器人手术系统则可以采用具有腕关节的马里兰双极电凝钳和超声刀联合完成曲面的肝实质离断；③机器人手术系统凭借具有七个自由度的类腕关节技术可以快速精确地缝合进入肝血管瘤的破损血管分支。

（张伟　肖震宇）

参 考 文 献

[1] CHOI BY，NGUYEN MH. The diagnosis and management of benign hepatic tumors[J]. J Clin Gastroenterol，2005，39：401-412.

[2] MERGO PJ，ROS PR. Benign lesions of the liver[J]. Radiol Clin North Am，1998，36：319-331.

[3] GANDOLFI L，LEO P，SOLMI L，et al. Natural history of hepatic haemangiomas：clinical and ultrasound study[J]. Gut，1991，32：677-680.

[4] SAEGUSA T，ITO K，OBA N，et al. Enlargement of multiple cavernous hemangioma of the liver in association with pregnancy[J].Intern Med，1995，34：207-211.

[5] CONTER RL，LONGMIRE WP JR. Recurrent hepatic hemangiomas. Possible association with estrogen therapy[J].Ann Surg，1988，207：115-119.

[6] TAIT N，RICHARDSON AJ，MUGUTI G，et al. Hepatic cavernous haemangioma：a 10 year review[J]. Aust N Z J Surg，1992，62：521-524.

[7] PARK WC，RHILLIPS R. The role of radiation therapy in the management of hemangiomas of the liver[J]. JAMA，1970，212：1496-1498.

[8] KASABACH HH, MERRITT KK. Capillary hemangioma with extensive purpura：report of a case[J].Am J Dis Children，1940，59：1063-1070.

[9] 陈孝平.重视肝脏良性占位性病变诊治[J]. 中国实用外科杂志，2013，33（9）：727-730.

[10] PULVIRENTI E，TORO A，DI CARLO I.An update on indications for treatment of solid hepatic neoplasms in noncirrhotic liver[J]. Future Oncol，2010，6：1243-1250.

[11] HERMAN P，COSTA ML，MACHADO MA，et al. Management of hepatic hemangiomas：a 14-year experience[J].J Gastrointest Surg，2005，9：853-859.

[12] GIULIANTE F，ARDITO F，VELLONE M，et al. Reappraisal of surgical indications and approach for liver hemangioma：single-center experience on 74 patients[J]. Am J Surg，2011，201：741-748.

[13] POPESCU I，CIUREA S，BRASOVEANU V，et al. Liver hemangioma revisited：current surgicalindications，technicalaspects，results[J]. Hepatogastroenterology，2001，48：770-776.

[14] BROUWERS MA，PEETERS PM，DE JONG KP，et al. Surgical treatment of giant haemangioma of the liver[J]. Br J Surg，1997，84：314-316.

[15] CHOI J，LEE YJ，HWANG DW，et al. Surgical treatment of giant hepatic hemangiomas：technical point of view[J]. Am Surg，2011，77：48-54.

[16] SCHNELLDORFER T，WARE AL，SMOOT R，et al. Management of giant hemangioma of the liver：resection versus observation[J]. J Am Coll Surg，2010，211：724-730.

[17] MIURA JT，AMINI A，SCHMOCKER R，et al. Surgical management of hepatic hemangiomas：a multi-institutional experience[J]. HPB（Oxford），2014，16（10）：924-928.

[18] 夏锋，李雪松，陈孝平. 肝血管瘤诊断和治疗多学科专家共识（2019版）[J]. 中国实用外科杂志，2019，8：761-765.

[19] ZHANG W，HUANG ZY，KE CS，et al. Surgical treatment of giant liver hemangioma larger than 10cm：asingle center's experience with 86 patients[J]. Medicine（Baltimore），2015，94（34）：e1420.

[20] YEDIBELA S，ALIBEK S，MULLER V，et al. Management of hemangioma of the liver：surgical therapy or observation?[J]. World J Surg，2013，37：1303-1312.

[21] YOON SS，CHARNY CK，FONG Y，et al. Diagnosis，management，and outcomes of 115 patients with hepatic hemangioma[J]. J Am Coll Surg，2003，197：392-402.

[22] SCHNELLDORFER T，WARE AL，SMOOT R，et al. Management of giant hemangioma of the liver：resection versus observation[J]. J Am Coll Surg，2010，211：724-730.

[23] STARZL TE，KOEP LJ，WEIL R，et al. Excisional treatment of cavernous hemangiomas of the liver[J]. Ann Surg，1980，192：25-27.

[24] ALPER A，ARIOGUL O，EMRE A，et al. Treatment of liver hemangiomas by enucleation[J]. Arch Surg，1988，123：660-661.

[25] NISHIDA O，SATOH N，ALAM AS，et al. The effect of hepatic artery ligation for irresectable cavernous hemangioma of the liver[J]. Am Surg，1988，54：483-486.

[26] GEDALY R，POMPOSELLI JJ，POMFRET EA，et al. Cavernous hemangioma of the liver：anatomic resection vs.enucleation[J]. Arch Surg，1999，134：407-411.

[27] HAMALOGLU E，ALTUN H，OZDEMIR A，et al. Giant liver hemangioma：therapy by enucleation or liver resection[J]. World J Surg，2005，29：890-893.

[28] SINGH RK，KAPOOR S，SAHNI P，et al, Giant haemangioma of the liver：is enucleation better than resection?[J]. Ann R Coll Surg Engl，2007，89：490-493.

[29] CHICHE L，ADAM JP. Diagnosis and management of benign liver tumors[J]. Semin Liver Dis，2013，33：236-247.

[30] ULAS M，OZER I，BOSTANCIL EB，et al. Giant hemangiomas：effects of size and type of surgical procedure on postoperative outcome[J]. Hepatogastroenterology，2014，61：1297-1301.

[31] JIANG H，CHEN Z，PRASOON P，et al. Surgical management for giant liver hemangiomas greater than 20cm in size[J]. Gut Liver，2011，5：228-233.

[32] GIULIANTE F，ARDITO F，VELLONE M，et al. Reappraisal of surgical indications and approach for liver hemangioma：single-center experience on 74 patients[J]. Am J Surg，2011，201：741-748.

[33] FU XH，LAI EC，YAO XP，et al. Enuceation of liver hemangiomas：is there a difference in surgical outcomes for centrally or peripherally located lesions?[J]. Am J Surg，2009，198：184-187.

[34] VAN RIEL WG，VAN GOLEN RF，REINIERS MJ，et al. How much ischemia can the liver tolerate during resection?[J]. Hepatobiliary Surg Nutr，2016，5（1）：58-71.

[35] HEANEY JP, STANTON WK, HALBERT DS, et al. An improved technic for vascular isolation of the liver: experimental study and case reports[J]. Ann Surg, 1966, 163（2）: 237-241.

[36] ELIAS D, LASSER P, DEBAENE B, et al. Intermittent vascular exclusion of the liver（without vena cava clamping）during major hepatectomy[J]. Br J Surg, 1995, 82（11）: 1535-1539.

[37] 陈孝平, 吴在德, 覃修福, 等.肝段切除术120例[J].中华外科杂志, 1990, 28（10）: 599-601.

[38] ZHU P, LAU WY, CHEN YF, et al. Randomized clinical trial comparing infrahepatic inferior vena cava clamping with low central venous pressure in complex liver resections involving the Pringle manoeuvre[J]. Br J Surg, 2012, 99（6）: 781-788.

[39] DOU L, MENG WS, SU BD, et al. Step-by-step vascular control for extracapsular resection of complex giant liver hemangioma involving the inferior vena cava[J]. Am Surg, 2014, 80（1）: 15-20.

[40] BAER HU, DENNISON AR, MOUTON W, et al. Enucleation of giant hemangiomas of the liver. Technical and pathologic aspects of a neglected procedure[J]. Ann Surg, 1992, 216: 673-676.

[41] XIA F, LAU WY, QIAN C, et al. Surgical treatment of giant liver hemangiomas: enucleation with continuous occlusion of hepatic artery proper and intermittent Pringle maneuver[J]. World J Surg, 2010, 34（9）: 2162-2167.

[42] KAWAGUCHI Y, NOMI T, FUKS D, et al. Hemorrhage control for laparoscopic hepatectomy: technical details and predictive factors for intraoperative blood loss[J]. Surg Endosc, 2016, 30（6）: 2543-2551.

[43] NGUYEN KT, GAMBLIN TC, GELLER DA. World review of laparoscopic liver resection 2804 patients[J]. Ann Surg, 2009, 250（5）: 831-841.

[44] ZHANG W, WANG J, LI C, et al. Infrahepatic inferior vena cava clamping with Pringle maneuvers for laparoscopic extracapsular enucleation of giant liver hemangiomas[J]. Surg Endosc, 2017, 31（9）: 3628-3636.

[45] 张万广, 张必翔, 王健, 等.入肝血流联合肝下下腔静脉阻断在腹腔镜肝切除术中的应用[J]. 腹部外科, 2016, 2: 76-81.

[46] BELGHITI J, GUEVARA OA, NOUN R, et al. Liver hanging maneuver: a safe approach to right hepatectomy without liver mobilization[J]. J Am Coll Surg, 2001, 193（1）: 109-111.

[47] CHEN XP, ZHANG WG, LAU WY, et al. Right hepatectomy using the liver double-hanging maneuver through the retrohepatic avascular tunnel on the right of the inferior vena cava[J]. Surgery, 2008, 144（5）: 830-833.

[48] LIU TS, SHEN QH, ZHOU XY, et al. Application of controlled low central venous pressure during hepatectomy: a systematic review and meta-analysis[J]. J Clin Anesth, 2021, 75: 110467.

[49] CORREA-GALLEGO C, BERMAN A, DENIS SC, et al. Renal function after low central venous pressure-assisted liver resection: assessment of 2116 cases[J]. HPB（Oxford）, 2015, 17（3）: 258-264.

[50] LIM C, AUDUREAU E, SALLOUM C, et al. Acute kidney injury following hepatectomy for hepatocellular carcinoma: incidence, risk factors and prognostic value[J]. HPB（Oxford）, 2016, 18

（6）：540-548.

[51] 彭俊，彭书. 腹腔镜肝切除术中控制性低中心静脉压技术实施要点与意外处理[J]. 中国实用外科杂志，2022，42（9）：1039-1041.

[52] BUELL JF，CHERQUI D，GELLER DA，et al. The international position on laparoscopic liver surgery：the Louisville Statement，2008[J]. Ann Surg，2009，250（5）：825-830.

[53] GAVRIILIDIS P，ROBERTS KJ，ALDRIGHETTI L，et al. A comparison between robotic，laparoscopic and open hepatectomy：a systematic review and network meta-analysis[J]. Eur J Surg Oncol，2000，46：1214-1224.

[54] GAVRIILIDIS P，ROBERTS KJ，ALDRIGHETTI L，et al. A comparison between robotic，laparoscopic and open hepatectomy：a systematic review and network meta-analysis[J]. Eur J Surg Oncol，2020，46（7）：1214-1224.

[55] KITISIN K，PACKIAM V，BARTLETT DL，et al. A current update on the evolution of robotic liver surgery[J]. Minerva Chir，2011，66（4）：281-293.

[56] GIULIANOTTI PC，CORATTI A，ANGELINI M，et al. Robotics in general surgery：personal experience in a large community hospital[J]. Arch Surg，2003，138（7）：777-784.

[57] SHIN Y，RHU J，CHOI GS，et al. Feasibility of laparoscopic liver resection for liver cavernous hemangioma：a single-institutional comparative study[J]. Ann Hepatobiliary Pancreat Surg，2020，24（2）：137-143.

[58] LIU Q，LIU F，DING J，et al. Surgical outcomes and quality of life between laparoscopic and open approach for hepatic hemangioma: a propensity score matching analysis[J]. Medicine（Baltimore），2019，98（6）：e14485.

[59] HU M，CHEN K，ZHANG X，et al. Robotic，laparoscopic or open hemihepatectomy for giant liver hemangiomas over 10 cm in diameter[J]. BMC Surg，2020，20（1）：93.

[60] ZHANG W，LIU J，ZHANG Z，et al. Perioperative outcomes of robot-assisted versuslaparoscopic liver resection for cavernous hemangioma：a propensity scorematching study[J]. Surg Endosc，2023.

第十二章 陈氏控制出血技术在腹腔镜肝切除术中的应用

腔镜技术是 21 世纪外科的重要发展方向之一。自 1987 年法国医生 Mouret 完成第一例腹腔镜胆囊切除术以来，腹腔镜技术得到极大的发展。腹腔镜手术在多个手术学科取代了开腹手术，成为许多外科疾病的首选治疗方法。1991 年美国 Reich 等率先报道腹腔镜下肝脏良性肿瘤切除术，腹腔镜技术在肝脏外科疾病中的应用日益广泛 [1]。腹腔镜肝切除术的适应证逐渐从良性疾病扩展到肝脏恶性肿瘤。随着技术的进步和经验的积累，由局部切除逐渐扩大到半肝切除、肝段切除以及腹腔镜下供肝切取手术等。

2008 年 Louisville 召开了第一届世界腹腔镜肝切除大会，对腹腔镜肝切除提出了严格的手术适应证 [2]。①肿瘤标准：肿瘤＜5cm，与大的管状结构有一定的安全距离，不需要血管或者胆管的重建。②肝脏标准：非肝硬化或者代偿期肝硬化病人，食管胃底静脉曲张≤ 1 级，血小板≥ 80×10^9/L，麻醉风险（ASA）评分＜ 3。因此，在筛选适合腹腔镜肝切除手术的肝脏肿瘤病人时，主要遵循两个标准：肿瘤位置和肿瘤大小。通过术前影像学检查评估，肿瘤必须位于安全的地带，即肿瘤必须与大的血管结构保持一定的距离。肿瘤位于肝脏Ⅱ、Ⅲ、Ⅵ b、Ⅴ和Ⅵ段是腹腔镜肝切除最好的适应证。

随着腹腔镜设备的改进以及腹腔镜手术经验的积累，肿瘤的大小已经不是限制腹腔镜肝切除的难题。2014 年日本 Morioka 第二届世界腹腔镜肝切除大会除对活体肝移植供肝的切取存在争议外，对于肝细胞癌的腹腔镜肝切除已没有过多的限制 [3]。做好全面的术前评估后，包括肝功能、基础肝脏疾病、肝硬化、门静脉高压、残肝体积等，腹腔镜肝切除适应证与开腹肝切除适应证几乎没有区别。

自 1994 年周伟平教授在国内开展腹腔镜肝切除以来，腹腔镜肝切除术经历了早期尝试、快速发展、推广应用阶段，现在国内腹腔镜肝切除技术已经非常成熟并规范化（表 12-1）。本中心 2004 年实施的腹腔镜下右半肝切除术治疗巨大原发性肝癌的病人，已存活 20 年，仍健在，取得了非常好的效果。2012 年中华医学会外科学分会肝脏外科学组组长陈孝平牵头，组织国内 60 位肝脏外科专家,共同制定了具有中国特色的《腹腔镜肝切除术专家共识和手术操作指南(2013版)》[27]。该指南对腹腔镜肝切除的类型、手术方式、适应证及禁忌证、切肝技术和断面处理、手术步骤等进行了规范。

表 12-1　国内最早开展的腹腔镜肝切除术及相关研究 [4-26]

时 间	作 者	疾病类型及部位 (*n*)	手术范围
1994 年	周伟平,等	肝左外叶血管瘤 (1)	肝左外叶切除术
1994 年	周伟平,等	肝左外叶血管瘤 (2),肝右叶下段原发性肝癌 (1)	肝左外叶切除术 肝癌切除术
1996 年	李朝龙,等	肝血管瘤 (2),原发性肝癌 (2),肝左外叶 (1),肝右叶 (3)	非规则性肝切除术
1996 年	许红兵,等	肝单发囊肿 (5),肝多发囊肿 (15),肝左叶 (6),右叶或以右叶为主 (14)	囊肿切除或开窗术
1996 年	王存川,等	肝左叶血管瘤,慢性胆囊炎并胆囊多发息肉	胆囊切除 + 肝Ⅲ段切除术
1996 年	杨五计,等	肝左叶原发性肝癌 (1)	肝癌切除术
1996 年	宗明,等	肝左内叶 (10),肝左外叶 (2),肝右内叶 (5),肝右外叶 (2)	使用超声刀实验性肝切除术(猪)
1999 年	蔡秀军,等	肝 V 段原发性肝癌 (1)	胆囊切除 +V 段切除术 (刮吸法)
2001 年	林建华,等	原发性肝癌 (6),肝血管瘤 (4)	全腹腔镜或腹腔镜辅助下肝部分切除术
2001 年	潘万能,等	肝 V 段血管瘤 (1)	胆囊切除 + 肝部分切除术
2001 年	蔡秀军,等	原发性肝癌(Ⅲ和Ⅴ段各1),肝血管瘤 [Ⅲ (1) Ⅵ (2) Ⅵ、Ⅶ交界 (1)]	肝部分切除术
2001 年	林建华,等	肝右前叶血管瘤 (1),肝左叶原发性肝癌 (1)	术前 TACE、超声引导栓塞静脉后肿瘤切除术
2001 年	李晓平,等	腹腔镜肝规则切除铸型	—
2002 年	王存川,等	肝血管瘤、原发性肝癌、转移性肝癌、肝内胆管狭窄并结石 (10)	肝左外叶切除及肝的非规则切除
2002 年	林建华,等	肝海绵状血管瘤 (1),原发性肝癌 (2)	微波刀和旋吸刀,非规则切除
2002 年	刘荣,等	Ⅲ 段原发性肝癌	肝左外叶切除术
2002 年	刘荣,等	肝左内叶和左外叶囊肿	左半肝切除术
2003 年	刘荣,等	原发性肝癌 (16),肝脓肿 (2),肝血管瘤 (5),肝囊肿伴感染 (1),肝脏腺瘤 (1),肝脏局灶结节性增生 (1),肝门部胆管癌 (1)	左半肝切除 (3),左外叶切除 (5),肝方叶切除 (1),局部切除 (16)

时间	作者	疾病类型及部位（n）	手术范围
2003 年	蔡秀军，等	原发性肝癌（Ⅲ、Ⅴ *2、Ⅵ、Ⅶ），肝血管瘤（Ⅲ、Ⅵ *5、Ⅵ/Ⅶ），肝囊肿（Ⅳ）	段切除或部分切除术
2003 年	李朝龙，等	原发性肝癌（5），肝海绵状血管瘤（4），肝局限性增生结节（2）	肝左外叶切除术
2003 年	李朝龙，等	原发性肝癌（9），肝海绵状血管瘤（4），肝局灶性增生结节（2）；Ⅴ段（3），Ⅳ段（1），左外叶（11）	—
2004 年	陈孝平，等	肝右叶肝细胞癌	右半肝切除术
2004 年	蔡秀军，等	肝海绵状血管瘤（11），肝脏局灶性结节性增生（1），肝脏肉芽肿性炎症（1），肝囊肿纤维化（1）；左外叶（3），Ⅳ段（2），Ⅴ段（2），Ⅵ段（3），Ⅶ段（4）	肝段切除或左肝外叶切除
2004 年	蔡秀军，等	原发性肝癌（8），转移性肝癌（1），肝囊肿（1），肝脏血管瘤伴胆囊结石（10）；Ⅲ（4），Ⅱ/Ⅲ（1），Ⅳ（2），Ⅴ（5），Ⅵ（6），Ⅶ（2），Ⅵ/Ⅶ（1）	肝段切除、肝段部分切除，部分行胆囊切除术
2004 年	刘荣	规则性肝切除31例：左半肝切除（5），左外叶（12），Ⅳ段（1），Ⅴ段（2），Ⅵ段（3），Ⅴ、Ⅵ段（4），Ⅵ、Ⅶ段（2），Ⅴ、Ⅵ、Ⅶ段（1）	—

与其他专科手术相比，术中难以控制的出血是限制腹腔镜肝切除术发展的重要原因，也是导致中转开腹的主要原因。而大量出血及其随后的输血是促进肿瘤复发的重要因素之一[28]。尽管使用多种措施，例如：提高气腹压力、降低中心静脉压和使用微波固化等手段减少腹腔镜肝切除过程中的出血，但这些手段有时仍不能满足腹腔镜肝切除术中对出血的控制需求。因此，腹腔镜下合理应用各种肝脏血流阻断技术依然十分重要。肝血流阻断分为入肝血流阻断和出肝血流阻断。

入肝血流阻断技术根据阻断范围又分为全入肝血流阻断和区域性血流阻断。区域性入肝血流阻断主要优点为可避免 Pringle 法引起的保留侧肝实质缺血再灌注损伤，更有利于术后肝功能的恢复，原则上更符合微创手术的宗旨。同时区域性入肝血流阻断不受时间的限制，术者可从容解剖肝内管道结构，使肝切除更加精细。但其缺点是各肝段之间存在血管交通支，在肝实质离断过程中仍可能出血，加之操作较 Pringle 法复杂，因此，无法完全取代 Pringle 法。根据是否打开 Glisson 鞘，区域性入肝血流阻断分为鞘内阻断法与鞘外阻断法。鞘内阻断法即打开 Glisson 鞘，在鞘内分离出将要切除肝脏区域相对应的门静脉及肝动脉分支，予以结扎或离断。鞘内阻断法对术者的腹腔镜操作技术要求相对较高。对存在肝门区静脉曲张，如：肝硬化、布-加综合征等，肝外管道解剖变异或局部炎性粘连较重的情况，强行游离鞘内血管，可造成大量出血及误伤预留管道而导致被迫中转开腹。鞘外阻断法相对鞘内法相对操作简单易行按操作入路，可分为经肝门板法和经肝实质法（图 12-1）。

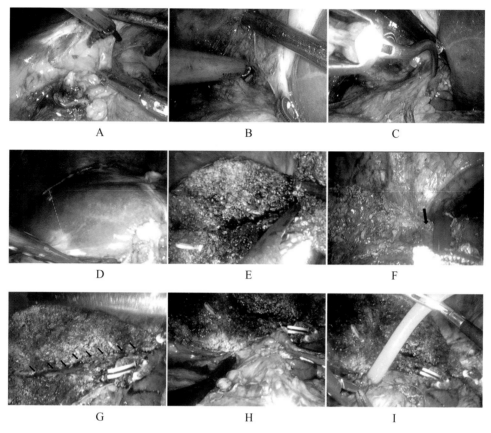

图 12-1　腹腔镜下解剖性左半肝切除术治疗肝内胆管结石过程（经肝门板法）

注：A—离断肝周韧带；B—在Ⅳb段与左肝蒂交汇处做小切口，钝性分离Glisson鞘外与肝包膜间的连接；C—动脉夹夹闭左肝蒂；D—肝脏表面显示缺血线，并作为预切线；E—沿肝中静脉离断肝实质；F—血管切割闭合器离断左肝蒂和肝左静脉；G—全程显露肝中静脉；H—胆总管探查；I—放置T管。

经肝实质法入肝血流阻断是由本中心创立的一种阻断方法，也称为不解剖肝门法（陈氏方法，详见第四章第一节），在开腹手术中取得了良好的效果。一项好的技术适用于各种不同条件下的手术，我们随之将其应用于腹腔镜肝切除中，同样取得了非常好的效果。对于按照Couinaud分段的Ⅱ、Ⅲ、Ⅴ、Ⅵ、Ⅶ、Ⅷ段的鞘外阻断，术者应熟悉肝脏解剖。结合术前影像学及术中超声对预结扎的肝蒂进行准确定位，可降低操作的难度。因为无须解剖第一肝门，一定程度上降低了操作的难度，降低了管道误伤的风险，也缩短了完成相应区域入肝血流阻断所需的时间[29-31]。对于穿过肝实质过程中造成的少量出血，在结扎相应肝蒂后，出血绝大多数均可自止。在腹腔镜下应用不解剖肝门经肝实质法的具体步骤是：用超声刀在预期建立肝内隧道的入口和出口处肝包膜做一小切口，深度为0.5～1.0cm，可缩短隧道的路程及减小器械推进的阻力。在建立隧道的器械方面，一般的钳式装置因角度和长度的问题操作较为困难。我们主要使用"金手指"来完成此操作。"金手指"的头端可弯曲、可带线；同时头端圆钝，深入过程中主要通过推挤肝实质形成隧道，不易损伤脉管结构。例如，左半肝切除时，先从肝门板的上方进入，从肝脏Ⅱ段肝蒂的下方出来，这样就可以把左侧的肝蒂分离结扎。对于右半肝，可能相对更困难一些，因为有时 V、Ⅷ段肝蒂走行可能比较平坦一些，要注意进入肝实质的角度。也可借助术中超声，明确脉管走行和设计器械的进入角度和深度（图 12-2）。

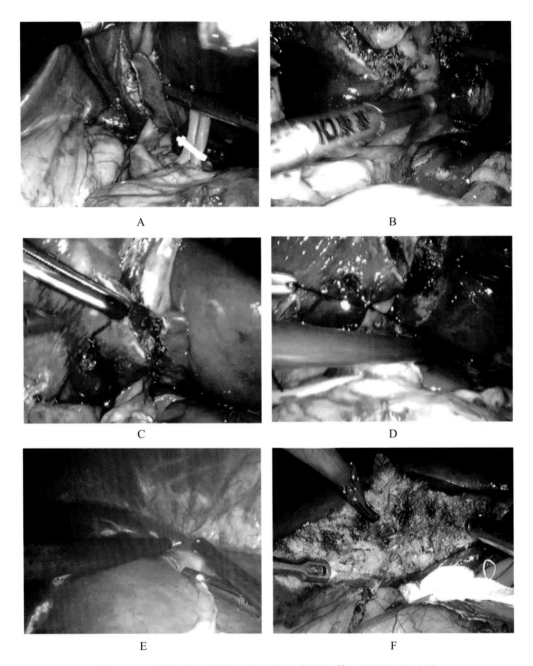

A

B

C

D

E

F

图 12-2　腹腔镜下经肝实质结扎左半肝肝蒂，阻断入肝血流

注：A—在左右肝蒂的分叉部偏左侧插入弯头血管钳；B—向尾状叶方向环绕左肝蒂（以 Arantius 韧带作为解剖标志，分别在其尾侧的左右游离或结扎左半肝的肝蒂）；C—待 7 号丝线穿过所做隧道；D—结扎左半肝的入肝血流；E—标记肝膈面的变色线，将其作为预切线；F—切除左半肝。

腹腔镜下肝实质离断过程中最大的难点是来自肝静脉的出血，由于肝静脉血管壁薄且有很多筛孔，出血时难以钳夹或电凝止血，且有时由于角度问题难以缝合，导致出血控制不理想，手术创面不清晰，手术时间延长。相应地控制肝静脉系统来源出血的技术包括肝静脉阻断、降低中心静脉压力和肝下下腔静脉阻断等。对腹腔镜下肝静脉的阻断有争议，一般认为腹腔镜下肝静脉的显露尤其是肝中静脉和肝右静脉的显露比较困难，一旦游离过程中出现出血，可能引起难以控制甚至致命的空气栓塞。肝静脉的阻断将加重肝实质的淤血，在肝实质离断过程中可能造成更多的出血。通过限制液体入量及应用利尿剂、血管活性药物等手段达到低中心静脉压（< 5cmH₂O），可避免容量超负荷，防止下腔静脉张力过大，利于肝脏游离和术中静脉损伤出血的控制[32]。但限制液体入量会增加血流动力学不稳定的风险，尤其是出血量较多的情况下，且术者无法主动控制。同时，假阳性情况时有发生，监测显示低中心静脉压，但肝静脉比较饱满，出血明显，进一步降低中心静脉压则不易掌控。本中心于 1990 年在世界上首先创立了肝下下腔静脉阻断的技术（陈氏肝血流阻断技术）[33]，并开展了肝下下腔静脉阻断的相关研究，结果显示肝下下腔静脉阻断联合 Pringle 法在复杂肝切除时比低中心静脉压联合 Pringle 法更加有效[34]（表 12-2）。此方法特别适应中国国情：我国肝脏恶性肿瘤多伴有不同程度的肝硬化，而此方法对伴有中重度肝硬化的病人更加适用（表 12-3）。我们的研究结果表明，它对肝、肾功能影响很小，因为不需要用药物。此方法掌握在手术医生手中，不需要麻醉师帮助，方法简单，效果明显，而且易于向基层医院推广。在腹腔镜下的操作步骤和开腹手术时类似，在肾静脉水平以上，略切开下腔静脉两侧后腹膜，可在下腔静脉左侧或右侧将弯血管钳或"金手指"从下腔静脉后方穿过，预置阻断带。此部位的下腔静脉后壁组织疏松，没有小分支，不会导致出血。其左侧的腹膜比较薄弱，也可略切开下腔静脉右侧后腹膜，将弯血管钳或"金手指"从下腔静脉后方穿过，并突破左侧菲薄的后腹膜，完成阻断带的放置。术者根据术中情况收紧阻断带，能够快速实现肝断面上肝静脉来源的出血控制，而无严重不良后果[35]（图 11-1）。

表 12-2　肝下下腔静脉阻断联合 Pringle 法和低中心静脉压 Pringle 法术中效果的比较

项目	IIVCC（n=96）	Low CVP（n=96）	P
手术时间（min）	161.8（36.1）	172.0（46.2）	0.091
缺血时间（min）	10.5（3.6）	12.4（5.0）	0.003
操作时间（min）	10.5（4.0）	21.8（3.8）	＜ 0.001
输血量（人数）			0.122
1U	2	0	—
2U	10	6	—
3U	0	4	—
4U	6	8	—
中心静脉压（cmH_2O）			
1 期	10.5(1.3)	10.8(1.2)	0.165
2 期	4.3(0.9)	4.7(0.5)	＜ 0.001
3 期	9.9(1.1)	10.5(1.1)	0.001
肝下下腔静脉压（cmH_2O）			
1 期	9.5(1.3)	9.8(1.1)	0.116
2 期	3.4(0.9)	3.7(0.5)	0.001
3 期	8.9(1.1)	9.5(1.1)	＜ 0.001
平均动脉压（cmH_2O）			
1 期	91.5(8.6)	90.3(6.8)	0.278
2 期	69.8(10.5)	65.1(7.9)	0.001
3 期	90.2(8.0)	89.4(8.1)	0.472
心率（次 /min）			
1 期	76.9(8.3)	77.4(9.1)	0.680
2 期	94.0(11.8)	100.6(11.3)	＜ 0.001
3 期	78.4(8.9)	81.3(8.0)	0.017

注：IIVCC—肝下下腔静脉阻断组；Low CVP—低中心静脉压组；1 期—肝实质离断前；2 期—肝实质离断期；3 期—肝实质离断后。

表 12-3　中重度肝硬化病人两种方式的比较

项目	IIVCC（n=96）	Low CVP（n=96）	P
缺血时间（min）	10.1（4.3）	11.9（5.5）	0.106
操作时间（min）	10.8（4.8）	22.5（4.3）	< 0.001
离断速度（cm^2/min）	6.2（2.4）	5.9（2.2）	0.582
总体出血量（mL）	310（209）	479（294）	0.006
实质离断时出血量（mL）	246（178）	409（246）	0.002
实质离断相关出血量（mL/cm^2）	2.9（1.8）	6.1（2.4）	< 0.001
中心静脉压（cmH_2O）			
1 期	11.4(1.0)	11.0(0.8)	0.033
2 期	4.4(0.6)	4.9(0.5)	0.001
3 期	10.0(1.2)	10.7(0.8)	0.005
肝下下腔静脉压（cmH_2O）			
1 期	10.4(1.0)	10.0(0.8)	0.061
2 期	3.5(0.6)	3.9(0.5)	0.003
3 期	9.0(1.2)	9.7(0.8)	0.005
平均动脉压（cmH_2O）			
1 期	91.1(11.6)	90.2(6.3)	0.661
2 期	69.1(9.8)	64.3(7.8)	0.020
3 期	89.5(10.6)	89.3(7.5)	0.921
心率（次 /min）			
1 期	76.4(10.2)	73.9(4.0)	0.148
2 期	92.2(13.4)	101.5(10.8)	0.001
3 期	78.1(10.7)	81.3(7.5)	0.128

注：IIVCC—肝下下腔静脉阻断组；Low CVP—低中心静脉压组；1 期—肝实质离断前；2 期—肝实质离断期；3 期—肝实质离断后。

除了上述方法以外，还有肝脏悬吊技术。对于右半肝巨大肿瘤，或肿瘤侵犯膈肌的病人，由于局部空间狭小，腔镜下游离病侧肝脏非常困难，如强行分离可能导致肿瘤破裂或因过度挤压导致肿瘤播散，分离第三肝门时可能撕破肝段静脉或腔静脉引发大出血。因此需要采用前入路途径进行原位肝切除。但原位肝切除存在肝断面深部显露困难、一旦发生出血难以控制等缺点。Belghiti 等创立了肝脏悬吊技术，但操作复杂，在肝后下腔静脉前方做隧道的过程中有导致大出血的危险[36]。

为了避免上述缺点，本中心于 2008 年创立了一种新的肝脏悬吊技术，主要操作方法（图 12-3 和图 12-4）详见第四章。

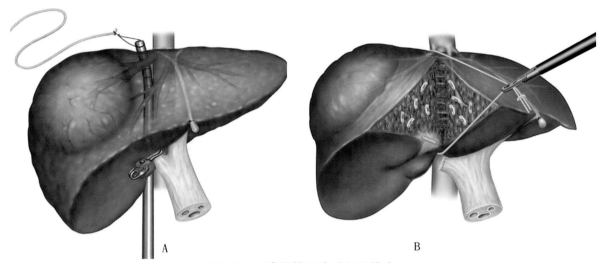

图 12-3　腹腔镜下陈氏悬吊技术

注：A—使用"金手指"在肝后下腔静脉和右肾上腺之间建立悬吊；B—使用该悬吊帮助显露肝断面。

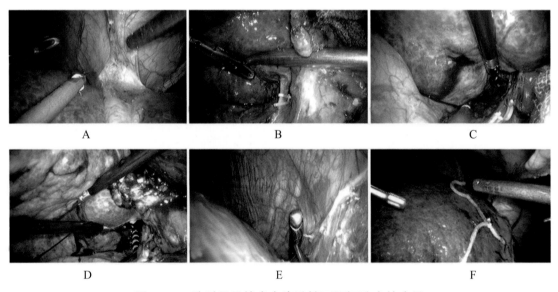

图 12-4　陈氏悬吊技术在腹腔镜下肝切除中的应用

注：A—离断肝周韧带，显露肝右静脉；B—右半肝脏面后下方切开后腹膜，必要时切断最下方的肝短静脉；C—分离腔静脉右侧、肝脏与右肾上腺之间的间隙；D—带线"金手指"深入隧道内；E—"金手指"在肝右静脉的右后方伸出；F—丝线将尼龙带带入隧道内，作为悬吊带。

（张磊　张万广）

参 考 文 献

[1] REICH H，MC GLYNN F，DE CAPRIO J，et al. Laparoscopic excision of benign liver lesions[J]. Obstet Gynecol，1991，78（5）：956-958.

[2] BUELL J F, CHERQUI D, GELLER D A, et al. The international position on laparoscopic liver surgery: the louisville statement，2008[J]. Ann Surg，2009，250：825-830.

[3] WAKABAYASHI G，CHERQUI D，GELLER D A，et al. Recommendations for laparoscopic liver resection: a report from the second international consensus conference held in Morioka[J]. Ann Surg，2015，261（4）：619-629.

[4] 周伟平，孙志宏，吴孟超，等. 经腹腔镜肝叶切除首例报道[J]. 肝胆外科杂志，1994，2（2）：82.

[5] 周伟平，孙志宏，吴孟超，等. 腹腔镜肝脏肿瘤切除术三例报告[J]. 肝胆胰外科杂志，1994，1：3-5.

[6] 李朝龙，邹衍泰，于晓园，等. 腹腔镜肝肿瘤切除[J]. 现代临床普通外科，1996，1（1）：29-30.

[7] 许红兵，萧荫祺，李为民，等. 腹腔镜肝囊肿切除与开窗术20例[J]. 新消化病学杂志，1996，4（7）：418-419.

[8] 王存川，徐以浩，丁泓文，等. 经腹腔镜胆囊与肝部分联合切除术1例[J]. 中国内镜杂志，1996，2（1）：42.

[9] 杨五计，鲁广恩，胡安国，等. 腹腔镜肝肿瘤切除1例报告[J]. 铁道医学，1996，24（5）：314.

[10] 宗明，吴孟超，KUJATH P，等. 超声刀在实验性腹腔镜肝叶切除术中的应用[J]. 中华外科杂志，1996，34（8）：507.

[11] 蔡秀军，彭淑牖，李立波，等. 刮吸法断肝术在腹腔镜肝脏切除术中的应用[J]. 中华肝胆外科杂志，1999，5（6）：424-425.

[12] 林建华，李朝龙. 腹腔镜辅助肝部分切除10例的临床体会[J]. 中国内镜杂志，2001，7（6）：45-48.

[13] 潘万能，李荣祥，李金龙. 腹腔镜下肝血管瘤切除术[J]. 中国微创外科杂志，2001，1（5）：301.

[14] 蔡秀军，王先法，李立波，等. 腹腔镜肝脏切除术六例报告. 中华外科杂志，2001，39（3）：202-204.

[15] 林建华，李朝龙. 腹腔镜肝切除的术前血管预处理[J]. 中华肝胆外科杂志，2001，7（7）：391-392.

[16] 李晓平，李朝龙，石瑾，等. 腹腔镜肝规则切除铸型标本的制作及意义[J]. 中国临床解剖学杂志，2001，19（4）：379-380.

[17] 王存川，陈鋆，胡友主，等. 腹腔镜肝部分切除术临床报告[J]. 中国内镜杂志，2002，8（2）：7-8.

[18] 林建华，李朝龙. 微波固化及旋吸法腹腔镜肝切除的临床体会[J]. 临床外科杂志，2002，10（5）：311-312.

[19] 刘荣，王悦华，周宁新，等. 腹腔镜肝左外叶切除术1例报道[J]. 肝胆外科杂志，2002，10（5）：

327.

[20] 刘荣，王悦华，周宁新，等. 腹腔镜左半肝切除术1例报告[J]. 中国实用外科杂志，2002，22（10）：635.

[21] 刘荣，周宁新，黄志强，等. 完全腹腔镜肝切除25例临床报告[J]. 中华普通外科杂志，2003，18（7）：400-402.

[22] 蔡秀军，梁霄，吴胜东，等. 腹腔镜肝脏切除术[J]. 中国实用外科杂志，2003，23（2）：90-92.

[23] 李朝龙，林建华，方学军，等. 腹腔镜肝左外叶切除11例报告[J]. 中华普通外科杂志，2003，18（2）：82-83.

[24] 蔡秀军，黄海，虞洪，等. 腹腔镜肝切除治疗肝脏良性肿瘤[J]. 中华医学杂志，2004，84（20）：1698-1700.

[25] 蔡秀军，陈继达，梁霄，等. 腹腔镜肝脏切除术20例报告[J]. 中华普通外科杂志，2004，19（2）：71-73.

[26] 刘荣. 腹腔镜下规则性肝切除[J]. 外科理论与实践，2004，9（6）：450-452.

[27] 陈孝平. 腹腔镜肝切除术专家共识和手术操作指南（2013版）[J]. 中华外科杂志，2013，51（4）：289-292.

[28] LIU L，WANG Z，JIANG S，et al. Perioperative allogenenic blood transfusion is associated with worse clinical outcomes for hepatocellular carcinoma: a meta-analysis[J]. PloS One，2013，8（5）：e64261.

[29] CHEN X P，QIU F Z. A simple technique ligating the corresponding inflow and outflow vessels during anatomical left hepatectomy[J]. Langenbecks Arch Surg，2008，393（2）：227-230.

[30] CHEN X P，ZHANG Z W，HUANG Z Y，et al. Alternative management of anatomical right hemihepatectomy using ligation of inflow and outflow vessels without hilus dissection[J]. J Gastroenterol Hepatol，2011，26（4）：663-668.

[31] CHEN X P，ZHANG Z W，ZHANG B X，et al. Modified technique of hepatic vascular exclusion: effect on blood loss during complex mesohepatectomy in hepatocellular carcinoma patients with cirrhosis[J]. Langenbecks Arch Surg，2006，391（3）：209-215.

[32] JONES R M L，MOULTON C E，HARDY K J. Central venous pressure and its effect on blood loss during liver resection[J]. Br J Surg，1998，85（8）：1058-1060.

[33] 陈孝平，吴在德，覃修福，等. 肝段切除术120例[J]. 中华外科杂志，1990，28：599-601.

[34] ZHU P，LAU W Y，CHEN Y F，et al. Randomized clinical trial comparing infrahepatic inferior vena cava clamping with low central venous pressure in complex liver resections involving the pringle manoeuvre[J]. Br J Surg，2012，99（6）：781-788.

[35] 张万广，张必翔，王健，等. 入肝血流联合肝下下腔静脉阻断在腹腔镜肝切除术中的应用[J]. 腹部外科，2016，29（2）：76-81.

[36] BELGHITI J，GUEVARA O A，NOUN R，et al. Liver hanging maneuver: a safe approach to right hepatectomy without liver mobilization[J]. J Am CollSurg，2001，193：109-111.

第十三章　肝门部胆管癌肝切除范围的选择

胆管癌被分为肝内胆管癌、肝门部胆管癌和远端胆管癌。肝门部胆管癌是发生于左右肝管、肝管汇合部和（或）肝总管的胆管上皮恶性肿瘤。流行病学调查显示，肝门部胆管癌发病率约占所有胆管癌的 70%，是最为常见的一种胆管癌类型。总体来说，肝门部胆管癌生长缓慢，出现临床症状时瘤体较小，但如不做手术切除，病人不可能长期生存[1]，其自然中位生存期一般不超过 1 年。肝门部胆管癌的治疗非常具有挑战性，外科根治性手术切除是唯一能治愈本病的方法。也有报道显示，即使不能达到 R0 切除，R1 或 R2 切除的术后生存率明显优于未手术切除的病人[2-4]。过去，手术切除率非常低，外科手术主要目的是探查、确诊及引流减轻黄疸[5]。随着科技发展和外科技术的进步，肝门部胆管癌的切除率明显提高。手术切除肝门部胆管合并肝部分切除治疗肝门部胆管癌已经成为广泛共识。手术的关键是彻底切除肿瘤并获得阴性切缘。如何合理确定肝门部胆管癌根治性切除术中肝切除的范围，仍需要更深入的研究。

第一节　肝门部胆管癌行肝切除的必要性

一、肝门部胆管癌的解剖特点

肝外胆管走行于肝十二指肠韧带内，与其伴行的动脉、门静脉一起被 Glisson 鞘包绕，进入肝内。Glisson 鞘内的胆管、门静脉和动脉被称为"三联管"。组织学上，胆管管腔表面内衬一层柱状上皮细胞。胆管黏膜通常形成不规则褶皱或小的纵向褶皱。胆管壁上皮下有一层结缔组织和肌纤维。但在肝门板以上，胆管肌纤维通常较稀疏甚至逐渐缺失。胆管周围组织含有丰富的神经网络和淋巴丛。一般来说，肝门部胆管癌是指发生于肝门板以下、胆囊管平面以上这一部分胆管上皮的恶性肿瘤。发生于肝门板以上的大胆管以及肝门板附近肝实质内的小叶间胆管的恶性肿瘤属于肝内胆管癌，也有人称为"围肝门部胆管癌"（perihilar cholangiocarcinoma）。在肿瘤细胞起源的解剖定位和部分生物学行为上，这两种肿瘤不全相同。但由于肿瘤浸润生长导致解剖定位困难，以及外科手术方式极为相似，这两种肿瘤常被混为一谈。这里讨论的肝门部胆管癌不包括围肝门部胆管癌这一类型。

大体上，肝门部胆管癌可以分为结节硬化型、管壁浸润型和乳头型（图 13-1）。其中以管壁浸润型最为常见，治疗难度也最大。根据肿瘤侵犯胆管的范围，一般采用 Bismuth-Corlette 分型。

I 型仅累及肝总管；Ⅱ型累及肝总管及左右肝管汇合部（即一级胆管分支开口）；Ⅲa 型累及肝总管、左右肝管汇合部及右肝管至右侧二级胆管开口处；Ⅲb 型累及肝总管、左右肝管汇合部及左肝管至左侧二级胆管开口处；Ⅳ型累及肝总管、左右肝管汇合部和左右肝管至二级胆管（图 13-2）。Starzl 等进一步丰富了 Bisumuth-Corlette 分型，对超出该分型界定范围的肿瘤细分，定义Ⅲa+型为肿瘤侵犯超过二级胆管开口进入右前支和右后支胆管，Ⅲb+型为肿瘤侵犯超过二级胆管开口进入第 4、3 和 2 段胆管支，Ⅳa 型为在Ⅳ型基础上肿瘤侵犯超过二级胆管开口进入右前支和右后支胆管，Ⅳb 型为在Ⅳ型基础上肿瘤侵犯超过二级胆管开口进入第 4、3 和 2 段胆管支，如果双侧侵犯均超过二级胆管开口则被定义为Ⅴ型[6]。

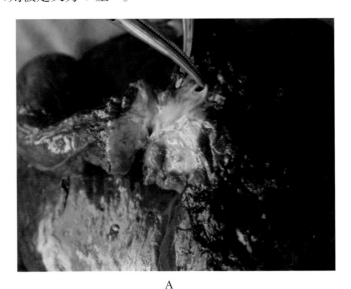

A

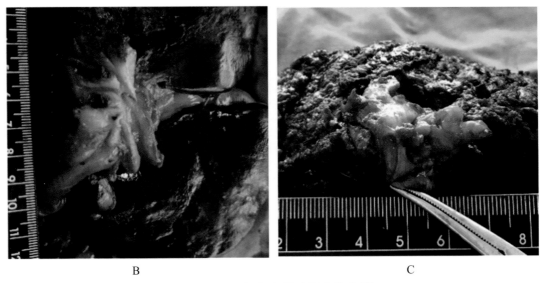

B   C

图 13-1　肝门部胆管癌的大体分型

注：A—结节硬化型，肿瘤形成瘤结节，可突入管腔内，也可向周围组织浸润；B—浸润型，肿瘤沿胆管壁浸润生长，胆管壁增厚、僵硬；C—腔内乳头型，肿瘤向胆管腔内生长，可呈菜花样，蒂通常较窄，瘤体质软或质脆。镜下常为高分化肿瘤。

　　Bismuth-Corlette 分型未强调肿瘤侵犯具体部位和分型划分中的细节，导致实际应用中部分医生对该分型的理解不一致。例如，肿瘤同时侵犯双侧一级胆管，但均未到达二级胆管开口处，此种类型仍应归为 Bismuth-Corlette Ⅱ型，而不应是Ⅲ型，更不是Ⅳ型（图 13-3）。又如，肿瘤侵犯单侧二级胆管开口，对侧仅侵犯一级胆管且尚未达到二级胆管开口处，仍应归为 Bismuth-Corlette Ⅲ型，而不应为Ⅳ型（图 13-4）。临床上这种类型的病人非常常见。要说明的是，我们不赞同用"分型（typing）"来描述。上述所谓的分型，实际上它代表肿瘤处于不同的发展阶段，随着病情的进展，上述分型会随之改变。所以用"分级（classification，grade）"描述更为准确。

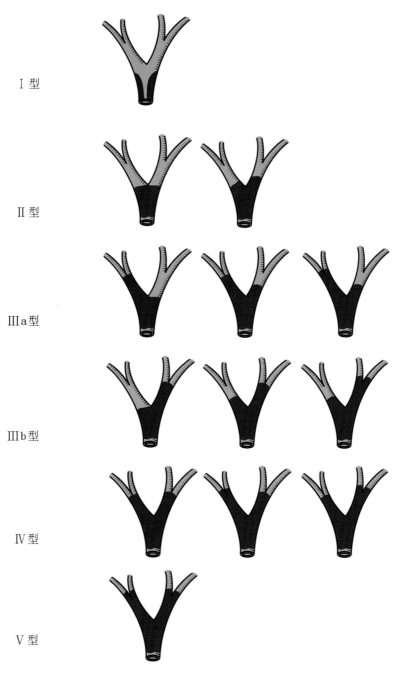

图 13-2　Bisumuth-Corlette 分型

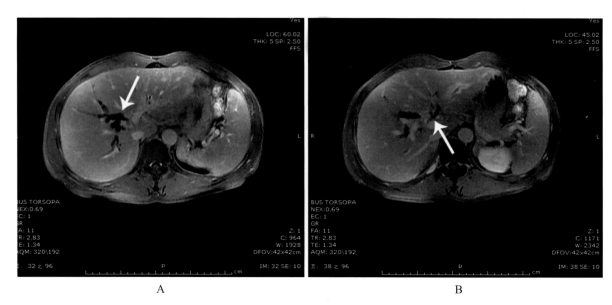

图 13-3　Ⅱ型肝门部胆管癌核磁共振图像

注：A—箭头所指显示胆管右前支、右后支以及尾叶胆管汇合处未受肿瘤侵犯；B—箭头所指显示 4 段胆管汇入左肝管处未受肿瘤侵犯。

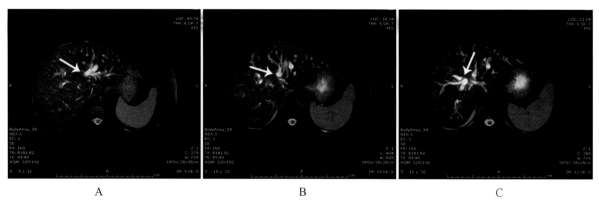

图 13-4　Ⅲ a 型肝门部胆管癌核磁共振 T2 加权图像

注：A—箭头所指显示 2、3 段胆管汇合部未受肿瘤侵犯；B—箭头所指显示 4 段胆管汇入左肝管处未受肿瘤侵犯；C—箭头所指显示胆管右前支和右后支因肿瘤侵犯互不相通。

Bismuth-Corlette 分型中一个关键概念是"二级胆管"。二级胆管是指引流肝叶的胆管，比如右前叶、右后叶、左内叶、左外叶等的胆管。最常见的一种胆管解剖类型中，右前叶、右后叶胆管形成右肝管，再与左肝管汇合于胆管汇合部形成肝总管。这种解剖变异所占比例为 54% ~ 72%。Bismuth-Corlette 分型一般仅适用于这种情况，对于其他胆管变异的情况则不太适用。比如右前叶、右后叶胆管直接汇入肝总管时（图 13-5），仅侵犯肝管汇合部的肿瘤到底应属于Ⅱ型还是Ⅲ a 型则难以归类。此时肿瘤虽侵犯右侧二级胆管，但也不一定会导致肿瘤切除率下降。因而仅根据 Bismuth-Corlette 分型确定手术方式并不科学。

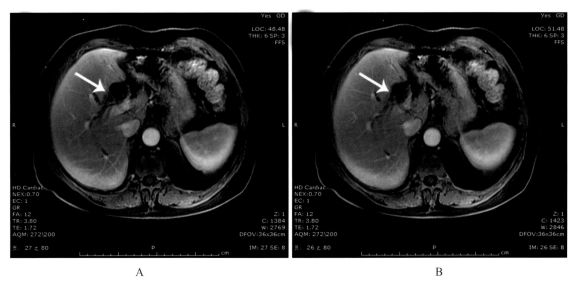

图 13-5　胆管变异不适用 Bismuth-Corlette 分型

注：A、B—核磁共振连续断层图像。胆管右前支及右后支较长，箭头显示其直接汇入肝总管。肿瘤虽仅侵犯汇合部，但已达胆管右前支、右后支开口处。

二、肝门部胆管癌的生长方式

肝门部胆管癌的生长方式常包括沿胆管壁浸润生长和向周围神经淋巴组织侵犯等方式，也常常直接侵犯肝实质和周围的门静脉和（或）动脉。镜下显示肿瘤侵犯范围通常超过术中手指触及的边界。Sakamoto 等研究了 62 例肝门部胆管癌标本，发现肿瘤在胆管近端黏膜下浸润长度为 0.6 ～ 18.8mm[7]。Ebata 等研究了 145 例手术标本，发现肿瘤在黏膜层浸润距离平均为 14.0mm，而在黏膜下层浸润距离平均为 4.6mm，近 79% 的病例肿瘤最远浸润距离＜ 10mm。虽然术中很难判断肿瘤镜下的浸润距离。但 10mm 的大体切缘可以使大多数病人获得 R0 切除。我们研究了 90 例肝门部胆管癌的手术标本，发现肿瘤沿胆管黏膜纵向浸润长度为 9mm，向胆管外的肝实质浸润深度最大为 6mm，手术切缘＞ 1cm 者 R0 根治率为 100%。

三、联合肝切除提高手术根治性切除率

过去，肝门部胆管癌常被认为不可切除。后来，为了获得更好的治疗结果，先辈们开始尝试根治性手术切除[8-12]。根据肿瘤侵犯的范围确定是采用单纯局部胆管切除还是一并切除部分肝脏。如肿瘤较为局限则仅行单纯局部胆管切除或一并切除局部小块肝脏，如肿瘤侵犯肝实质则行联合大部分肝切除术[8, 13-15]。

20 世纪 90 年代，仅行单纯局部胆管切除的比例约为 42%，而联合大部分肝切除术的比例约为 39%[16]。早在 20 世纪 80 年代，外科医生就认识到肝门部胆管癌是一个局域性疾病而不仅是一个局部病灶[12, 16, 17]。肿瘤细胞容易沿胆管壁浸润或穿过薄薄的胆管壁直接侵犯肝实质。因此，越来越多的医生倾向采用胆管切除联合肝部分切除治疗肝门部胆管癌[16]。然而，在那个年代，联合

肝部分切除并未带给病人生存上的获益[15, 18]。单纯局部胆管切除的 5 年生存率为 6%。联合肝部分切除的 5 年生存率虽提升至 14%，但相应的死亡率也从局部切除的 9% 上升至联合肝部分切除的 17%[16]。另外，联合肝部分切除也很难提升平均生存时间[16]和 R0 切除率[15, 18]。

近二十年来，在合理筛选病人、术前影像学评估、外科技术和围手术期处理等方面均取得了长足的进步，实施各种复杂的手术也能有较低的并发症发生率和死亡率[15, 19-25]。越来越多的证据也支持单纯局部胆管切除并不足以达到根治目的，而联合部分肝切除可以延长生存期的观点[22, 23, 26-28]。来自同一中心不同时期的数据也显示，近年来联合肝部分切除的比例明显增加，R0 切除率和术后生存期也随之改善[3, 21, 29-34]。虽然有人认为单纯局部胆管切除足以治疗 Bismuth Ⅰ 型和 Ⅱ 型肝门部胆管癌，尤其是 Ⅰ 型肝门部胆管癌；但近期研究显示联合肝部分切除治疗 Ⅰ 型及 Ⅱ 型肝门部胆管癌有更高的 R0 切除率和更好的生存率，而并不增加并发症发生率和死亡率[35]。如果术前诊断为腔内乳头型的肝门部胆管癌，可以谨慎考虑实施单纯局部胆管切除术。总之，联合肝部分切除已被公认为是肝门部胆管癌治疗的标准术式[36]。

第二节　小范围肝切除

小范围肝切除中肝切除范围一般 ≤ 3 个肝段，通常以Ⅳ段为基本的肝门区肝段或联合亚肝段切除为主。如肝Ⅳ（Ⅳb）段、Ⅴ段切除，或肝Ⅳ（Ⅳb）、Ⅴ、Ⅷ段切除。

一、小范围肝切除的实施方法

取右侧肋缘下切口。判断腹腔有无肿瘤广泛转移。术中超声探查局部肿瘤侵犯范围以及远处肝实质有无肿瘤转移。淋巴结清扫通常从胰腺后方淋巴结或腹腔干周围淋巴结开始。游离并骨骼化肝总动脉，并向远心端分离骨骼化肝固有动脉及其左右分支。同时解剖并骨骼化门静脉及其左右分支。在胰腺上缘离断胆总管，将远端切缘手术中快速冰冻切片检查。切断胆囊动脉，将胆囊从胆囊床上游离下来。继续向肝门处骨骼化肝动脉及门静脉，向左尽量到 U 点（门静脉横部和矢状部交界处），向右尽量到 P 点（门静脉右前支和右后支分叉处），见图 13-6。将肝十二指肠韧带及 Glisson 鞘内除了动脉及门静脉以外的结构完全游离，包括肿瘤、神经、淋巴、脂肪组织、胆管、纤维结缔组织等。基本肝切除范围为Ⅳb段，根据肿瘤侵犯左、右侧胆管的范围确定肝中叶切除范围的大小。将切除标本一并移除，胆管断端手术中快速冰冻切片检查确保切缘阴性。如果由于胆管开口较多或胆管较细而胆肠吻合重建存在困难，可考虑行陈氏不缝胆管前壁的肝肠吻合术（参见第十四章第三节）。

二、小范围肝切除的特点

1. 肝切除范围合理

肝门部胆管癌根治性手术的目的是完全切除肿瘤，达到 R0 切缘即可，不必一并切除没有肿瘤的大量肝实质。

2. 安全

小范围肝切除术保留了较多的肝实质，因而术后导致肝功能衰竭的概率较小。

3. 肝断面胆管开口多

通常为 4～6 支，我们团队在临床中发现最多时达 13 支。这么多的胆管开口需要行胆肠吻合，常规的术式操作非常困难。

第三节　大范围肝切除

大范围肝切除主要包括半肝（扩大半肝）切除或肝三叶切除。

一、大范围肝切除的实施方法

治疗肝门部胆管癌的半肝切除与常规的半肝切除存在不同。常规的半肝切除可以降低肝门板而不用解剖肝门，沿肝中界面离断肝实质，从 Glisson 鞘外将拟切除的半肝 Glisson 肝蒂一并离断。而肝门部胆管癌根治手术中，一般应该避免降低肝门板，且必须解剖肝门、骨骼化肝动脉及门静脉，保留侧肝动脉及门静脉的解剖分离应该尽量到 P 点或者 U 点。肝门板以及病侧肝实质应一并切除，切除线通常需要越过肝中界面。也就是说肝门部胆管癌的半肝切除并不是标准半肝切除，而是扩大半肝切除或者肝三叶切除。

二、大范围肝切除的特点

大范围肝切除有如下特点。

1. 术前准备时间长

多数肝门部胆管癌病人合并胆汁淤积、胆管炎，大范围肝切除后残余肝脏体积通常不够，因此术前需要行肝内门脉支栓塞（portal vein-branch embolization，PVE）治疗使保留侧肝脏体积代偿增大到安全程度，此时方能手术。这个时间通常为 1 个月左右甚至更长。

2. 手术创伤大

研究显示，术后肝功能衰竭及围手术期死亡率与肝切除范围显著相关[34]。大范围肝切除后死亡率为 4%～25%[34, 37-39]。

3. 有较高的 R0 切除率

大范围肝切除，尤其是肝三叶切除被认为可以切除到离肿瘤更远的胆管，切缘更长，从而提高 R0 切除率[40]。Neuhaus 等采用联合门静脉切除重建的右三叶整块切除获得了 58% 的 5 年生存率[41]。

4. 胆道重建手术操作方便

大范围肝切除后只留下一侧的胆管断端，通常只有 1～3 支，胆肠吻合难度小。

第四节 联合肝尾叶切除

肝尾叶位于肝门横沟的后方、下腔静脉前方。近二三十年来，人们通常认为由于肝尾叶距离肝门较近，因而尾叶胆管及尾叶肝实质常被侵犯[22-24, 42]。肝尾叶的肿瘤侵犯率各方报道不尽一致。Nimura 等报道 98% 的手术切除的肝尾叶病理证实为肿瘤阳性[42]。其他学者报道的肝尾叶肿瘤侵犯率平均为 32.4% ± 7.1%(均数 ± 标准差)[22, 23, 32, 43-45]。我们最近研究了 89 例肝门部胆管癌病人，结果显示肝尾叶肝实质受侵犯比例约为 29%，肉眼判断假阴性率约为 11%；肝尾叶胆管侵犯率为 43%，肉眼判断假阴性率约为 24%。

关于是否常规切除肝尾叶仍是目前争论的焦点，多数学者认为联合肝尾叶切除可以获得更高的 R0 切除率和更好的术后生存率[23, 33, 46]。同时，也有越来越多的医生在肝门部胆管癌根治术中选择联合尾状叶切除[32, 33, 46, 47]。笔者综述了 1980 年至 2014 年的文献，发现 2006 年至 2014 年间 4557 例肝门部胆管癌手术中有 3447 例实施了肝尾叶切除，明显比 1980 年至 2005 年间的肝尾叶切除率高（图 13-6）。2012 年发表的两项回顾性研究主要分析了 Bismuth III 型和IV型的肝门部胆管癌中常规切除肝尾叶的作用，结果显示常规切除全尾叶能有更好的预后[48, 49]。不过，最近美国的一项较大规模的多中心研究显示，联合尾状叶切除虽可提高 R0 切除率，但对提高肝门部胆管癌病人术后总体生存率和无瘤生存率却无明显作用[50]。

在我们的临床工作中，一般只在适当部位切断尾叶胆管或切除部分尾叶肝实质，术中送尾叶切缘组织的快速冰冻切片检查。只有当尾叶受侵犯或高度怀疑受侵犯时，才行全尾叶切除。

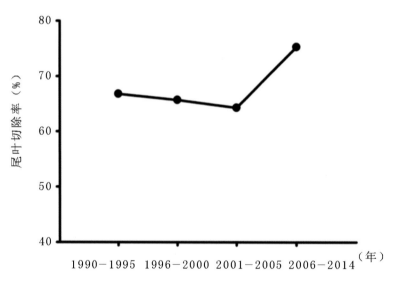

图 13-6　年代变迁中肝尾叶切除率的变化

注：从 2005 年开始，文献报道（XIANG S, LAU W Y, CHEN X P. Hilar cholangiocarcinoma: controversies on the extent of surgical resection aiming at cure. Int J Colorectal Dis, 2015, 30: 159-171.）的肝尾叶切除率明显上升。

第五节　合理确定肝切除范围

虽然联合肝切除作为肝门部胆管癌根治手术的一个基本环节已成为共识，但如何合理确定肝切除范围仍存在争议。近年来，以日本学者为代表，联合肝切除的范围呈不断扩大的趋势。部分学者认为，即使是 Bismuth I 型和 II 型的肝门部胆管癌病人，也应考虑行扩大半肝切除术。然而扩大肝切除范围并未明显提高病人的 5 年生存率。表一列出了 1996 年以来报道肝门部胆管癌手术切除病例数大于 100 例的病例特征。可以看出，近 25 年来肝门部胆管癌的 5 年生存率未有提高，手术并发症发生率和死亡率却仍然较高。很多其他器官的腺癌手术切除范围都经历了从局部切除到扩大切除，经过对疾病的充分认识后又逐渐缩小手术范围的过程，如乳腺癌、胃癌等。肝门部胆管癌的肝切除范围也需要一个这样的重新认识，需要个体化地确定合适的肝切除范围，一味地追求大范围肝切除或不经选择地采用小范围肝切除都是不可取的。

一、肝中叶部分切除治疗肝门部胆管癌的概况

肝脏 IV、V、VIII 段切除首次报道于 1972 年 [51]，1999 年被 Wu 等定义为肝中叶切除术 [52]。肝中叶切除治疗位于肝中部的肿瘤已有半个世纪，常见的适应证是肝细胞癌（82.7%）、肝转移癌（11.1%）和肝门部胆管癌（3.4%）[53]。20 世纪末，Nimura 和 Miyazaki 等采用肝中叶小范围切除治疗肝门部胆管癌以尽可能地保留有功能的肝实质 [27, 42]。但肝中叶切除由于存在两侧肝断面，故切除后胆管开口较多难以行消化道重建，手术难度可想而知。也有人认为肝中叶切除可能会降低手术根治率。因而，肝中叶切除并没有广泛应用于肝门部胆管癌治疗，一般都为小规模的报道 [54-56]。近期，也有人尝试在扩大半肝切除的基础上尽可能地保留更多的肝实质，比如在扩大右半肝切除时保留 IV a 段，在扩大左半肝切除时保留肝 VIII 段，而对于肿瘤侵犯 VI、VII 段且胆管距离较局限时也会采取肝中叶切除治疗 III a 型或 IV 型肿瘤，报道的 R0 切除率仍可高达 92% [57]。有研究显示，对充分评估的病人实施肝中叶切除术，其术后生存期并不亚于大范围肝切除术的效果，但同时手术并发症发生率和死亡率却明显下降 [27, 38, 58]。我们从 1997 年开始采用小范围肝切除治疗 Bismuth III 型肝门部胆管癌，取得了较好的效果 [59]。

二、肝中叶部分切除治疗肝门部胆管癌的解剖学基础

解剖上，肝脏 IV 段距离肝门部最近，常常受到肿瘤侵犯。肝门部胆管癌侵犯肝 IV 段一般有两种表现：一种是肝实质形成肉眼可以看到的肿瘤结节，可以是肿瘤形成肝内转移也可以是透过肝门板直接浸润。这种侵犯术中比较容易发现。另一种是肿瘤通过细小 Glisson 肝蒂浸润。肝门板处经常有 1～2 支细小 Glisson 肝蒂进入肝脏 IV 段，胆管癌细胞可以通过胆管黏膜或周围神经、淋巴组织向肝内浸润，但肝门板以及肝实质未受累。这种侵犯术中常难以发现，术后剖开标本可以看到肿瘤沿 Glisson 结构浸润生长进入肝 IV 段深部（图 13-7）。因此肝脏 IV 段切除非常重要 [57]。另外，切除肝 IV 段可良好显露肝门结构，方便手术操作以及消化道重建。因此，肝 IV 段切除应该作为肝

门部胆管癌切除手术的常规步骤。

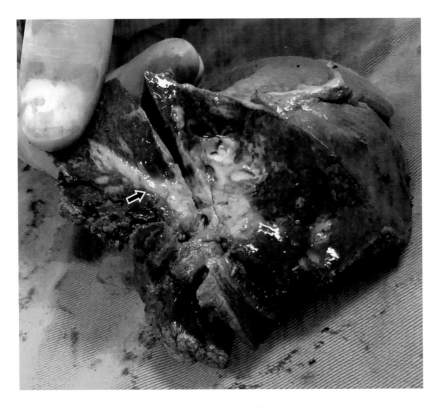

图 13-7　肝Ⅳ段受肿瘤侵犯

注：肝门部胆管癌细胞沿 Glisson 结构向肝Ⅳ段实质内浸润生长。

　　Glisson 鞘包绕肝动脉、门静脉和胆管，穿过肝门板进入肝脏。Glisson 系统内的三联管道一般变异较少，且由于会分出较多细小分支而难以解剖分离。肝门板以下的结构有胆管汇合部以及左右一级胆管分支，胆管二级分支也常在肝门板以下汇合，可以存在较多变异。肝门板以下胆管走行相对独立和分散，容易与动脉及门静脉分离[60]。

　　肝门部胆管癌的基本手术过程是在肝门板下解剖分离并骨骼化保留侧肝脏的动脉和门静脉，离断拟定切除肝段（叶）的血管分支，将需保留的血管与胆管及其周围结缔组织分开，再行完整切除。血管的完好对于保护剩余肝实质是必须的。如果无法将预定切除线远端的胆管与其肝段供血血管分离，受累肝脏就应该一同被切除以达到 R0 切除[61]。因此手术的主要目的是切除病变胆管以及周围神经、淋巴组织，而不是切除未被肿瘤侵犯的肝实质。对于肿瘤未侵犯二级胆管以上的肝门部胆管癌来说，左三叶切除或右三叶切除无辜"牺牲"了本应该保留的左外叶或右后叶。其实，即使肿瘤侵犯肝内二级胆管开口，只要能分离出动脉及门静脉并保护其完好，肝Ⅳ（Ⅳb）段切除仍能获得阴性切缘。肝Ⅳ（Ⅳb）段切除时左侧的切缘相当于行右三叶切除术，右侧的切缘相当于行左半肝切除术（图 13-8）。当肿瘤侵犯胆管超过门静脉 P 点时，尤其是对于"上绕型"

的右后支胆管，由于其走行于门静脉右前支的头侧而被其遮挡，通常需要切除右前支门静脉以及右前叶肝脏以保证右后支胆管的切缘能达到 P 点右缘，这时就需要在切除Ⅳ（Ⅳ b）段的基础上联合肝Ⅴ、Ⅷ段切除，即为肝中叶切除。肝中叶切除时其右侧的切缘相当于行左三叶切除术时的切缘（图 13-9）。有学者认为，对于部分"下绕型"的病人，由于胆管易于显露，也可以考虑不用切除肝Ⅴ、Ⅷ段而达到同样的手术切缘（图 13-10）。

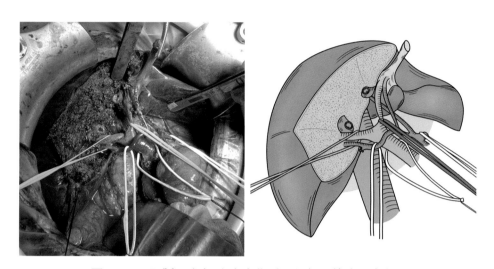

图 13-8　肝Ⅳ b 段切除治疗Ⅱ型肝门部胆管癌手术断面

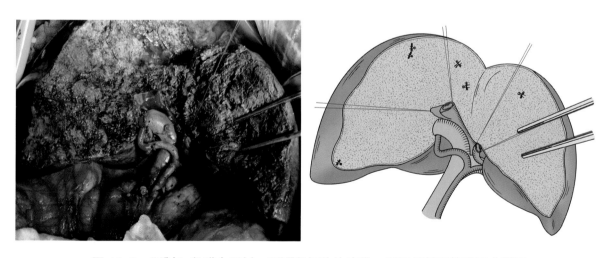

图 13-9　肝Ⅳ b 段联合肝Ⅴ，肝Ⅷ段切除治疗Ⅲ a 型肝门部胆管癌手术断面

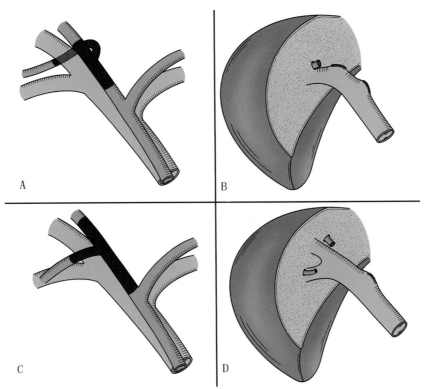

图 13-10 根据右侧胆管解剖变异情况确定肝切除范围

注：A—右后叶胆管"上绕型"变异示意图，胆管拟定切除点达 P 点右侧缘；B—切除右前叶肝断面示意图，切除门静脉右前支以及右前叶肝脏，可以很好地显露右后叶胆管，能更好地保证足够右后叶胆管切缘；C—右后叶胆管"下绕型"变异示意图，胆管拟定切除点达 P 点右侧缘；D—保留右前叶肝断面示意图，右后叶胆管呈"下回绕"时，不切除右前叶肝脏同样可达到阴性切缘，并能良好显露右后叶胆管，便于吻合。

三、肝中叶部分切除治疗肝门部胆管癌的安全性和疗效

一项荟萃分析筛选了 1809 年至 2016 年间病例数大于 10 例的文献，比较肝中叶切除和扩大半肝切除的治疗效果，其结果显示在术后死亡率、并发症发生率和总体生存等方面两者能取得类似效果，但肝中叶切除手术的时间明显较短，出血较少，且术后肝功能衰竭发生率较低[62]。

2009 年我们报道了比较大宗的肝中叶切除治疗肝门部胆管癌的数据[44]。在 138 例肝门部胆管癌根治性切除病例中，Bismuth-Corlette Ⅰ 型 11 例、Ⅱ 型 34 例、Ⅲ a 型 43 例、Ⅲ b 型 35 例、Ⅳ 型 14 例。手术切除范围的选择主要根据术前影像学检查和术中超声及触诊判断的肿瘤侵犯范围决定：对 11 例 Ⅰ 型和 13 例 Ⅱ 型且未侵犯胆管分支后壁及尾叶胆管的病人，采取Ⅳ b 段切除；对 21 例 Ⅱ 型且肝尾叶受侵犯但无血管侵犯的，行Ⅳ b 段联合尾叶切除；Ⅲ a 型病人中有 7 例行Ⅳ b 段切除联合尾叶切除，32 例行Ⅳ b 段 + Ⅴ 段联合尾叶切除，4 例侵犯血管的行扩大右半肝联合尾叶切除；Ⅲ b 型病人中有 2 例行Ⅳ b 段切除联合尾叶切除，7 例行Ⅳ b 段 + Ⅴ 段联合尾叶切除，26 例侵犯血管的行扩大左半肝联合尾叶切除；15 例Ⅳ 型病人均行扩大右半肝联合尾叶切除。

　　138 例病人的总体 R0 切除率为 89.1%。93 例小范围肝切除的 R0 切除率为 88%，45 例大范围肝切除的 R0 切除率为 91%，两者差异无统计学意义（P = 0.064）。接受小范围肝切除的病人平均生存期为 3.2 年，而大范围肝切除的病人为 2.5 年（P = 0.112）。小范围肝切除的病人的 1 年、3 年和 5 年生存率分别为 87%、54% 和 34%，而大范围肝切除的病人分别为 80%、42% 和 27%，两组间差异无统计学意义（P = 0.300)（图 13-11）。小范围肝切除术后并发症发生率明显较低（P = 0.018）。单因素分析结果显示，影响病人长期生存的因素是门静脉切除、淋巴结转移、血管侵犯和 UICC 肿瘤分期、术中输血和病理学分级。多因素分析结果显示，影响预后的因素为 UICC 肿瘤分期和病理学分级。

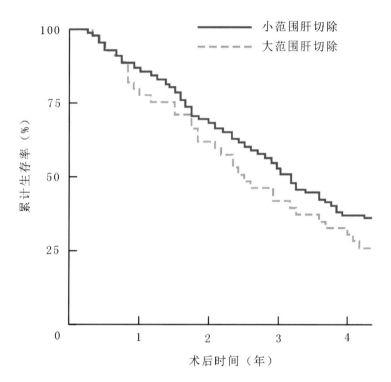

图 13-11　Kaplan‑Meier 总体生存曲线显示大范围肝切除组和小范围肝切除组间累计生存率差异没有统计学意义

注：P = 0.300 (log rank 检验)，British Journal of Surgery, 2009; 96: 1167-1175.

　　近年来，也有学者成功用肝中叶小范围切除术治疗Ⅳ型肝门部胆管癌，取得了较好的疗效。Sotiropoulos 等报道了部分或完全肝中叶切除术治疗 3 例肝门部胆管癌病人[54]。第一例行肝Ⅳ、Ⅴ、Ⅷ段联合尾叶切除，切缘阴性。术后 4 个月因肝Ⅴ段切缘肿瘤复发行介入性治疗后存活至少 87 个月而无肿瘤复发。第二例病人行肝方叶切除术，切缘阴性，至少存活 54 个月无肿瘤复发。第三例病人行肝Ⅳ a 段切除术，切缘阴性，术后病理证实为Ⅲ b 型肿瘤，术后 4 个月复发，术后存活 12 个月。Aydin 等报道了部分肝中叶切除术治疗 6 例Ⅲ型和 4 例Ⅳ型肝门部胆管癌病人[56]。他们的肝切除范围是距离肝门 1 ～ 1.5cm 的Ⅴ段和Ⅳ b 段肝脏和部分肝尾叶。手术全部获得阴性切缘，1

例因腹膜复发术后29个月死亡，其余9例在27.6个月的中位随访期内存活并且无肿瘤复发。因此，小范围肝切除治疗Ⅳ型肝门部胆管癌仍可取得较好的疗效。

四、大范围肝切除治疗肝门部胆管癌的适应证

确定合适的肝切除范围不仅是一个技术上的问题，同时也是一种伦理上的考虑。为了追求更宽的切缘而让病人承受较高的围手术期风险显然是不合适的。对于未侵犯血管且仅局限于肝门部胆管而未出现肝内广泛转移的肿瘤来说，小范围肝切除一般完全足够。因为多数肿瘤无论沿胆管纵向浸润还是向外横向浸润距离均不超过10mm，而其远端更大部分的胆管及其引流的肝脏实质都是无肿瘤的，是应该尽量保留的部分。肝门部胆管癌病人多数存在阻塞性黄疸以及胆管炎，肝脏储备功能受损，大范围肝切除术虽然操作方便，但术后可能存在较高的并发症发生率及死亡率，须谨慎选择。大范围肝切除的适应证是：①侵犯单侧二级胆管以上的肿瘤，如Ⅲa+型、Ⅲb+型、Ⅳa型和Ⅳb型肿瘤，可考虑行扩大半肝切除。②侵犯左侧门静脉的Ⅲb型或Ⅳ型肿瘤，行扩大左半肝切除。③侵犯右侧门静脉＞1cm且难以行门静脉重建的Ⅲa型或Ⅳ型肿瘤，行扩大右半肝切除。

五、小结

肝门部胆管癌根治术需要合理制定肝切除范围。肝切除范围的合理选择需要充分评估以下几个因素，如胆管、血管以及肝实质受肿瘤的侵犯范围；胆管和门静脉解剖变异情况；胆管和门静脉的空间位置关系；残肝功能体积等。总之，肝切除是肝门部胆管癌根治术的必要环节，但并不能一味地扩大肝切除范围。个体化地评估每一位病人的情况并科学制定肝切除范围，既能达到阴性切缘又能最大化地保留功能肝实质是值得我们深入研究的课题。

（项帅）

参 考 文 献

[1] RUYS A T，VAN HAELST S，BUSCH O R，et al. Long-term survival in hilar cholangiocarcinoma also possible in unresectable patients[J]. World J Surg，2012，36：2179-2186.

[2] SCHIFFMAN S C，REUTER N P，MCMASTERS K M，et al. Overall survival peri-hilar cholangiocarcinoma：R1 resection with curative intent compared to primary endoscopic therapy[J]. J Surg Oncol，2012，105：91-96.

[3] CANNON R M，BROCK G，BUELL J F. Surgical resection for hilar cholangiocarcinoma：experience improves resectability[J]. HPB（Oxford），2012，14：142-149.

[4] IGAMI T，NISHIO H，EBATA T，et al. Surgical treatment of hilar cholangiocarcinoma in the "new era"：the Nagoya University experience[J]. J Hepatobiliary Pancreat Sci，2010，17：449-454.

[5] LAU S H，LAU W Y. Current therapy of hilar cholangiocarcinoma[J]. Hepatobiliary Pancreat Dis Int，2012，11：12-17.

[6] MADARIAGA J R，IWATSUKI S，TODO S，et al. Liver resection for hilar and peripheral cholangiocarcinomas：a study of 62 cases[J]. Ann Surg，1998，227：70-79.

[7] SAKAMOTO E，NIMURA Y，HAYAKAWA N，et al. The pattern of infiltration at the proximal border of hilar bile duct carcinoma：a histologic analysis of 62 resected cases[J]. Ann Surg，1998，227：405-411.

[8] EVANDER A，FREDLUND P，HOEVELS J，et al. Evaluation of aggressive surgery for carcinoma of the extrahepatic bile ducts[J]. Ann Surg，1980，191：23-29.

[9] LAUNOIS B，CAMPION J P，BRISSOT P，et al. Carcinoma of the hepatic hilus. Surgical management and the case for resection[J]. Ann Surg，1979，190：151-157.

[10] FORTNER J G，KALLUM B O，KIM D K. Surgical management of carcinoma of the junction of the main hepatic ducts[J]. Ann Surg，1976，184：68-73.

[11] LONGMIRE W P，MCARTHUR M S，BASTOUNIS E A，et al. Carcinoma of the extrahepatic biliary tract[J]. Ann Surg，1973，178：333-345.

[12] BEAZLEY R M，HADJIS N，BENJAMIN I S，et al. Clinicopathological aspects of high bile duct cancer. Experience with resection and bypass surgical treatments[J]. Ann Surg，1984，199：623-636.

[13] BISMUTH H，NAKACHE R，DIAMOND T. Management strategies in resection for hilar cholangiocarcinoma[J]. Ann Surg，1992，215：31-38.

[14] BLUMGART L H，HADJIS N S，BENJAMIN I S，et al. Surgical approaches to cholangiocarcinoma at confluence of hepatic ducts[J]. Lancet，1984，1：66-70.

[15] BAER H U, STAIN S C, DENNISON A R, et al. Improvements in survival by aggressive resections of hilar cholangiocarcinoma[J]. Ann Surg, 1993, 217: 20-27.

[16] BOERMA E J. Research into the results of resection of hilar bile duct cancer[J]. Surgery, 1990, 108: 572-580.

[17] BENGMARK S, EKBERG H, EVANDER A, et al. Major liver resection for hilar cholangiocarcinoma[J]. Ann Surg, 1988, 207: 120-125.

[18] HADJIS N S, BLENKHARN J I, ALEXANDER N, et al. Outcome of radical surgery in hilar cholangiocarcinoma[J]. Surgery, 1990, 107: 597-604.

[19] LEE S G, SONG G W, HWANG S, et al. Surgical treatment of hilar cholangiocarcinoma in the new era: the Asan experience[J]. J Hepatobiliary Pancreat Sci, 2010, 17: 476-489.

[20] RAMACCIATO G, NIGRI G, BELLAGAMBA R, et al. Univariate and multivariate analysis of prognostic factors in the surgical treatment of hilar cholangiocarcinoma[J]. Am Surg, 2010, 76: 1260-1268.

[21] JARNAGIN W R, BOWNE W, KLIMSTRA D S, et al. Papillary phenotype confers improved survival after resection of hilar cholangiocarcinoma[J]. Ann Surg, 2005, 241: 703-712.

[22] SUGIURA Y, NAKAMURA S, IIDA S, et al. Extensive resection of the bile ducts combined with liver resection for cancer of the main hepatic duct junction: a cooperative study of the Keio Bile Duct Cancer Study Group[J]. Surgery, 1994, 115: 445-451.

[23] OGURA Y, MIZUMOTO R, TABATA M, et al. Surgical treatment of carcinoma of the hepatic duct confluence: analysis of 55 resected carcinomas[J]. World J Surg, 1993, 17: 85-92.

[24] GAZZANIGA G M, CIFERRI E, BAGAROLO C, et al. Primitive hepatic hilum neoplasm[J]. J Surg Oncol Suppl, 1993, 3: 140-146.

[25] MAKUUCHI M, THAI B L, TAKAYASU K, et al. Preoperative portal embolization to increase safety of major hepatectomy for hilar bile duct carcinoma: a preliminary report[J]. Surgery, 1990, 107: 521-527.

[26] NEUHAUS P, THELEN A. Radical surgery for right-sided klatskin tumor[J]. HPB (Oxford) , 2008, 10: 171-173.

[27] MIYAZAKI M, ITO H, NAKAGAWA K, et al. Parenchyma-preserving hepatectomy in the surgical treatment of hilar cholangiocarcinoma[J]. J Am Coll Surg, 1999, 189: 575-583.

[28] LEE S G, LEE Y J, PARK K M, et al. One hundred and eleven liver resections for hilar bile duct cancer[J]. J Hepatobiliary Pancreat Surg, 2000, 7: 135-141.

[29] VAN GULIK T M, KLOEK J J, RUYS A T, et al. Multidisciplinary management of hilar cholangiocarcinoma (Klatskin tumor) : extended resection is associated with improved survival[J]. Eur J Surg Oncol, 2011, 37: 65-71.

[30] ROCHA F G, MATSUO K, BLUMGART L H, et al. Hilar cholangiocarcinoma: the Memorial Sloan-Kettering Cancer Center experience[J]. J Hepatobiliary Pancreat Sci, 2010, 17: 490-496.

[31] IKEYAMA T, NAGINO M, ODA K, et al. Surgical approach to bismuth Type I and II hilar

cholangiocarcinomas：audit of 54 consecutive cases[J]. Ann Surg，2007，246：1052-1057.

[32] NUZZO G，GIULIANTE F，ARDITO F，et al. Improvement in perioperative and long-term outcome after surgical treatment of hilar cholangiocarcinoma: results of an Italian multicenter analysis of 440 patients[J]. Arch Surg，2012，147：26-34.

[33] DINANT S，GERHARDS M F，RAUWS E A，et al. Improved outcome of resection of hilar cholangiocarcinoma（Klatskin tumor）[J]. Ann Surg Oncol，2006，13：872-880.

[34] GERHARDS M F，VAN GULIK T M，DE WIT L T，et al. Evaluation of morbidity and mortality after resection for hilar cholangiocarcinoma-a single center experience[J]. Surgery，2000，127：395-404.

[35] LIM J H，CHOI G H，CHOI S H，et al. Liver resection for bismuth type I and type Ⅱ hilar cholangiocarcinoma[J]. World J Surg，2013，37：829-837.

[36] PAIK K Y，CHOI D W，CHUNG J C，et al. Improved survival following right trisectionectomy with caudate lobectomy without operative mortality：surgical treatment for hilar cholangiocarcinoma[J]. J Gastrointest Surg，2008，12：1268-1274.

[37] TAMOTO E，HIRANO S，TSUCHIKAWA T，et al. Portal vein resection using the no-touch technique with a hepatectomy for hilar cholangiocarcinoma[J]. HPB（Oxford），2014，16：56-61.

[38] NAGINO M，EBATA T，YOKOYAMA Y，et al. Evolution of surgical treatment for perihilar cholangiocarcinoma: a single-center 34-year review of 574 consecutive resections[J]. Ann Surg，2012，258：129-140.

[39] MOLINA V，SAMPSON J，FERRER J，et al. Surgical treatment of perihilar cholangiocarcinoma：early results of en bloc portal vein resection[J]. Langenbecks Arch Surg，2017，402：95-104.

[40] HIROSE T，IGAMI T，EBATA T，et al. Surgical and radiological studies on the length of the hepatic ducts[J]. World J Surg，2015，39：2983-2989.

[41] NEUHAUS P，THELEN A，JONAS S，et al. Oncological superiority of hilar en bloc resection for the treatment of hilar cholangiocarcinoma[J]. Ann Surg Oncol，2011，19：1602-1608.

[42] NIMURA Y，HAYAKAWA N，KAMIYA J，et al. Hepatic segmentectomy with caudate lobe resection for bile duct carcinoma of the hepatic hilus[J]. World J Surg，1990，14：535-543.

[43] DUMITRASCU T，CHIRITA D，IONESCU M，et al. Resection for hilar cholangiocarcinoma：analysis of prognostic factors and the impact of systemic inflammation on long-term outcome[J]. J Gastrointest Surg，2013，17：913-924.

[44] CHEN X P，LAU W Y，HUANG Z Y，et al. Extent of liver resection for hilar cholangiocarcinoma[J]. Br J Surg，2009，96：1167-1175.

[45] KAWARADA Y，DAS B C，NAGANUMA T，et al. Surgical treatment of hilar bile duct carcinoma：experience with 25 consecutive hepatectomies[J]. J Gastrointest Surg，2002，6：617-624.

[46] LIU C L，FAN S T，LO C M，et al. Improved operative and survival outcomes of surgical treatment for hilar cholangiocarcinoma[J]. Br J Surg，2006，93：1488-1494.

[47] ERCOLANI G，ZANELLO M，GRAZI G L，et al. Changes in the surgical approach to hilar cholangiocarcinoma during an 18-year period in a Western single center[J]. Journal of Hepato-Biliary-

Pancreatic Sciences，2010，17：329-337.

[48] KOW A W，WOOK C D，SONG S C，et al. Role of caudate lobectomy in type III A and III B hilar cholangiocarcinoma：a 15-year experience in a tertiary institution[J]. World J Surg，2012，36：1112-1121.

[49] CHENG Q B，YI B，WANG J H，et al. Resection with total caudate lobectomy confers survival benefit in hilar cholangiocarcinoma of Bismuth type III and IV[J]. Eur J Surg Oncol，2012，38：1197-1203.

[50] BHUTIANI N，SCOGGINS C R，MCMASTERS K M，et al. The impact of caudate lobe resection on margin status and outcomes in patients with hilar cholangiocarcinoma：a multi-institutional analysis from the US Extrahepatic Biliary Malignancy Consortium[J]. Surgery，2018，163：726-731.

[51] MCBRIDE C M，WALLACE S. Cancer of the right lobe of the liver：a variety of operative procedures[J]. Arch Surg，1972，105：289-296.

[52] WU C C，HO W L，CHEN J T，et al. Mesohepatectomy for centrally located hepatocellular carcinoma：an appraisal of a rare procedure[J]. J Am Coll Surg，1999，188：508-515.

[53] MEHRABI A，MOOD Z，ROSHANAEI N，et al. Mesohepatectomy as an option for the treatment of central liver tumors[J]. Journal of the American College of Surgeons，2008，207：499-509.

[54] SOTIROPOULOS G C，LANG H，MOLMENTI E P，et al. Partial or complete mesohepatectomy combined with resection of the hilar bifurcation in cases of Klatskin tumors: a reasonable strategy?[J]. Am J Surg，2009，198：297-298.

[55] LANG H，SOTIROPOULOS G C，MALAGO M，et al. Mesohepatectomy, caudate lobectomy and resection of hilar bifurcation with biliary reconstruction by 6 hepaticojejunostomies for Klatskin tumor[J]. Hepatogastroenterology，2003，50：1327-1329.

[56] AYDIN U，YEDIBELA S，YAZICI P，et al. A new technique of biliary reconstruction after "high hilar resection" of hilar cholangiocarcinoma with tumor extension to secondary and tertiary biliary radicals[J]. Ann Surg Oncol，2008，15：1871-1879.

[57] VAN GULIK T M，RUYS A T，BUSCH O R，et al. Extent of liver resection for hilar cholangiocarcinoma （klatskin tumor）：how much is enough?[J]. Dig Surg，2011，28：141-147.

[58] SHIMADA H，ENDO I，SUGITA M，et al. Is parenchyma-preserving hepatectomy a noble option in the surgical treatment for high-risk patients with hilar bile duct cancer?[J]. Langenbecks Arch Surg，2003，388：33-41.

[59] 陈孝平，黄志勇，张志伟，等. 小范围肝切除治疗Bismuth-Corlette Ⅲ型肝门部胆管癌[J]. 中华外科杂志，2009，47：1148-1150.

[60] MASUNARI H，SHIMADA H，ENDO I，et al. Surgical anatomy of hepatic hilum with special reference of the plate system and extrahepatic duct[J]. J Gastrointest Surg，2008，12：1047-1053.

[61] 刘允怡. 肝门部胆管癌[M]. 北京：人民卫生出版社，2012.

[62] LI J，WANG C，SONG J，et al. Mesohepatectomy versus extended hemihepatectomies for centrally located liver tumors：a meta-analysis[J]. Sci Rep，2017，7：9329.

第十四章　陈氏插入式吻合技术
在胆道重建中的应用

第一节　胆肠吻合术式的演变及陈氏插入式胆肠吻合技术

胆肠吻合术是治疗肝胆胰疾病较常用的手术方式。正常情况下，胆汁是由胆管输送至胆囊，然后再排入十二指肠，胆总管末端的 Oddi 括约肌对胆汁的单向排泄至关重要。胆汁排出受体内神经系统和体液因素（胃肠道激素、代谢产物及药物等）调节，由胆囊和 Oddi 括约肌协调完成。任何一种胆肠吻合都破坏了 Oddi 括约肌的正常功能，改变了胆汁排出的方式，无法模拟生理状态下的机体对胆汁排泄的调控。

自 Von Winiwarter 1882 年首次采用胆囊与空肠吻合技术治疗胆总管梗阻以来，胆肠吻合术经几代外科医师不断创新与改进，包括胆囊空肠吻合、胆总管十二指肠吻合、胆管空肠 Roux-en-Y 吻合、胆管空肠祥式吻合等多种术式[1]。无论哪一种胆肠吻合术式均改变了正常胆道和肠道的生理结构及功能，不可避免地失去了 Oddi 括约肌的阀门作用，无法完全避免吻合口漏、反流性胆管炎和胆道狭窄等并发症[2-4]。胆肠吻合术在百余年的发展历程中，经历复杂纷繁的演变与改良，经过长期临床实践，手术方式逐渐回归简约和统一，但没有一种胆肠吻合术式适合所有病人。胆肠吻合术式的合理选择，应遵循"目的明确、简单易学、选择正确、效果确切"的原则[5, 6]。

临床工作中，对于细小胆管或胆管条件较差的情况，常规的胆肠吻合技术往往难以保证胆肠重建的顺利完成。在反复动物试验的基础上，陈孝平创立了两种简单、安全和有效的插入式胆肠吻合技术，即插入式胆肠吻合术和插入式肝肠吻合术，临床推广应用效果很好[7]。前者尤其适合胆道损伤或部分肝移植时细小胆管的重建，后者在肝门部胆管癌行小范围肝切除后的胆道重建中有着明显的优势。

第二节　陈氏插入式胆肠吻合技术

插入式胆肠吻合术的创立是为了解决辅助性部分肝移植实验研究中遇到的技术难题。20世纪80年代初，陈孝平在攻读博士学位期间，开展了犬的辅助部分肝移植研究，其中辅助性部分肝移植的胆道重建是技术瓶颈。犬的胆管较细，直径不超过3mm，且小肠平滑肌容易痉挛缩紧导致缝合困难（注：那个时代没有血管缝合线，只有普通针和丝线），按照传统的胆肠吻合方法重建几无可能。基于当时的技术条件，他设计了供肝胆总管与受体犬近端空肠间做插入式端侧吻合的方法，应用于31条犬，均获成功，为以后的临床应用提供了实验和理论支持[8-10]（图14-1）。

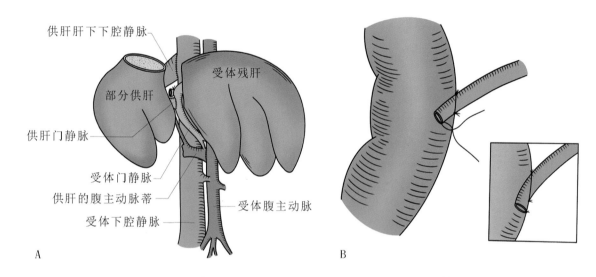

图 14-1　辅助性部分肝移植插入式胆肠吻合术示意图[9]

注：A—辅助部分肝移植术示意图；B—胆肠插入式吻合术示意图。

一、插入式胆肠吻合术应用于医源性胆道损伤

医源性胆道损伤是胆囊切除术的一种严重并发症，被称为胆囊切除术的"阿喀琉斯之踵"。对于缺损明显、对端吻合困难的胆管损伤，胆管空肠Roux-en-Y吻合术是效果最确切的修复方式[11]。然而，绝大多数术中损伤的胆管直径都在3～6mm之间，行胆肠吻合术后极易发生吻合口狭窄。此种情况下，应用插入式胆肠吻合术行医源性胆道损伤后的一期胆道重建，简单而有效。

插入式胆肠吻合术分胆管全插入式胆肠吻合术和胆管前壁插入式胆肠吻合术两种情况（图14-2）。胆管全插入式胆肠吻合术适合于胆管残端较长者，可将胆管断端经空肠肠袢切口完全插入肠腔内，插入腔内的胆管长度为1～2cm，肠袢浆肌层可与胆管周围的结缔组织间断缝合。胆管内置一根与其肠径相匹配的多侧孔引流管，经肠袢壁戳口引出体外。对于胆管损伤部位较高、残端短的病人，可行胆管前壁插入式胆肠吻合术。具体步骤如下：将空肠肠袢切口后壁与胆管后壁缝合，空肠肠袢切口前壁直接缝合到胆管前壁周围的结缔组织及肝包膜上，而不直接缝合胆管

残端前壁，上述缝线打结后胆管前壁自动插入肠腔内。胆管内置一根与其腔径相匹配的多侧孔引流管，经肠祥壁戳口引出体外[12]。本中心曾报道了 1995—2006 年间对 27 例医源性胆道损伤病人应用插入式胆肠吻合术行一期胆道重建，术后均无胆漏及胆管狭窄发生[13]。

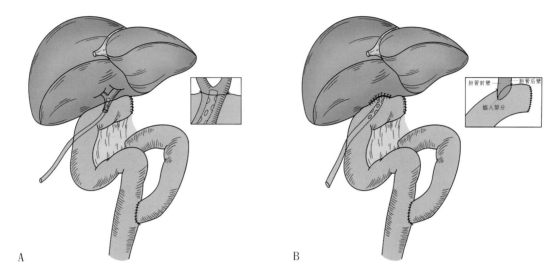

图 14-2　插入式胆肠吻合术示意图[13]

注：A—胆管全插入式胆管空肠 Roux-en-Y 吻合术；B—胆管前壁插入式 Roux-en-Y 吻合术。

也有基层医院报道采用此法修复胆管损伤，获得很好的手术效果，术后随访未发现有吻合口狭窄致黄疸等并发症[14]。他们总结了该术式的优势：①手术操作简单；②解决了近端胆管长度不够以致无法吻合的情况，使胆肠吻合术的适应证扩大；③减少易引起胆管狭窄的人为因素。

因此，我们认为该术式易于掌握、操作简单，在不增加手术难度的基础上，可以降低胆管外伤胆管管径无扩张时胆肠吻合术后吻合口狭窄的发生率，尤其适合在医疗设备等条件相对较差的基层医院推广。

二、插入式胆肠吻合术应用于胰十二指肠切除及活体肝移植

除了应用于胆道损伤以外，陈氏插入式胆肠吻合术还可应用于胰十二指肠切除后的胆道重建。本中心对胰十二指肠切除术中胆总管直径 8mm 左右的病人，采用不同的胆总管空肠重建方式，进行了近期及远期并发症的对比。我们发现插入式胆肠吻合组术后胆漏和吻合口狭窄的发生率（0、0）明显低于传统吻合组（31%、21%）或 T 管引流组（35%、0）[15]。在临床开展的活体肝移植中，供体肝脏的胆管往往较细，实施传统的端端吻合方式容易出现术后吻合口的胆道狭窄[16]。本中心在十余例活体辅助性部分肝移植术中采用插入式胆肠吻合术，均未发生胆漏或胆道狭窄等胆道并发症[17, 18]。2015 年，本中心在 *Transplantation* 杂志上报道了世界首创的小鼠辅助性部分原位肝移植也是采用插入式胆肠吻合术来进行移植肝的胆道重建[19]。此方法的优点是把复杂的操作简单化，而且效果确切。

第三节　陈氏插入式肝肠吻合技术和应用

在肝门部胆管癌治疗中对于肝切除的范围一直以来争议不断。为了追求根治切除，肝切除的范围不断扩大，随之而来的是较高的术后并发症发生率及病死率。对切除标本进行病理分析，结果发现肝门部胆管癌沿胆管纵向浸润及向外浸润肝组织的范围均不超过 1cm。因此，本中心提出肝门部胆管癌小范围肝切除（肝Ⅳ、Ⅴ段切除）的治疗理念[20]，可以有效避免由于大范围肝切除而发生的肝功能衰竭，从而减少手术死亡率。然而，肝门部胆管癌小范围肝切除后的胆道重建是个难题。切除后的肝断面上往往有多个胆管开口，这些开口间隔距离远近不等、管径大小不一，如按传统方法行胆肠吻合，操作困难，且术后易发生胆漏或吻合口狭窄。对复杂的肝门部胆管损伤、肝门部囊性肝包虫病合并胆漏等进行手术治疗时也可能会在术中遇到同样的困难。为了解决这一问题，我们在插入式胆肠吻合术的基础上，创立了插入式肝肠吻合术（即陈氏不缝合胆管前壁的肝肠吻合术），用于多个断端开口较细的肝内胆管重建。

小范围肝切除后，肝断面上通常有 5 ～ 8 个胆管断端开口，最多的有 13 个胆管开口（图 14-3）。

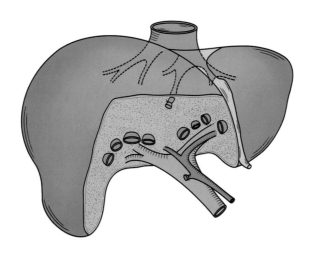

图 14-3　小范围肝切除治疗肝门部胆管癌示意图[23]

一、陈氏插入式肝肠吻合术应用于肝门部胆管癌小范围肝切除后的胆道重建

陈氏插入式肝肠吻合术不但能减少胆漏的发生率，也可有效避免术后胆肠吻合口狭窄。其技术要点如下。①肝断面胆管开口之间相距较近可行胆管成形，较远者无须成形；②将每个胆管的后壁与空肠袢切口后壁用 4-0 单股不可吸收聚丙烯线连续缝合；③若胆管间距较大，空肠袢切口后壁与门静脉前壁用 "0000" 无创血管缝合线缝合；④将肠袢切口后壁的浆肌层与门静脉左右支前壁连续缝合，以减少张力，保证吻合质量，不会发生吻合口后壁渗漏胆汁；⑤空肠袢腔内放置

引流管 1 根，引流出肠腔内的液体和气体，以降低肠内压力，有利于吻合口的愈合；⑥用 0 号线对空肠祥切口的前壁与胆管前壁上方的肝断面组织行 U 形间断缝合。要强调的是，肝组织侧的 U 形缝合线一定要贯穿肝包膜，如此方能为胆肠吻合提供足够大的张力（图 14-4）。肝管前壁自行插入肠腔内。肝胆管前壁插入式肝肠吻合术时仅缝合胆管后壁，多余肠管壁与肝组织缝合，无须放置胆管支持管，简化了多个细小胆管的手术操作，同时也解决了多个胆管的吻合难题[15]。本中心报道 2000—2007 年共 93 例肝门部胆管癌病人接受小范围肝切除后行陈氏插入式肝肠吻合术，术后胆漏发生率仅为 1%，无一例出现胆道狭窄[23]。

　　同陈氏插入式胆肠吻合术一样，陈氏插入式肝肠吻合术也得到了同行的认可，并在国内推广应用（图 14-4）。北京解放军总医院肝胆外科应用插入式肝肠吻合术治疗 17 例肝门部胆管癌病人，无手术死亡，术后发生少量胆漏 1 例、胆管炎 2 例、胆肠吻合口出血 1 例，均经非手术治疗后痊愈，长期随访未见胆管狭窄[16]。

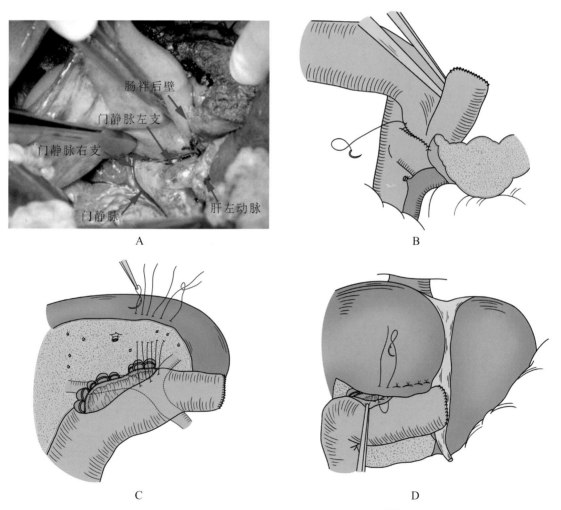

图 14-4　陈氏插入式肝肠吻合术示意图[23]

　　注：A—后壁吻合完成的术中图片；B—后壁完成吻合后的示意图；C—胆管前壁不缝合，空肠前壁与肝实质间行褥式缝合；D—前壁吻合完成的示意图，U 形缝合线一定要贯穿肝包膜。

二、插入式肝肠吻合术的实验研究

国内外有的学者曾对该术式提出疑问，为了进一步证实该术式的优势，我们以家猪为实验动物，做了大量的动物实验。动物实验证实胆管前壁插入式肝肠吻合术安全有效，20例动物术后均无胆漏、肠漏发生，术后观察肝肠吻合口均愈合良好，内截面均为类圆形，仅后壁缝合处形成堤状瘢痕隆起，而未缝合的前壁无明显回缩，且与肝组织愈合紧密，未见瘢痕隆起，这些因素使其吻合口狭窄的发生率明显低于传统手术组[17-18]（图14-5～图14-7）。

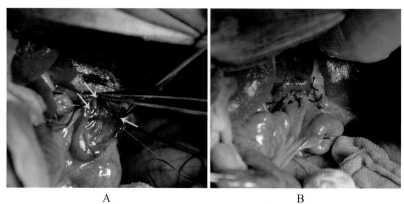

图14-5 实验动物胆管前壁插入式肝肠吻合术中[26]

注：A—后壁吻合完成的术中图片，白色箭头所指为肝断面多个胆管开口；B—完成吻合后的术中图片，胆管前壁不缝合，空肠前壁与肝实质间行褥式缝合。

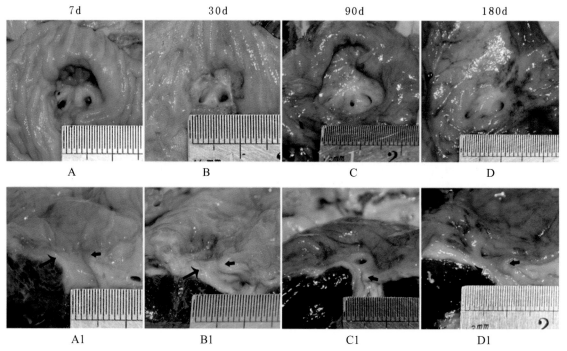

图14-6 实验动物胆管前壁插入式肝肠吻合术后肝肠吻合口大体观及剖面观[26]

注：A～D—术后7～180d不同时间点的胆肠吻合口大体观；A1～D1—术后7～180d不同时间点的胆肠吻合口剖面观。术后愈合过程中仅缝合处形成堤状瘢痕隆起（短箭头示），而未缝合的前壁与肝创面连接成整体，成为肝创面边缘的一部分，在肝创面的延迟愈合过程中，肝创面肉芽组织发生收缩，牵拉胆管前壁，使其形成外翻状，不易形成吻合口狭窄。

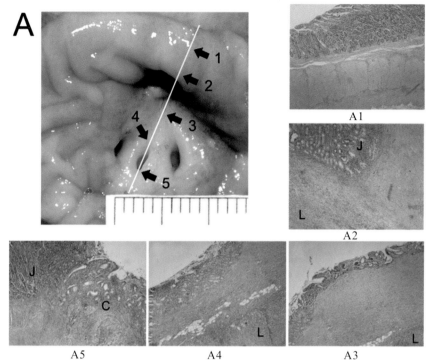

图 14-7 实验动物胆管前壁插入式肝肠吻合术后肝肠吻合口不同位置的组织切片[26]

注：A—术后 30d 肝肠吻合口大体观；A1～A5—A 图中白线轴上黑箭头对应点的 HE 染色组织切片。C—胆管黏膜；J—肠管黏膜；L—肝脏。

我们发现插入式肝肠吻合术仅缝合胆管后壁，多余肠管壁与肝组织缝合，可以放置胆管支撑引流管，也可不放置胆管支撑引流管，对较细的多胆管手术操作方便，同时很好地解决了多个胆管吻合困难的问题，术后吻合口愈合良好，无吻合口漏发生，手术安全性高，近期疗效明显优于传统的胆肠吻合术。

遵循"简单、可行、安全、有效"的原则，我们认为插入式胆肠吻合术及插入式肝肠吻合术在胆道重建方面有着不可替代的地位。手术台上任何情况都可发生，当遇到细小胆管损伤或肝门部多支细小胆管重建，以及部分肝移植的细小分支胆道重建时，术者会茫然失措。国内有位专家曾这样说："陈氏肝肠吻合术救了我，否则我就下不了手术台，因为这个病例胆管太细，无法用传统的方法吻合。"20 世纪 90 年代，我们也遇到 2 例外地手术的病人，肝门部胆管癌切除后，在肝门部放置多个外引流管，未做胆肠吻合重建胆道。追问原由，是肝断面胆管多、细，无法完成吻合。"山重水复疑无路"，选择插入式胆肠吻合术或插入式肝肠吻合术往往会获得"柳暗花明又一村"的效果。

（程琪　陈琳）

参 考 文 献

[1] 梁力建.胆肠吻合术历史变迁及再评价[J].中国实用外科杂志,2014,34(10):915-916.

[2] OKABAYASHI T,SHIMA Y,SUMIYOSHI T,et al. Incidence and risk factors of cholangitis after hepaticojejunostomy[J]. J Gastrointest Surg,2018,22(4):676-683.

[3] DIMOU F M,ADHIKARI D,MEHTA H B,et al. Incidence of hepaticojejunostomy stricture after hepaticojejunostomy[J]. Surgery,2016,160(3):691-698.

[4] KADABA R S,BOWERS K A,KHORSANDI S,et al. Complications of biliary-enteric anastomoses[J]. Ann R Coll Surg Engl,2017,99(3):210-215.

[5] 中华医学会外科学分会.胆道手术缝合技术与缝合材料选择中国专家共识(2018版)[J]. 中国实用外科杂志,2019,39(1):15-20.

[6] 姜洪池,谷明旗.胆肠吻合方式的合理选择和技术要点[J].中华消化外科杂志,2017,16(4):345-348.

[7] 程琪,陈孝平.插入式吻合技术在胆管重建中的应用[J].国际外科学杂志,2019,466:361-363.

[8] 陈孝平,夏穗生,汪素兰.狗左侧髂凹内同种异体部分肝移植[J].中华器官移植杂志,1985,6(4):21-23.

[9] 陈孝平.狗同种异体辅助性部分肝移植的实验研究[D].武汉:武汉医学院,1985.

[10] CHEN X P,QIU F Z,XIAN S S. An experimental study of auxiliary partial liver allotransplantation[J]. Zhonghua wai ke za zhi(Chinese journal of surgery),1987,25(12):704-707.

[11] 梁廷波,粟伟,马涛,等.医源性胆管损伤:胆囊切除术的阿喀琉斯之踵[J].腹部外科,2017,30(5):329-333.

[12] 陈琳,董为,张必翔,等.肝胆胰外科新理念与新技术[J].科学通报,2017,62(1):36-46.

[13] 陈孝平,张志伟,张万广,等.插入式胆肠吻合术治疗医源性胆道损伤27例[J].中华普通外科杂志,2009,24:193-195.

[14] 严想元,刘文明.插入式胆肠吻合术治疗胆管损伤五例报告[J].临床外科杂志,2015,23:237.

[15] 王怀宇.套入式肝肠吻合在困难的胆道重建中的应用[D].武汉:华中科技大学,2014.

[16] 倪泉兴.在成人活体肝移植施行肝管胆总管吻合或Roux Y型肝管空肠吻合重建胆道的胆管并发症[J].国际外科学杂志,2003,30(1):51-52.

[17] WANG S F,CHEN X P,CHEN Z S,et al. Left lobe auxiliary liver transplantation for end-stage hepatitis B liver cirrhosis[J]. Am J Transplant,2017,17(6):1606-1612.

[18] 陈琳,陈孝平.原位辅助性部分肝移植[J].科技导报,2016,34(20):40-44.

[19] CHENG Q,HE S Q,GAO D,et al. Early application of auxiliary partial orthotopic liver transplantation

in murine model of Wilson disease[J]. Transplantation，2015，99（11）：2314-2317.

[20] 陈孝平，黄志勇，张志伟，等. 小范围肝切除治疗Bismuth-Corlette Ⅲ型肝门部胆管癌[J]. 中华外科杂志，2009，47（15）：1148-1150.

[21] JAMAGIN W R，FONG Y，DEMATTEO R P，et al. Staging, respectability，and outcome in 225 patients with hilar cholangiocarnoma[J]. Ann Surg，2001，234：507-519.

[22] HEMMING A W，REED A I，FUJITA S，et al. Surgical management of hilar cholangiocarcinoma[J]. Ann Surg，2005，241：693-702.

[23] CHEN X P，LAU W Y，HUANG Z Y，et al. Extent of liver resection for hilar cholangiocarcinoma[J]. British Journal of Surgery，2009，96（10）：1167-1175.

[24] 朱自满，蔡守旺，刘志伟，等. 改良陈氏胆肠吻合术用于肝门部胆管癌切除后内引流[J]. 中华肝胆外科杂志，2015，21（6）：397-400.

[25] 杨宏强，陈孝平，张志伟，等. 胆管前壁套入式（或插入式）肝肠吻合术的动物实验研究[J]. 中华外科杂志，2009，47：1663-1664.

[26] YANG H Q，XIANG S，LAU W Y，et al. A new cholangiojejunostomy for multiple biliary ductal openings：a study in pigs[J]. Int J Surg，2015，22：15-21.

第十五章　胰十二指肠切除术的技术改进

一、简介

胰十二指肠切除术由 Whipple 首先提出，故统称为 Whipple 手术。随着外科技术及围手术期处理的进步，Whipple 手术已经在我国大的医疗中心常规开展。在高度专业的中心，此手术的围手术期死亡率已降至 3%[1, 2]。总体上，这一手术方式仍然是非常复杂的，有人建议只在大的中心开展，而小的中心因死亡率和并发症发生率高须谨慎开展[3, 4]。目前，Whipple 手术仍是胰头肿瘤、壶腹部肿瘤、十二指肠肿瘤、胆总管远端肿瘤及严重胰十二指肠损伤手术切除的基本术式。Whipple 手术切除的范围包括远端胃、全部十二指肠、空肠上段、胰头、胆囊、胆总管以及相应区域的淋巴结。对于胰腺肿瘤的治疗，目前报道 5 年生存率高达 30%[5]。随着微创外科技术的迅速发展，腹腔镜及机器人辅助下的胰十二指肠切除术也逐渐开展，并且获得比较好的效果，存在的问题是，学习曲线长、潜在的并发症发生率和死亡率等较高的风险[6-11]。

Whipple 手术在手术入路的选择、微创技术的应用、消化道重建等方面均有不同的方法，在国际范围内呈现出百花齐放的态势。如何选择对病人最为简单实用的技术，是外科医生应该思考的问题。我们根据长期的临床经验和研究，对胰十二指肠切除术做了一些改进，获得了很好的效果。这些技术的改进突出简单先行（Easy First）理念，采用最快捷的技术手段获取最好的临床效果，并提高病人就医的性价比。另外，这些技术的改进使得这一术式更加简单易懂、便于推广，同时也更加安全有效。现将改进的技术要点介绍如下。

二、断胃优先入路

在决定施行胰十二指肠切除术之前，务必确定血管是否受肿瘤侵犯以及侵犯的范围，是否存在周围组织大范围受侵犯及淋巴结融合而无法清扫等。重点探查结肠及系膜是否被侵犯；结合影像及术中触觉判断肠系膜上静脉、门静脉等有无受累；确定肝十二指肠韧带及胰周淋巴结是否肿大、是否固定等情况；确定肝脏及腹腔其他脏器有无转移等。综合上述探查情况，判断手术切除的可行性。

决定切除后，开始断胃。

（1）将胃向头侧翻起，将横结肠牵向脚侧，打开胃结肠韧带并离断胃网膜右动脉。

（2）将胃牵向脚侧，打开肝胃韧带，离断小弯侧血管弓。距幽门上约5cm离断胃（图15-1A）。我们采用不保留幽门的术式，现有临床研究认为保留幽门并不能减少术后胃肠道并发症的发生[2]。在幽门上5cm断胃，一方面可以保证足够的手术切除范围，另一方面有利于后续操作的显露。

（3）将胃的远端牵向右侧，这样就可很好地显露胰腺上缘（包括肝总动脉和腹腔干）及肝十二指肠韧带（图15-1B）。

（4）先离断胃右动脉根部（图15-1C），分离肝总动脉并清扫此处淋巴结（图15-1D），清扫至腹腔干。

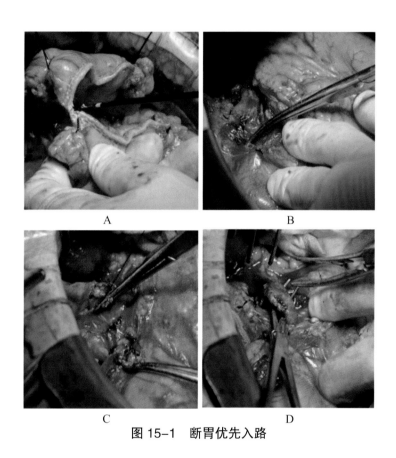

图 15-1　断胃优先入路

三、环胰头逆时针清扫与离断

根据肿瘤外科整块切除的原则，将7、8、9组淋巴结游离后推向瘤侧，等待整块移除。我们将后续的清扫、游离等手术步骤按围绕胰头的逆时针方向推进。具体步骤如下：①清扫12组淋巴结，将肝动脉及门静脉骨骼化。②游离胆囊，离断肝总管（图15-2A）。补充清扫12组淋巴结，将门静脉右侧的淋巴结推向脚侧。③离断胃十二指肠动脉（图15-2B），此时可以将门静脉充分游离至胰腺上缘。不用单独清扫胆总管下段的淋巴结及胰头后方淋巴结，待后腹膜打开后，将这两组淋巴结连同胰头一并切除。

四、环胰头逆时针游离胰十二指肠

肝十二指肠韧带清扫后，十二指肠与腹膜后的间隙更容易显露，此时可以从胰头上缘及胆总管下段开始逆时针游离胰十二指肠。①Kocher法切开后腹膜，游离十二指肠至显露腔静脉；游离结肠肝曲（图15-2C），充分显露下腔静脉前壁。此时可以将胰十二指肠向前向上翻起，清扫腹主动脉旁的淋巴脂肪组织。②继续逆时针向下游离十二指肠水平部，打开Treitz韧带（图15-2D），此时沿十二指肠与横结肠系膜的间隙在胰腺下缘显露肠系膜上静脉。③离断胰十二指肠下方的血管，包括胰十二指肠下前动脉（图15-2E）及胰十二指肠下后动脉（图15-2F），充分显露肠系膜上静脉的胰腺下段。

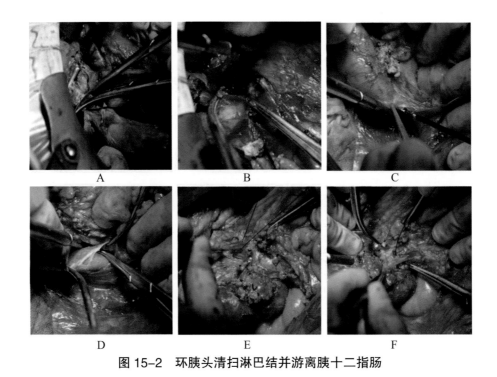

图15-2 环胰头清扫淋巴结并游离胰十二指肠

按"上→右→下→后"的逆时针顺序，完成淋巴结的清扫和胰十二指肠的游离等手术步骤，没有重复的翻动。接下来即可离断胰颈和空肠上段，并进行胰腺钩突部的处理。在离断胰颈的过程中，我们习惯于通过胰头后方的肠系膜上静脉和门静脉隧道结扎胰头侧胰腺，可以减少离断过程中的出血，同时也有牵拉以帮助显露的作用（图15-3A）。对保留侧的胰腺也可以分别在胰背和胰腺下缘采用丝线缝扎，一方面可以止血，另一方面可以作为断离胰腺切线的标记（图15-3A）。胰管的处理同样很重要，找到胰管后，先不要切开。用超声刀将胰管向胰头端游离3mm左右后，予以结扎作为标记（图15-3B）。除作为标记外，更重要的是待到吻合时再切开胰管，此时因胰管内胰液充盈使胰管有所扩张，便于切开并置入支撑管。胰腺钩突部的处理是胰十二指肠切除术的难点，很多术中出血都发生在这一环节。我们将肠系膜上静脉游离后，将其用血管拉钩拉向左侧，这时可以很方便地寻找和游离肠系膜上动脉。将肠系膜上动脉悬吊（图15-3C），起到标记的作用，关键作用是在胰腺钩突部出血时可以阻断，予以止血。另外，悬吊肠系膜上动脉有助于寻找胰十二指肠上动脉，然后从容地进行结扎离断（图15-3D）。胰腺钩突部处理完毕后，将上段空肠从Treitz韧带后方向上拖出，距Treiz韧带约5cm切断上段空肠（图15-3E），将标本向右侧翻起，最后清扫海德堡三角的淋巴结，整块移除标本。将空肠残端置于原处，待吻合（图15-3F）。

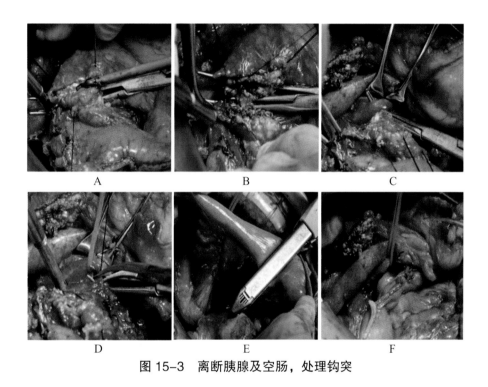

图15-3　离断胰腺及空肠，处理钩突

五、原路结肠后位吻合

Treitz韧带离断后，切断近端空肠，移除标本后，原十二指肠水平部与空肠交界处的部位呈现一洞孔，近端空肠袢经此孔提出，行胰肠和胆肠吻合术。由于空肠袢的走行和切除前的十二指肠一致，且位于结肠后，我们称为"原路结肠后位胰肠和胆肠吻合术"。

传统的方法多于结肠后位或结肠前位行消化道重建。我们将空肠近端直接由自然腔隙提出，这也属于结肠后位的范畴。但是这一方法不用在横结肠系膜开孔，简化了操作，也减少了系膜血管出血，解决了胃结肠粘连紧密时开孔困难等问题。另外，这一方法也封闭了十二指肠和上段空肠切除后留下的洞孔。传统的结肠后位重建时结肠系膜的开口位于肠系膜上动脉的前方，而我们的方法是，空肠经肠系膜上动脉后方的解剖洞孔提上来，做胰肠和胆肠吻合，与传统的方法有所不同。

需要指出的是，我们不一味地追求原路结肠后位吻合。术中应该根据肠管的走行、张力及结肠系膜的厚度等来决定在哪个位置行消化道重建最合适。

消化道重建的重点和难点是胰空肠吻合。这一操作首先是技术本身比较困难，要考虑的因素很多，比如胰腺的质地、胰腺的厚度、胰腺导管的粗细、胰腺血管的分辨、胰管引流的选择、吻合口的张力等等[12-23]。这些都是直接影响手术难度和术后并发症发生的因素。

在行消化道重建前，需要充分考虑以上因素，做好预防处理，将胰腺准备好再行胰肠吻合（图15-4）。我们采用陈氏贯穿胰腺的套入式胰肠吻合方法。在吻合之前，主要做如下准备。

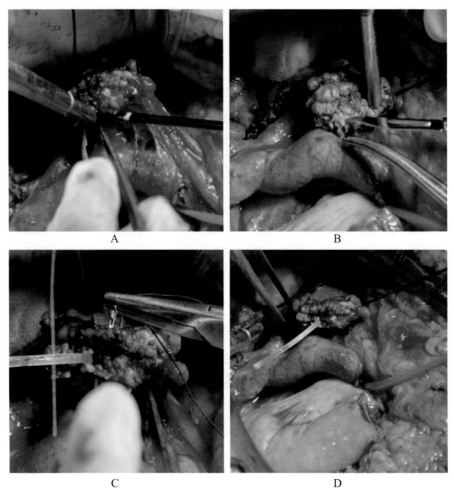

图 15-4　胰肠吻合前准备（置入胰管支撑管及胰腺残端缝扎止血）

（1）将胰腺断端游离 1cm 以上，以便足够的胰腺套入空肠腔内（图 15-4A）。在游离方便时，可以游离 1.0cm 胰腺，效果更佳。当然，套入的深度不是越长越好，套入太多可能会使胰腺断端和空肠黏膜面相贴而不利于胰液引流。

（2）切开胰管，置入支撑管（图 15-4B）。如前所述，在吻合前用尖刀纵向切开结扎的胰管，采用动脉穿刺的方法置入胰管支撑管。我们先靠近胰头结扎胰管的方法优势非常明显。胰管因结扎后胰液积聚，使胰管充盈、扩张，看得更清楚，便于切开胰管和置入胰管支撑管。胰管支撑管置入后胰液可以迅速引流出来。

（3）胰腺残端缝合止血（图 15-4C）。胰腺残端及胰背动脉出血是术后上消化道大出血及腹腔内出血的主要原因。我们采用 Prolene 线缝合胰背裸露的存在张力的血管（图 15-4D）。对于胰腺残端，采用 Prolene 线或丝线叠瓦式、褥式缝合止血。不建议采用可吸收缝线，以防术后迟发性出血的发生。

六、陈氏贯穿胰腺的套入式胰肠 U 形吻合

陈氏贯穿胰腺的套入式胰肠吻合技术有多种吻合方法 [24, 25]，将在本书第十六章详细介绍。本章主要介绍我们新近开展较多的采用连续缝合的陈氏黏膜内翻贯穿胰腺的套入式胰肠吻合技术。

陈氏肠黏膜内翻贯穿胰腺的套入式胰肠吻合技术的要领是不缝合胰管及空肠黏膜，将胰腺断端套入空肠腔内。通过一次连续缝合，同时实现了双层套入的效果，即胰腺断端套入空肠腔内和空肠黏膜内翻及浆肌层包埋。具体步骤如图 15-5 所示。

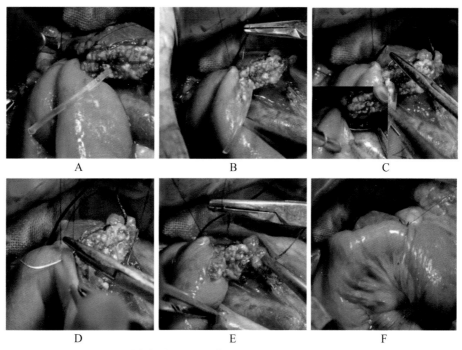

图 15-5　连续缝合的陈氏黏膜内翻贯穿胰腺的套入式胰肠吻合术

（1）于胰腺上缘距断端约 1.5cm 处，从胰腺腹侧（前面）进针，背侧（后面）出针，缝针转向空肠袢，距肠袢切口缘约 1.5cm 处缝合浆肌层，将部分胰背组织与空肠缝合在一起，打结固定（图 15-5A）。根据第一针距胰腺断端的距离，可以再缝 1～2 针，最好连带胰腺上缘的纤维结缔组织，可以防止打结时撕裂胰腺实质。

（2）于胰腺上缘距断端约 1.5cm 处，从胰腺腹侧（前面）进针，缝针贯穿胰腺实质，于胰腺背侧（后面）出针（图 15-5B）。

（3）缝针转向空肠袢后壁，距肠袢切口缘约 1.5cm 处进针，沿肠壁浆肌层穿行，于距肠袢切口缘约 0.5cm 处穿透肠浆膜出针（图 15-5C 左下角小图）。

（4）距胰腺断端约 0.5cm 处，从胰腺背侧（后面）进针，贯穿胰腺实质，从胰腺腹侧（前面）出针（图 15-5C）。

（5）显露空肠袢前壁，距肠袢切口缘约 0.5cm 处进针，沿肠壁浆肌层穿行，于肠袢切口缘约 1.5cm 处穿透肠浆膜出针，完成第一个 U 形缝合（图 15-5D）。

（6）距第一个胰腺腹侧进针点约 0.5cm，重复下一个 U 形缝合，缝至胰腺下缘一般需要 4 ～ 6 个 U 形缝合（图 15-5E）。最后采用与胰腺上缘同样的缝合方法，对胰腺下缘周围的结肠系膜与肠袢断端空肠浆肌层进行固定。胰腺残端被牢靠地套入空肠腔内（图 15-5F）。可以根据情况，在前壁和后壁进行减张缝合，但大部分情况下不需要这一操作。

七、插入式胆肠吻合术

这一方法在本书第十四章已有详细介绍，如果胆管比较细，可以将此方法用于胰十二指肠切除术的胆肠吻合。这一技术操作非常简单，因为不需要缝合胆管黏膜，解决了在黏膜对黏膜缝合时显露黏膜困难的难题。通过空肠浆肌层与胆管外壁浆膜面的缝合，将肝总管的断端插入空肠腔内。一般留置肝管支撑管，可以很好地引流并减少胆漏的发生（图 15-6）。如果胆管比较粗，可以采用常规方法做胆肠吻合。

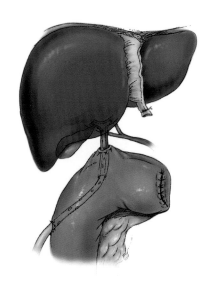

图 15-6 插入式胆肠吻合术示意图

这些改进技术的优势在于：①整个手术过程中，从断胃到移除标本，从胰肠吻合到胃空肠吻合，都为逆时针顺序，没有重复的显露翻动手术切除的组织。手术过程更加顺畅，大大节约了手术时间，另外也更符合肿瘤手术的无瘤原则。②结肠后行胰肠吻合和胆肠吻合时，直接通过韧带后方原十二指肠的自然空隙提出空肠袢，不用在结肠系膜打孔，也无须关闭 Treitz 韧带后方的手术腔隙。③陈氏肠黏膜内翻贯穿胰腺的套入式胰肠 U 形吻合，将整个胰腺断面套入空肠腔内，利用空肠祥的肠壁压住胰腺的针孔，吻合效果牢靠，任何情况下都不会发生吻合口裂开的严重后果，且能明显降低术后胰漏的发生率[25]。尤其适用于胰管难以寻找或胰管过细的情况。④插入式胆肠吻合术简单易行，可以结合支撑管，防止胆漏或胆管狭窄。

　　需要强调的是，采用这些改进技术的前提是手术者有丰富的胰十二指肠切除手术的经验，这对决定可切除性前的手术探查尤为重要。另外，胆肠吻合和胰肠吻合的方法和方式，要根据术中具体情况决定。例如，对于粗大的胰腺或较细的空肠，胰肠吻合时可能采用端侧吻合；陈氏贯穿胰腺的套入式胰肠 U 形吻合有多种方法，包括间断缝合和连续缝合、横向 U 形和纵向 U 形，需根据术者的经验和喜好来选择，具体在本书第十六章作详细介绍；空肠残端是否从 Treitz 韧带后方提出，也要根据小肠系膜的长短、粗细及血供等情况决定。

　　最后，以上改进技术本中心主要是在开腹手术中展开。现在国内也有很多中心采用我们的方法在腹腔镜胰十二指肠切除术及机器人辅助下的胰十二指肠切除术中开展。我们认为，在腹腔镜手术中应根据术者的经验及病人具体情况合理选择这些技术。我们对腹腔镜手术的建议是：①断胃优先入路要谨慎使用，因为开腹手术可以用手感觉到肿瘤的局部情况及淋巴结转移情况，而腹腔镜下这方面有欠缺。②腹腔镜下行陈氏胰肠吻合，对于初学者，可能选择间断的缝合方法更加安全可行。③对本吻合方法掌握熟练的医生，可以轻松地在腹腔镜下采用最新的连续缝合方法。

（张斌豪　陈孝平）

参 考 文 献

[1] DIENER M K, HUTTNER F J, KIESER M, et al. Partial pancreatoduodenectomy versus duodenum-preserving pancreatic head resection in chronic pancreatitis: the multicentre, randomised, controlled, double-blind ChroPac trial[J]. Lancet, 2017, 390: 1027-1037.

[2] HACKERT T, PROBST P, KNEBEL P, et al. Pylorus resection does not reduce delayed gastric emptying after partial pancreatoduodenectomy: a blinded randomized controlled trial (PROPP Study, DRKS00004191) [J]. Ann Surg, 2018, 267: 1021-1027.

[3] LIDSKY M E, SUN Z, NUSSBAUM D P, et al. Going the extra mile: improved survival for pancreatic cancer patients traveling to high-volume centers[J]. Ann Surg, 2017, 266: 333-338.

[4] HATA T, MOTOI F, ISHIDA M, et al. Effect of hospital volume on surgical outcomes after pancreaticoduodenectomy: a systematic review and meta-analysis[J]. Ann Surg, 2016, 263: 664-672.

[5] STROBEL O, NEOPTOLEMOS J, JAGER D, et al. Optimizing the outcomes of pancreatic cancer surgery[J]. Nat Rev Clin Oncol, 2019, 16: 11-26.

[6] BOONE B A, ZENATI M, HOGG M E, et al. Assessment of quality outcomes for robotic pancreaticoduodenectomy: identification of the learning curve[J]. JAMA Surg, 2015, 150: 416-422.

[7] ADAM M A, THOMAS S, YOUNGWIRTH L, et al. Defining a hospital volume threshold for minimally invasive pancreaticoduodenectomy in the United States[J]. JAMA Surg, 2017, 152: 336-342.

[8] FONG Z V, CHANG D C, FERRONE C R, et al. Early national experience with laparoscopic pancreaticoduodenectomy for ductal adenocarcinoma: is this really a short learning curve?[J]. J Am Coll Surg, 2016, 222: 209.

[9] NICKEL F, HANEY C M, KOWALEWSKI K F, et al. Laparoscopic versus open pancreaticoduodenectomy: a systematic review and meta-analysis of randomized controlled trials[J]. Ann Surg, 2020, 271 (1): 54-66.

[10] ASBUN H J, STAUFFER J A. Laparoscopic vs open pancreaticoduodenectomy: overall outcomes and severity of complications using the Accordion Severity Grading System[J]. J Am Coll Surg, 2012, 215: 810-819.

[11] CROOME K P, FARNELL M B, QUE F G, et al. Total laparoscopic pancreaticoduodenectomy for pancreatic ductal adenocarcinoma: oncologic advantages over open approaches?[J]. Ann Surg, 2014, 260: 633-638.

[12] TOPAL B, AERTS R, HENDRICKX T, et al. Determinants of complications in pancreaticoduodenectomy[J]. Eur J Surg Oncol, 2007, 33: 488-492.

[13] ANDRIANELLO S, MARCHEGIANI G, MALLEO G, et al. Polyester sutures for pancreaticojejunostomy protect against postoperative pancreatic fistula: a case-control, risk-adjusted analysis[J]. HPB（Oxford）, 2018, 20: 977-983.

[14] CALLERY M P, PRATT W B, KENT T S, et al. A prospectively validated clinical risk score accurately predicts pancreatic fistula after pancreatoduodenectomy[J]. J Am Coll Surg, 2013, 216: 1-14.

[15] MOTOI F, EGAWA S, RIKIYAMA T, et al. Randomized clinical trial of external stent drainage of the pancreatic duct to reduce postoperative pancreatic fistula after pancreaticojejunostomy[J]. Br J Surg, 2012, 99: 524-531.

[16] HEEGER K, FENDRICH V, WALDMANN J, et al. Reduced complication rate after modified binding purse-string-mattress sutures pancreatogastrostomy versus duct-to-mucosa pancreaticojejunostomy[J]. Surgeon, 2013, 1: 246-252.

[17] MCMILLAN M T, SOI S, ASBUN H J, et al. Risk-adjusted outcomes of clinically relevant pancreatic fistula following pancreatoduodenectomy: a model for performance evaluation[J]. Ann Surg, 2016, 264: 344-352.

[18] BASSI C, FALCONI M, MOLINARI E, et al. Reconstruction by pancreaticojejunostomy versus pancreaticogastrostomy following pancreatectomy: results of a comparative study[J]. Ann Surg, 2005, 242: 767-771.

[19] BASSI C, DERVENIS C, BUTTURINI G, et al. Postoperative pancreatic fistula: an international study group （ISGPF）definition[J]. Surgery, 2005, 138: 8-13.

[20] MACHADO N O. Pancreatic fistula after pancreatectomy: definitions, risk factors, preventive measures, and management-review[J]. Int J Surg Oncol, 2012, 2012: 602-608.

[21] SAMRA J S, BACHMANN R A, CHOI J, et al. One hundred and seventy-eight consecutive pancreatoduodenectomies without mortality: role of the multidisciplinary approach[J]. Hepatobiliary Pancreat Dis Int, 2011, 10: 415-421.

[22] PENG S Y, WANG J W, LAU W Y, et al. Conventional versus binding pancreaticojejunostomy after pancreaticoduodenectomy: a prospective randomized trial[J]. Ann Surg, 2007, 245: 692-698.

[23] MEHTA V V, FISHER S B, MAITHEL S K, et al. Is it time to abandon routine operative drain use?A single institution assessment of 709 consecutive pancreaticoduodenectomies[J]. J Am Coll Surg, 2013, 216: 635-642.

[24] CHEN X P, QIU F Z, ZHANG Z W, et al. A new simple and safe technique of end-to-end invaginated pancreaticojejunostomy with transpancreatic U-sutures-early postoperative outcomes in consecutive 88 cases[J]. Langenbecks Arch Surg, 2009, 394: 739-744.

[25] CHEN X P, HUANG Z Y, LAU J W, et al. Chen's U-suture technique for end-to-end invaginated pancreaticojejunostomy following pancreaticoduodenectomy[J]. Ann Surg Oncol, 2014, 21: 4336-4341.

第十六章　胰肠吻合方法的改进——陈氏技术

一、简介

在腹部外科手术中，胰十二指肠切除术术后并发症相对较多。胰漏（pancreatic leak）和胰瘘（pancreatic fistula）仍然是胰十二指肠切除术术后常见的严重并发症，一旦发生，死亡率很高，是尚未解决的世界性难题。为减少术后胰漏（瘘）的发生，胰肠吻合技术的改进成为临床研究的热点。1995年开始，我们创立了贯穿胰腺U形缝合行套入式胰肠吻合技术[1]，获得了理想的初步结果。为了进一步评价贯穿胰腺的U形缝合行套入式胰肠吻合术的可行性及其在减少术后胰漏发生率方面的作用，我们开展了一项历时10年的临床研究。2002—2012年，我们对264例胰十二指肠切除术病人采用了贯穿胰腺U形缝合技术行套入式胰肠吻合（陈氏胰肠吻合术）[2]。前瞻性统计分析术后并发症（包括术后胰漏）发生率和死亡率。结果显示术后并发症发生率为22.3%（59/264），死亡率为0（0/264）。术后胰漏的发生率如下。A级，3.4%（9/264）；B级，0.8%（2/264）；C级，0（0/264）。A级胰漏又称为生化漏，仅有引流液淀粉酶的升高，没有相应的临床症状。A级胰漏无须特殊处理，一般可以自行恢复正常，不会增加治疗费用和住院时间。

此后，我们对这一贯穿胰腺胰肠U形缝合方法进行了3次改进，先是将空肠黏膜内翻，后来尝试的连续套入式黏膜内翻吻合也取得了良好的效果。这一胰肠缝合方法不仅降低了术后胰漏的发生率，而且简化了手术操作、缩短了手术时间，取得了很好的效果。截至2019年10月，全国各地推广应用超过2000例，在软胰腺细小胰管的病例中，A级胰漏发生率仅为8.8%，无C级胰漏，取得了非常好的效果。这一方法目前在开腹手术、腹腔镜和机器人辅助下手术中均已开展，并获得成功。

二、理论基础

1. 创建新的胰肠缝合技术改进胰肠吻合术式的必要性

手术后胰瘘（postoperative pancreatic fistula，POPF）[3]是影响胰十二指肠切除（pancreaticoduodenectomy，PD）病人恢复的主要因素，POPF发生的原因是多方面的，其中与PD术后的其他早期并发症也有直接关系，包括术后切口感染、腹腔脓肿形成、胃排空障碍、迟发性出血等[4-6]。我们查阅近期发表的胰十二指肠切除术论文（表16-1），发现临床相关POPF（CR-POPF）的发生率为3.3%～22.8%。PD术后的死亡率报道在1.74%～7.19%，明显高于腹部手术的平均水平，而这可能与POPF有直接关系。尽管全球范围内做过各种尝试，包括术式的改进[7, 8]、不同缝合引流材料的应用[9]、药物的应用[10-13]、肠外营养[14]、内引流和外引流的选择[15, 16]等，但是控制POPF的效果非常有限，其仍然是一个难题。POPF影响PD术后恢复，增加了并发症的发生率和术后死亡率，延长病人住院时间和增加治疗费用。由此可见，预防和控制POPF，是每一个肝胆胰外科医生都应重视的问题。胰肠吻合作为PD术中的关键步骤，是防止POPF发生的核心环节。传统的胰肠吻合方法，均采用胰管对空肠黏膜的吻合方式。陈氏胰肠吻合术打破了这一常规，临床应用结果证明可降低POPF的发生率，行之有效。

表 16-1　近年文献 PD 手术相关研究术后并发症列表

作者	杂志	发表年份	病例数	主要并发症（Clavien Ⅲ－Ⅴ）	术后胰漏*	临床相关POPF#	术后死亡率
Maggino et al[17]	*Ann Surg*	2019	1949	—	622(31.9%)	360(18.5%)	39(2%)
Maatman et al[12]	*Surgery*	2019	190	—	54(28.4%)	21(11.1%)	8(4.2%)
Hank et al[13]	*AMA Surg*	2019	753	—	106(14.1%)	69(9.2%)	30(4.0%)
Zureikat et al[18]	*Ann Surg*	2016	1028	245(23.83%)	—	103(10.02%)	27(2.63%)
Keck et al[19]	*Ann Surg*	2016	320	—	253(79.06%)	67(20.94%)	23(7.19%)
Kantor et al[20]	*J Am Coll Surg*	2017	4827	—	842(17.44%)	610(12.64%)	84(1.74%)
Chen et al[21]	*BMC Gastroenterol*	2017	2374	—	—	540(22.75%)	—
Maeta et al[22]	*Br J Surg*	2017	453	310(68.43%)	—	—	16(3.53%)
McMillan et al[23]	*JAMA Surg*	2017	2479	—	—	367(14.80%)	—
Palanivelu et al[24]	*Br J Surg*	2017	64	18(28.13%)	—	6(9.38%)	2(3.13%)
Kleive et al[25]	*Br J Surg*	2017	784	220(28.06%)	—	101(12.88%)	26(3.32%)
Pastena et al[26]	*Surgery*	2017	893	155(17.36%)	219(24.52%)	187(20.94%)	25(2.80%)
Eguia et al[27]	*Am J Surg*	2019	453	154(34.00%)	58(12.80%)	15(3.31%)	15(3.31%)
Mahvi et al[28]	*Am J Surg*	2019	10719	—	1893(17.66%)	—	—
Kantor et al[29, 30]	*Surgery*	2018	7907	4733(59.86%)	—	1804(22.83%)	164(2.07%)

注：*术后胰漏，术后引流液检测淀粉酶水平高于正常值上限的3倍以上；#临床相关POPF，指由POPF直接引起的相关临床表现或与POPF相关的临床表现。根据2016年ISGPS分级标准的B级和C级POPF。

2. 陈氏胰肠吻合技术的理论依据

目前认为 POPF 形成的主要因素包括胰腺质地、主胰管的粗细、术中失血量、原发疾病等[31-33]。影响 POPF 形成的其他因素包括：①病人的年龄、性别、胆红素水平等；②总手术时间、胰肠吻合技术、吻合方法、吻合口张力、引流方法；③胰腺的大小、断端血供等[34-40]。在所有以上因素中，胰腺的质地、胰管的粗细以及胰肠吻合技术被认为是影响 POPF 最重要的几个方面。

陈氏胰肠吻合技术主要基于以下几点考虑。

（1）不受胰管粗细的制约，整个胰腺断面或主胰管及其周围的胰腺断面套入空肠切口内，因此消除了胰管过细而勉强进行导管与黏膜吻合的风险，尤其解决了在某些情况下胰管难以寻找的难题。

（2）约 20% 的病人中，胰腺除了主胰管外还存在副胰管，胰腺断面本身还有胰液分泌。将胰腺断端套入空肠腔内，来自断端的所有胰液都进入了肠腔，而不会流入腹腔。

（3）缝合胰腺的针孔本身是 POPF 形成的重要原因之一，减少缝合胰腺针眼的数量可以降低 POPF 的发生率。套入式的吻合方法所使用的针数较少，对于小的胰腺，2 个 U 形缝合即可完成胰肠吻合，从而最大限度减少了胰腺针孔的数量。

（4）采用此方法，缝线结扎后，空肠祥的肠壁覆盖并堵住胰腺上的针孔（图 16-3），从而可防止胰液针孔渗漏的发生。

三、陈氏胰肠吻合技术的要领

陈氏胰肠吻合为贯穿胰腺的套入式胰肠 U 形吻合，主要技术要领如下。

（1）不吻合胰管。胰管内可以放置支撑管引流胰液进入肠腔。对于胰管过细或无法寻找者，无须刻意放置支撑管。

（2）贯穿胰腺缝合。吻合口的胰腺侧为贯穿胰腺全层的缝合，距离胰腺断端 1cm 左右，使缝线有足够的抓持力将胰腺向空肠牢固靠拢。

（3）胰腺断面连同胰管整体套入空肠腔内。套入肠腔深度为 1cm 左右。最近，我们发现，仅将胰管连同其周围约 0.5cm 胰断面组织套入肠祥切口内，完全达到充分引流胰液进入肠腔内的效果。

四、陈氏胰肠吻合技术的几种类型

自 1995 年我们创立陈氏胰肠吻合技术以来，经历过 3 次改进，因此可以将这一吻合方法分为 4 个阶段。相应地将陈氏胰肠吻合技术分为 4 种类型：单纯贯穿胰腺的套入式胰肠 U 形吻合、空肠黏膜内翻的单纯 U 形吻合、空肠黏膜内翻的连续 U 形吻合，以及仅将胰管及其周围组织套入肠祥切口内的胰肠吻合。

第一阶段开展单纯贯穿胰腺的套入式胰肠 U 形吻合，用贯穿胰腺横向 U 形缝合法行胰肠吻合时存在一些缺点：打结时力度难以掌握，如果用力太大，打结后会导致结扎线远端的胰腺组织缺血坏死，继而发生大出血，甚至吻合口裂开而发生胰漏。

鉴于此，我们将缝合方向改为与胰腺平行，即贯穿胰腺纵向 U 形缝合，解决了这个问题。这一纵向缝合方法同时实现了空肠黏膜的内翻，使吻合效果更加符合解剖生理。这一类型即为空肠黏膜内翻的单纯 U 形吻合。

上述方法均为间断缝合，随着这项技术的广泛推广和经验积累，我们发现其仍有缺陷：在如何把握好缝线的间距上，年轻医生有一定困难；为了不影响操作，必须在胰肠间断缝合全部完成后再打结，术野缝线多将影响操作。

因此在 2015 年，我们开始尝试连续缝合，当时采用的是丝线，而细的丝线易拉断，粗的丝线损伤大，针孔处易发生胰液渗漏。后改用 3-0 或 4-0 大针 Prolene 无损伤针线缝合，解决了这一问题。

1. 单纯 U 形贯穿胰腺缝合的套入式胰肠吻合

1）双针贯穿胰腺的 U 形缝合技术行套入式胰肠吻合（图 16-1）。

（1）显露空肠袢后壁，于距肠袢切缘约 0.5cm 处，从浆膜向黏膜（外向内）进针（图 16-1A）。

（2）缝针转向胰腺，于胰腺下缘距断端约 1.0cm 处，从胰腺背侧（后面）进针，缝针贯穿胰腺实质，于胰腺腹侧（前面）穿出（图 16-1B）。

（3）缝针转向空肠袢前壁，距肠袢切缘约 0.5cm 处，从黏膜向浆膜（内向外）出针（图 16-1C）。

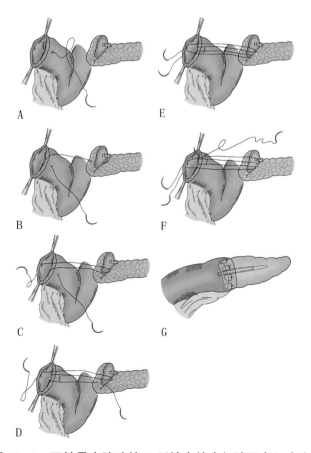

图 16-1　双针贯穿胰腺的 U 形缝合技术行胰肠套入式吻合

（4）显露空肠祥后壁，另一针于距第一个进针孔横向约 1.0cm 处进针，于距肠祥切缘约 0.5cm 处，从外向内进针，重复（1）～（3）步骤，完成第一个 U 形内翻缝合（图 16-1D～16-1E）。

（5）每个 U 形缝合操作步骤相同，2 个 U 形缝合缝线之间的横向针距约 0.2cm，也可以交叉缝合（图 16-1F～16-1G），以保证 2 个 U 形缝合的缝线之间没有空隙，防止胰液从这种空隙漏出。

2）单针贯穿胰腺的 U 形缝合技术行套入式胰肠吻合。

（1）显露空肠祥前壁，于距肠祥切缘约 0.5cm 处，从浆膜进针向黏膜穿出（外向内）。

（2）显露胰腺前壁，于胰腺上线距断端约 1.0cm 处，从胰腺腹侧（前面）进针，缝针贯穿胰腺实质，于胰腺背侧（后面）出。

（3）缝针转向空肠祥后壁，距肠祥切缘约 0.5cm 处，从黏膜进针向浆膜穿出（内向外）。

（4）掉转针头，距空肠后壁出针针孔横向约 1.0cm 处（距肠祥切缘约 0.5cm）由外向内进针。

（5）显露胰腺后壁，距断端约 1.0cm 处，从胰腺背侧（后面）进针，缝针贯穿胰腺实质于胰腺腹侧（前面）出。

（6）显露空肠祥前壁，距肠祥切缘约 0.5cm 处，从黏膜进针向浆膜穿出（内向外），完成第一个 U 形缝合。

每个 U 形缝合操作步骤相同，2 个 U 形缝合缝线之间的横向针距约 0.2cm，也可以交叉缝合，以保证 2 个 U 形缝合的缝线之间没有空隙，防止胰液从这种空隙漏出（图 16-2）。

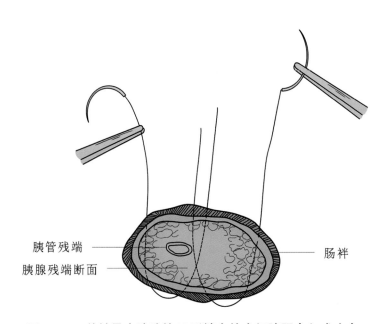

胰管残端　　胰腺残端断面　　肠祥

图 16-2　单针贯穿胰腺的 U 形缝合技术行胰肠套入式吻合

这一阶段的缝合方法简单易行，一般 2～4 个 U 形缝合即可完成胰肠套入式吻合。当时我们以端端吻合为主，后来根据肠管的粗细及胰腺的大小，适当选择端端吻合或端侧吻合。相对而言，单纯贯穿胰腺的套入式胰肠 U 形吻合主要特点是：①U 形方向为胰腺的横轴，通过横向环环相扣的特点将吻合口的间隙完全封闭；②空肠黏膜没有内翻。

2. 纵向贯穿胰腺 U 形缝合法行空肠黏膜内翻胰肠吻合

这种方法在单纯贯穿胰腺的套入式胰肠 U 形吻合的基础上进行了调整。缝合方向改为与胰腺平行，即贯穿胰腺纵向 U 形缝合。这一纵向缝合方法同时实现了空肠黏膜的内翻，使吻合效果更加符合解剖生理，称为空肠黏膜内翻的单纯 U 形吻合（图 16-3）。

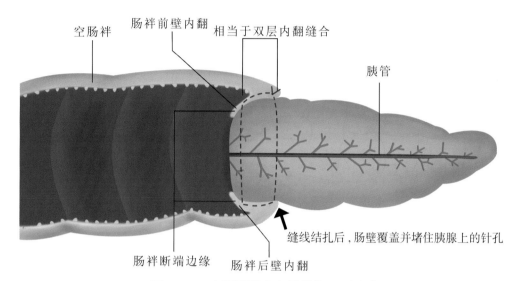

图 16-3　空肠黏膜内翻的单纯 U 形吻合

1）空肠黏膜内翻的双针 U 形缝合技术行套入式胰肠吻合。

这一方法与单纯贯穿胰腺的套入式胰肠 U 形吻合相比，仅实现了空肠黏膜内翻，仍然为胰腺横向 U 形缝合。步骤如下。

（1）显露空肠袢后壁，于距肠袢切缘约 1.5cm 处，从外向内进针，然后距肠袢切缘约 0.5cm 处，缝针从内向外穿出。

（2）缝针转向胰腺，于胰腺下缘距断端约 1.5cm 处，从胰腺背侧（后面）进针，缝针贯穿胰腺实质，于胰腺腹侧（前面）穿出。

（3）缝针转向空肠袢前壁，距肠袢切缘约 0.5cm 处，从外向内进针，缝针以水平方向于距肠袢切缘约 1.5cm 处，从内向外穿出。

（4）显露空肠袢后壁，另一针于距第一个进针孔横向约 1.0cm 处进针，于距肠袢切缘约 1.5cm 处，从外向内进针，重复（1）～（3）步骤，完成第一个 U 形内翻缝合。肠壁上同一个 U 形缝合两根线的横向针距约为 1.0cm。

每个 U 形缝合操作步骤相同，2 个 U 形缝合缝线之间的横向针距约 0.2cm，也可以交叉缝合，以保证 2 个 U 形缝合的缝线之间没有空隙，防止胰液从这种空隙漏出。

2）空肠黏膜内翻的单针 U 形缝合技术行套入式胰肠吻合（图 16-4）。

这一方法与单纯贯穿胰腺的胰肠套入式 U 形吻合相比，既实现了空肠黏膜内翻，又达到了胰腺纵向 U 形缝合。步骤如下。

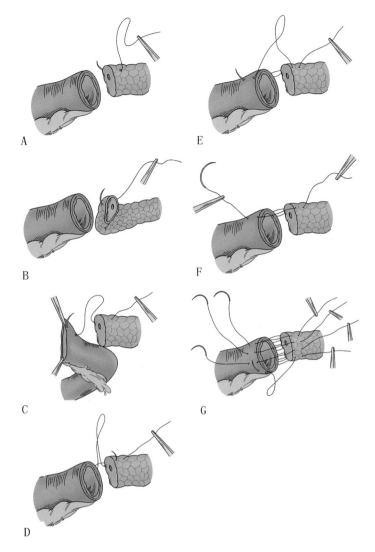

图 16-4　空肠黏膜内翻的单针 U 形缝合技术行套入式胰肠吻合

（1）于胰腺上缘距断端约 1.5cm 处，从胰腺腹侧（前面）进针，缝针贯穿胰腺实质，于胰腺背侧（后面）出（图 16-4A ～ 16-4B）。

（2）缝针转向空肠袢后壁，距肠袢切口缘约 1.5cm 处从外向内进针，距肠袢切口缘约 0.5cm 处，缝针从内向外穿出（图 16-4C）。

（3）距胰腺断端约 0.5cm 处，从胰腺背侧（后面）进针，贯穿胰腺实质，从胰腺腹侧（前面）出针（图 16-4D）。

（4）显露空肠袢前壁，距肠袢切口缘约 0.5cm 处，从外向内进针，距肠袢切口缘约 1.5cm 处，针从内向外穿出，完成第一个 U 形缝合（图 16-4E ～ 16-4F）。

每个 U 形缝合操作步骤相同，U 形缝合之间的横向针距约 0.5cm（图 16-4G）。

3.贯穿胰腺连续 U 形缝合法行空肠黏膜内翻胰肠吻合

　　这种吻合方法是在空肠黏膜内翻的单针 U 形缝合技术进行套入式胰肠吻合基础上的调整，相当于完成第一个胰腺纵向 U 形缝合后不打结，而是直接掉转针头从胰腺前面（腹侧面）进针，进行下一个 U 形缝合。连续缝合可以使每一个纵向 U 形在一个纵向平面（贯穿胰腺的两根缝线在一个平面），也可以将贯穿胰腺的第一针（远离断端 1.5cm）和第二针（靠近断端 0.5cm）错开，使得 U 形不在一个纵向平面，形成螺旋式结构（图 16-5）。具体步骤如下。

　　（1）于胰腺上缘距断端约 1.5cm 处，从胰腺腹侧（前面）进针背侧（后面）出针，缝针转向空肠祥断端，距肠祥切口缘约 1.5cm 处，缝合浆肌层，拉紧缝线，打结固定。根据第一针距胰腺断端的距离，可以再缝 1 ~ 2 针，主要是将胰腺上缘的纤维结缔组织与空肠祥肠壁缝合到一起，起到吻合口减张的效果。

　　（2）于胰腺上缘距断端约 1.5cm 处，从胰腺腹侧（前面）进针，缝针贯穿胰腺实质于胰腺背侧（后面）出。

　　（3）缝针转向空肠祥后壁，距肠祥切缘约 1.5cm 处，从外向内进针，距肠祥切缘约 0.5cm 处，缝针从内向外穿出。

　　（4）距胰腺断端约 0.5cm 处，从胰腺背侧（后面）进针，贯穿胰腺实质，从胰腺腹侧（前面）出针。

　　（5）显露空肠祥前壁，距肠祥切缘约 0.5cm 处，从外向内进针，距肠祥切缘约 1.5cm 处，缝针从内向外穿出，完成第一个 U 形缝合。

　　（6）距第一个胰腺腹侧进针点约 0.5cm，重复下一个 U 形缝合，直至胰腺下缘。最后采用与胰腺上缘同样的缝合方法，将胰腺下缘与空肠断端下缘浆肌层进行固定。最后将胰腺下缘的结肠系膜与空肠祥残端缝合一起，起到吻合口减张的效果，以增强吻合质量。

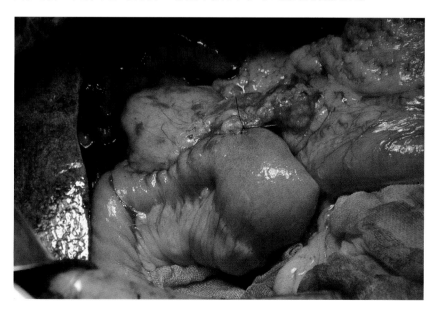

图 16-5　空肠黏膜内翻的陈氏连续缝合效果

4. 主胰管套入法

如果因慢性炎症导致胰腺组织萎缩、纤维化严重，且主胰管很粗（大于 5mm），可以考虑胰腺断端不完全套入肠腔内，仅将主胰管及其周围部分胰腺断端套入空肠肠腔（图 16-6）。缝合方法与前述完全一样。这种情况也适合做胰管 – 肠管黏膜对黏膜吻合。

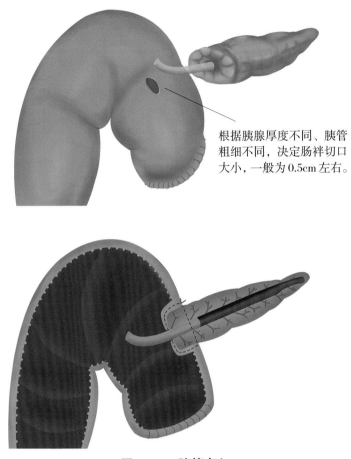

根据胰腺厚度不同、胰管粗细不同，决定肠祥切口大小，一般为 0.5cm 左右。

图 16-6　胰管套入

五、几点注意事项

（1）上述四种类型的陈氏贯穿胰腺 U 形缝合法行套入式胰肠吻合，应根据术中情况及手术医生经验具体选择。我们做以下建议：①推荐空肠黏膜内翻的单纯 U 形吻合方法；②对于胰腺较粗或肠管较细者，可行端侧吻合；③有学者认为连续缝合对助手医生的要求相对较高，而间断的 U 形吻合中每一个缝合都可以由主刀医生完全控制。因此，对于初步开展手术者或者人力相对薄弱的单位，可以考虑采用间断的 U 形缝合法。

（2）胰腺断端缝合止血：这点很重要，可以预防胰腺断面迟发性出血，或由于胰腺断端组织坏死脱落而导致的继发性出血。通常采用间断缝合，也可以用褥式缝合（图 16-7），建议用不可吸收缝线。

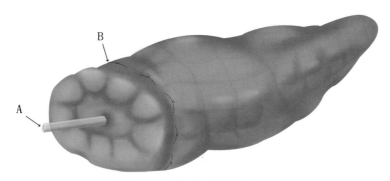

图 16-7 胰腺断端缝合止血

注：A—胰管支撑管；B—褥式缝合止血。

（3）胰腺断端游离：不要求游离过多，游离 1.0cm 足够，保证胰腺断端套入肠腔内即可。

（4）空肠祥切口大小：因为肠壁组织有较大的伸缩性，所以空肠祥切口要比胰腺断端小 1.0cm 左右（图 16-8），这样不至于因牵拉导致空肠祥切口过大。

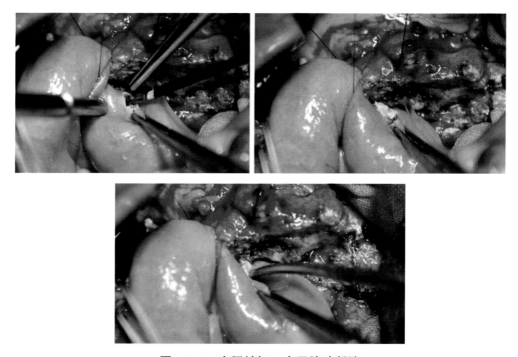

图 16-8 空肠祥切口小于胰腺断端

（5）将胰腺断端完全套入空肠肠腔，这对于大多数病人是必须的。

解剖学上，胰管常有变异，例如有些病人除了有主胰管外，还有副胰管，有时副胰管不止一根；还有，胰管的分支像树枝一样，胰腺断面除了主胰管开口，还有很多胰管分支的开口，因其很细，手术中很难看到（图 16-9）。如果不将它们套入空肠肠腔，将是术后发生胰漏的潜在因素。

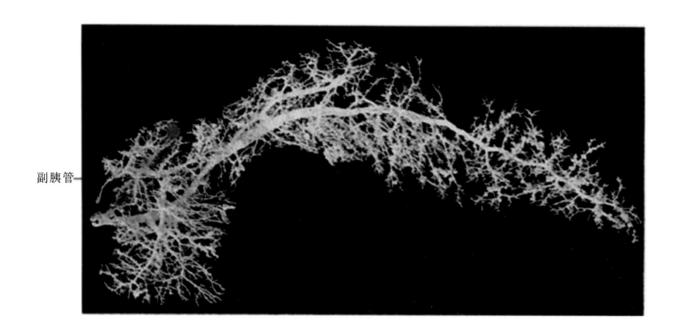

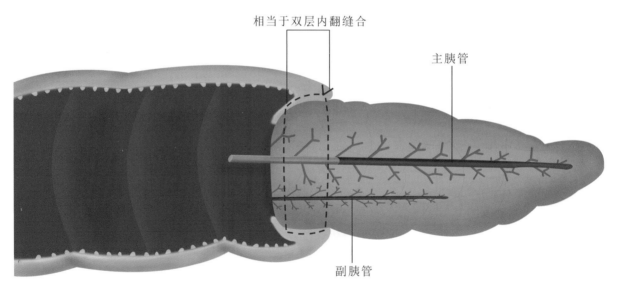

副胰管细小，不能放置支撑管

图 16-9　胰管变异及套入效果

（6）缝线：通常采用 3-0 或 4-0 大针 Prolene 无损伤血管缝合线，在早年，我们习惯在胰管内放一较长的支撑管，经腹壁戳孔引出体外，即胰液外引流。手术 7～10d 后将支撑管拔出。此方法，现在有些学者仍在应用，以防止针孔处胰液渗漏。

（7）胰管放置支撑管，将胰液引流入肠腔内（图 16-10）。

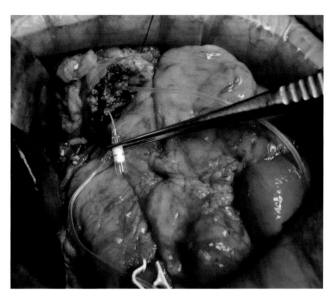

图 16-10　放置胰管及副胰管支撑管

（8）最后将吻合口周围靠胰腺侧的纤维结缔组织与空肠浆肌层进行减张缝合。

六、可行性和安全性

我们通过 10 年的临床研究，分析了 264 例胰十二指肠切除术病人采用了陈氏胰空肠套入式 U 形吻合（单纯胰肠套入式 U 形吻合）技术（表 16-2）[2]。前瞻性统计分析术后并发症（包括术后胰漏）发生率和死亡率。术后胰漏的发生率为：A 级，3.4%（9/264）；B 级，0.8%（2/264）；C 级，0（0/264）。结果显示术后并发症发生率为 22.3%（59/264），死亡率为 0（0/264）。可见，与其他多项研究结果相比 [34, 41-43]，这一技术明显降低了 POPF 的发生率，从而降低了 PD 术后的并发症发生率和死亡率。分析其原因主要有以下几个方面：①无须游离过多的胰腺组织，减少了胰腺损伤的机会。②仅需 2～4 个 U 形贯穿胰腺，使得穿过胰腺的缝线及显露在吻合口外的针眼数量较少。③将 U 形缝合线拉拢并打结后，空肠前后壁自动包裹在胰腺缝合的针眼上，减少了针眼胰漏的机会。④胰腺断端牢靠地套入空肠腔内，胰腺断端的胰液进入空肠，对吻合口刺激小。

这一技术目前在腹腔镜及机器人辅助下有开展。最近关于 PD 随机临床研究的 Meta 分析也提示，腹腔镜及机器人辅助下可以安全开展 PD[44]。我们建议具有丰富的开腹 PD 和腹腔镜 PD 经验的外科医生开展陈氏胰肠吻合技术。

这一胰肠吻合方法得到了国际同行的认可，并衍生出原理相同的不同吻合类型 [9, 45-52]。另外，陈氏胰肠吻合技术还具有以下优势：①通过缝线的牵拉，胰腺断端自动套入空肠腔内，胰腺和空肠非常牢固地捆在一起。这种自动套入的效果在目前其他吻合技术中难以达到。②这一方法同样适合于胰胃吻合。③ 2～4 针贯穿胰腺的 U 形吻合方法简单易行，安全可靠。④较传统的胰肠吻合方法明显降低了胰十二指肠切除术后胰漏的发生率。⑤对胰管粗细没有要求，尤其适合用于软胰腺、有炎症的胰腺和找不到胰管者，这种方法的优势更加明显。

表 16-2 陈氏胰肠吻合 264 例单中心数据[2]

项目	数据
病人性别（男 / 女）	85/179
病人年龄（年）	55.5（20～79）
病例数（n）	264
胰头癌 n（%）	123（46.6%）
胆总管下段癌 n（%）	91（34.5%）
十二指肠腺癌 n（%）	44（16.7%）
胰腺良性疾病 n（%）	6（2.3%）
手术时间（min）	278（175～390）
胰腺空肠吻合时间（min）	10.5（6～21）
术中失血量（mL）	450（200～1200）
术中输血 n（%）	102（38.6%）
术中输血量（mL）	350（200～1000）
术后住院时间（d）	15（10～39）
术后并发症发生 n（%）	59（22.3%）
腹水	23（8.7%）
上消化道出血	3（1.1%）
胃排空障碍	12（4.5%）
胆漏	2（0.7%）
肺部感染	7（2.7%）
切口感染	7（2.7%）
尿路感染	5（1.9%）
POPF n（%）	11（4.2%）
A 级	9（3.4%）
B 级	2（0.8%）
C 级	0
再次手术	0
30d 死亡	0

（张斌豪　陈孝平）

参 考 文 献

[1] CHEN X P，QIU F Z，ZHANG Z W，et al. A new simple and safe technique of end-to-end invaginated pancreaticojejunostomy with transpancreatic U-sutures-early postoperative outcomes in consecutive 88 cases[J]. Langenbecks Arch Surg，2009，394：739-744.

[2] CHEN X P，HUANG Z Y，LAU J W，et al. Chen's U-suture technique for end-to-end invaginated pancreaticojejunostomy following pancreaticoduodenectomy[J]. Ann Surg Oncol，2014，21：4336-4341.

[3] BASSI C，DERVENIS C，BUTTURINI G，et al. Postoperative pancreatic fistula：an international study group（ISGPF）definition[J]. Surgery，2005，138：8-13.

[4] WENTE M N，VEIT J A，BASSI C，et al. Postpancreatectomy hemorrhage（PPH）：an international study group of pancreatic surgery（ISGPS）definition[J]. Surgery，2007，142：20-25.

[5] WENTE MN，BASSI C，DERVENIS C，et al. Delayed gastric emptying（DGE）after pancreatic surgery：a suggested definition by the International Study Group of Pancreatic Surgery（ISGPS）[J]. Surgery，2007，142：761-768.

[6] FONG Z V，MCMILLAN M T，MARCHEGIANI G，et al. Discordance between perioperative antibiotic prophylaxis and wound infection cultures in patients undergoing pancreaticoduodenectomy[J]. JAMA Surg，2016，151：432-439.

[7] GREENE B S，LOUBEAU J M，PEOPLES J B，et al. Are pancreatoenteric anastomoses improved by duct-to-mucosa sutures?[J]. Am J Surg，1991，161：45-49.

[8] MUNGROOP T H，KLOMPMAKER S，WELLNER U F，et al. Updated alternative fistula risk score（ua-FRS）to include minimally invasive pancreatoduodenectomy：Pan-European Validation[J]. Ann Surg，2021，273（2）：334-340.

[9] ANDRIANELLO S，MARCHEGIANI G，MALLEO G，et al. Polyester sutures for pancreaticojejunostomy protect against postoperative pancreatic fistula：a case-control，risk-adjusted analysis[J]. HPB（Oxford），2018，20：977-983.

[10] LAANINEN M，SAND J，NORDBACK I，et al. Perioperative hydrocortisone reduces major complications after pancreaticoduodenectomy：a randomized controlled trial[J]. Ann Surg，2016，264：696-702.

[11] ALLEN P J，GONEN M，BRENNAN M F，et al. Pasireotide for postoperative pancreatic fistula[J]. N Engl J Med，2014，370：2014-2022.

[12] MAATMAN T K，WEBER D J，TIMSINA L R，et al. Antibiotic irrigation during pancreatoduodenectomy to prevent infection and pancreatic fistula：a randomized controlled clinical trial[J]. Surgery，2019，166

（4）：469-475.

[13] HANK T, SANDINI M, FERRONE C R, et al. Association between pancreatic fistula and long-term survival in the era of neoadjuvant chemotherapy[J]. JAMA Surg, 2019, 154（10）：943-951.

[14] WU J M, KUO T C, CHEN H A, et al. Randomized trial of oral versus enteral feeding for patients with postoperative pancreatic fistula after pancreatoduodenectomy[J]. Br J Surg, 2019, 106：190-198.

[15] PESSAUX P, SAUVANET A, MARIETTE C, et al. External pancreatic duct stent decreases pancreatic fistula rate after pancreaticoduodenectomy：prospective multicenter randomized trial[J]. Ann Surg, 2011, 253：879-885.

[16] MOTOI F, EGAWA S, RIKIYAMA T, et al. Randomized clinical trial of external stent drainage of the pancreatic duct to reduce postoperative pancreatic fistula after pancreaticojejunostomy[J]. Br J Surg, 2012, 99：524-531.

[17] MAGGINO L, MALLEO G, BASSI C, et al. Decoding grade B pancreatic fistula：a clinical and economical analysis and subclassification proposal[J]. Ann Surg, 2019, 269：1146-1153.

[18] ZUREIKAT A H, POSTLEWAIT L M, LIU Y, et al. A multi-institutional comparison of perioperative outcomes of robotic and open pancreaticoduodenectomy[J]. Ann Surg, 2016, 264：640-649.

[19] KECK T, WELLNER U F, BAHRA M, et al. Pancreatogastrostomy versus pancreatojejunostomy for RECOnstruction after PANC reatoduodenectomy（RECOPANC, DRKS 00000767）：perioperative and long-term results of a multicenter randomized controlled trial[J]. Ann Surg, 2016, 263：440-449.

[20] KANTOR O, TALAMONTI M S, PITT H A, et al. Using the NSQIP pancreatic demonstration project to derive a modified fistula risk score for preoperative risk stratification in patients undergoing pancreaticoduodenectomy[J]. J Am Coll Surg, 2017, 224：816-825.

[21] CHEN K, PAN Y, LIU X L, et al. Minimally invasive pancreaticoduodenectomy for periampullary disease：a comprehensive review of literature and meta-analysis of outcomes compared with open surgery[J]. BMC Gastroenterol, 2017, 17：120.

[22] MAETA T, EBATA T, HAYASHI E, et al. Pancreatoduodenectomy with portal vein resection for distal cholangiocarcinoma[J]. Br J Surg, 2017, 104：1549-1557.

[23] MCMILLAN M T, ZUREIKAT A H, HOGG M E, et al. A propensity score-matched analysis of robotic vs open pancreatoduodenectomy on incidence of pancreatic fistula[J]. JAMA Surg, 2017, 152：327-335.

[24] PALANIVELU C, SENTHILNATHAN P, SABNIS S C, et al. Randomized clinical trial of laparoscopic versus open pancreatoduodenectomy for periampullary tumours[J]. Br J Surg, 2017, 104：1443-1450.

[25] KLEIVE D, SAHAKYAN M A, BERSTAD A E, et al. Trends in indications, complications and outcomes for venous resection during pancreatoduodenectomy[J]. Br J Surg, 2017, 104：1558-1567.

[26] DE PASTENA M, PAIELLA S, MARCHEGIANI G, et al. Postoperative infections represent a major determinant of outcome after pancreaticoduodenectomy：results from a high-volume center[J]. Surgery, 2017, 162：792-801.

[27] EGUIA E, HWALEK AE, MARTIN B, et al. What are the predictors that can help identify safe removal of drains following pancreatectomy?[J]. Am J Surg, 2018, 216：955-958.

[28] MAHVI DA, PAK LM, URMAN RD, et al. Discharge destination following pancreaticoduodenectomy: a NSQIP analysis of predictive factors and post-discharge outcomes[J]. Am J Surg, 2019, 218: 342-348.

[29] KANTOR O, PITT H A, TALAMONTI M S, et al. Minimally invasive pancreatoduodenectomy: is the incidence of clinically relevant postoperative pancreatic fistula comparable to that after open pancreatoduodenectomy?[J]. Surgery, 2018, 163: 587-593.

[30] KANTOR O, BAKER M S. Response to "extrapolation of fistula grade from the pancreatectomy participant use file of the american college of surgeons-national surgical quality improvement program（ACS-NSQIP）" [J]. Surgery, 2018, 164: 1126-1134.

[31] MCMILLAN M T, SOI S, ASBUN H J, et al. Risk-adjusted outcomes of clinically relevant pancreatic fistula following pancreatoduodenectomy: a model for performance evaluation[J]. Ann Surg, 2016, 264: 344-352.

[32] CALLERY M P, PRATT W B, KENT T S, et al. A prospectively validated clinical risk score accurately predicts pancreatic fistula after pancreatoduodenectomy[J]. J Am Coll Surg, 2013, 216: 1-14.

[33] CHEN J S, LIU G, LI T R, et al. Pancreatic fistula after pancreaticoduodenectomy: risk factors and preventive strategies[J]. J Cancer Res Ther, 2019, 15: 857-863.

[34] BASSI C, FALCONI M, MOLINARI E, et al. Reconstruction by pancreaticojejunostomy versus pancreaticogastrostomy following pancreatectomy: results of a comparative study[J]. Ann Surg, 2005, 242: 767-771.

[35] KE S, DING X M, GAO J, et al. A prospective, randomized trial of Roux-en-Y reconstruction with isolated pancreatic drainage versus conventional loop reconstruction after pancreaticoduodenectomy[J]. Surgery, 2013, 153: 743-752.

[36] MACHADO N O. Pancreatic fistula after pancreatectomy: definitions, risk factors, preventive measures, and management-review[J]. Int J Surg Oncol, 2012, 2012: 602478.

[37] SAMRA J S, BACHMANN R A, CHOI J, et al. One hundred and seventy-eight consecutive pancreatoduodenectomies without mortality: role of the multidisciplinary approach[J]. Hepatobiliary Pancreat Dis Int, 2011, 10: 415-421.

[38] MA J P, PENG L, QIN T, et al. Meta-analysis of pancreaticoduodenectomy prospective controlled trials: pancreaticogastrostomy versus pancreaticojejunostomy reconstruction[J]. Chin Med J（Engl）, 2012, 125: 3891-3897.

[39] PENG S Y, WANG J W, LAU W Y, et al. Conventional versus binding pancreaticojejunostomy after pancreaticoduodenectomy: a prospective randomized trial[J]. Ann Surg, 2007, 245: 692-698.

[40] MEHTA V V, FISHER S B, MAITHEL S K, et al. Is it time to abandon routine operative drain use? A single institution assessment of 709 consecutive pancreaticoduodenectomies[J]. J Am Coll Surg, 2013, 216: 635-642.

[41] TOPAL B, FIEUWS S, AERTS R, et al. Pancreaticojejunostomy versus pancreaticogastrostomy reconstruction after pancreaticoduodenectomy for pancreatic or periampullary tumours: a multicentre

randomised trial[J]. Lancet Oncol, 2013, 14: 655-662.

[42] HEEGER K, FENDRICH V, WALDMANN J, et al. Reduced complication rate after modified binding purse-string-mattress sutures pancreatogastrostomy versus duct-to-mucosa pancreaticojejunostomy[J]. Surgeon, 2013, 11: 246-252.

[43] TOPAL B, AERTS R, HENDRICKX T, et al. Determinants of complications in pancreaticoduodenectomy[J]. Eur J Surg Oncol, 2007, 33: 488-492.

[44] NICKEL F, HANEY C M, KOWALEWSKI K F, et al. Laparoscopic versus open pancreaticoduo-denectomy: a systematic review and Meta-analysis of randomized controlled trials[J]. Ann Surg, 2020, 271 (1): 54-66.

[45] WANG X A, WU X S, CAI Y, et al. Single purse-string duct to mucosa pancreaticogastrostomy: a safe, easy, and useful technique after pancreaticoduodenectomy[J]. J Am Coll Surg, 2015, 220: 41-48.

[46] WANG X, BAI Y, CUI M, et al. Modified Blumgart anastomosis without pancreatic duct-to-jejunum mucosa anastomosis for pancreatoduodenectomy: a feasible and safe novel technique[J]. Cancer Biol Med, 2018, 15: 79-87.

[47] PIAO S, PAN Z, QIAN C, et al. The effect of bilateral U-sutures in pancreaticojejunostomy in 75 consecutive cases[J]. Acta Chir Belg, 2019, 119: 201-204.

[48] KYRIAZI M A, ARKADOPOULOS N, SMYRNIOTIS V. Preoperative biliary drainage of severely jaundiced patients increases morbidity of pancreaticoduodenectomy: reply[J]. World J Surg, 2015, 39: 804-805.

[49] ANDRIANELLO S, PEA A, PULVIRENTI A, et al. Pancreaticojejunostomy after pancreati-coduodenectomy: suture material and incidence of post-operative pancreatic fistula[J]. Pancreatology, 2016, 16: 138-141.

[50] ZHANG B, DONG W, LUO H, et al. Surgical treatment of hepato-pancreato-biliary disease in China: the Tongji experience[J]. Sci China Life Sci, 2016, 59: 995-1005.

[51] MATSUMOTO I, TAKEYAMA Y, KAMEI K, et al. Transpancreatic mattress suture with vicryl mesh around the stump during distal pancreatectomy: a novel technique for preventing postoperative pancreatic fistula[J]. J Am Coll Surg, 2016, 223: 1-5.

[52] ANDRIANELLO S, MARCHEGIANI G, ANSELMI B, et al. Polyester preserves the highest breaking point after prolonged incubation in pancreatic juice[J]. J Gastrointest Surg, 2018, 22: 444-450.

第十七章　腹腔镜下陈氏胰肠吻合技术

随着腹腔镜技术的不断发展和进步，腹腔镜下胰十二指肠切除术（laproscopic pancreaticoduodenectomy，LPD）在越来越多的肝胆外科中心已成为常规手术。胰肠吻合是胰十二指肠切除术至关重要的环节。胰肠吻合方式众多，归纳起来主要有两大类：一类是套入式吻合，另一类是胰管对黏膜吻合。由于操作角度和器械功能的限制，腹腔镜下缝合打结等精细操作较开腹手术困难。无论哪一种方式，腹腔镜下完成胰肠吻合相对开腹手术更加困难。初学者由于技术和经验的不足，往往难以保证吻合质量，从而导致术后胰漏发生率明显增加。由陈孝平首创的贯穿胰腺纵向 U 形缝合法空肠内翻套入式胰肠吻合术（陈氏胰肠吻合技术）历经临床实践，又衍生出胰腺空肠壁包裹（胰管 – 黏膜自然对合或缝合）、胰胃吻合等多种陈氏吻合方法。无论在开腹胰十二指肠切除术（open pancreaticoduodenectomy，PD），还是 LPD，陈氏胰肠吻合技术应用均取得了很好的疗效，可有效降低术后胰漏发生率，且操作相对简单，易于掌握[1-4]。

一、腹腔镜下胰腺手术选择陈氏胰肠吻合技术的优势

（1）相比较导管 – 黏膜胰肠吻合，陈氏胰肠吻合技术操作更简单而易于掌握。腹腔镜胰十二指肠切除术或胰腺中段切除术想要成功开展，须克服的主要困难之一在于胰肠吻合，此乃关乎病人术后能否成功康复的最关键因素。胰管对黏膜的胰肠吻合方法是开腹手术常用的方式之一，但在腹腔镜下采用此种吻合方式技术难度较大，对缝合的精确性和稳定性要求高。尤其当胰管细小壁薄的情况下"容错率"低，稍一不慎，便可导致胰管撕裂，难以补救，从而导致术后胰漏发生率增加。陈氏胰肠吻合技术采用双贯穿胰腺全层的方式，缝合时不易撕裂胰腺，对缝合的精准度要求相对降低，某一针缝合不满意时亦可以"返工"重新缝合，"容错率"因而提高，不至于因为"一针不慎"就给整个胰肠吻合带来灾难性后果。

（2）陈氏胰肠吻合技术适用于所有类型胰肠吻合。当胰管直径 < 2mm 甚至 < 1mm 时，腹腔镜下导管对黏膜缝合会变得极为困难，即使是缝合技术熟练的腔镜外科医生也难以确保精准缝合，吻合质量无法保证。胰腺离断后，有时甚至无法在断端找到胰管，此时选择导管对黏膜吻合已绝无可能。我们还遭遇了胰腺残端双胰管的情形（图 17-1），对于这些情形采用陈氏胰肠吻合技术无疑是不二选择。因为不需要缝合胰管，胰管的数目、直径，甚至是否可见等均不需考虑，且不

影响吻合效果。陈氏胰肠吻合技术能确保胰腺残端牢固套入肠腔或肠壁 C 形包裹，胰液完全收纳肠腔而不外泄，术后发生胰漏概率则大为降低。

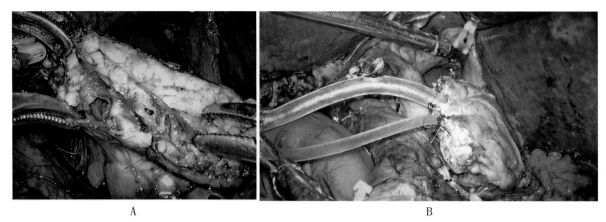

图 17-1　胰腺残端双胰管开口

注：A—胰颈离断后，断面可见一大一小 2 个胰管开口；B—个胰管开口内分别插入硅胶管支撑。

二、腹腔镜下陈氏胰肠吻合技术的常规步骤

全身麻醉插管后，病人取仰卧分腿位。于脐下缘做 10mm 纵向切口建立 CO_2 气腹（压力 11～13mmHg），置入腹腔镜，探查腹腔和盆腔，排除远处转移。然后腹腔镜监视下在两侧腋前线与肋缘交点附近和两侧腹直肌外侧缘脐水平附近分别置入 4 个直径 5mm 或 12mm Trocar。首先切除标本，其中在离断胰腺时采用超声刀离断，胰管以剪刀锐性离断，断面渗血予以双极电凝止血，活动性出血点予以缝扎止血。然后行陈氏胰肠吻合技术。

1. 吻合前准备

如图 17-2：①游离胰腺残端 1.5～2.0cm，以 4-0 Prolene 线于胰腺残端上下缘各缝合 1 针，将残端可见血管用 5-0 Prolene 线单独缝扎，以预防术后迟发性出血。②胰管可见者常规放置胰管内支撑管，并以可吸收缝线缝合固定于胰腺残端，硅胶管留在胰管外长度为 8～10cm 或＜1.5cm。③以 4-0 Prolene 线或抗菌普迪思（PDSPlus）间断缝合胰腺残端前后壁，将残端"鱼口状"关闭或全层缝合 4～6 针，以防胰腺残端显露肠腔而发生迟发性出血。④距离空肠盲端为 3～5cm 处纵行切开空肠对系膜缘全层，切口长度略小于胰腺残端，备胰肠端侧套入吻合；若为肠壁 C 形包裹胰端，只需切一稍大于胰管支撑管之小孔。

2. 双贯穿胰腺纵向 U 形缝合（间断法）

如图 17-3：选用 4-0 单股不吸收滑线（针长 26mm）或可吸收的 PDSPlus 做 U 形空肠内翻套入式胰肠缝合，具体步骤如下：①距胰腺残端 1.5～2.0cm 处由前向后垂直贯穿胰腺全层，遭遇胰腺肥厚时可将缝针瓣直成"雪橇"状。②出针后缝合空肠襻后壁，距空肠后壁切缘 1～1.5cm 进针，以垂直方向从浆肌层潜行至切缘黏膜下出针。③同一针继续由后向前贯穿缝合胰腺全层，

进针和出针点距胰腺残端为 0.75 ～ 1.0cm，注意两次贯穿胰腺缝合点连线平行于胰腺长轴。④最后缝合空肠前壁，自空肠前壁切缘黏膜下进针，以垂直方向在肠壁浆肌层潜行至 1 ～ 1.5cm 处出针；若一针线连续缝合，则继续前行完成多个 U 形缝合。⑤每个 U 形缝合务必收紧缝线，使空肠壁内翻形成"袖口内翻状"，胰腺残端自动套入"袖口"内。⑥根据胰腺的上下径做 4 ～ 6 个 U 形缝合，其中胰管以上 2 ～ 3 个，胰管以下 2 ～ 3 个，每个 U 形缝合方法相同。⑦根据腹腔镜手术的足侧视角特点，缝合由头侧向足侧进行，每做好一个 U 形缝合收紧或打结，不会影响下一个 U 形缝合。胰管以上的 U 形缝合完毕后，若选择较长胰管支撑管，宜将其放入肠腔远端拟行胆肠吻合处附近；若选择短出胰管支撑管，其长度尽可能小于 1.5cm，以免支撑管远端戳伤系膜肠壁造成肠穿孔。然后完成胰管以下 U 形缝合。⑧胰肠吻合口上、下缘各间断缝合 1 针以包埋加固吻合口，上缘加固针可在第 1 针 U 形缝合之前进行，或与第 1 针 U 形缝合连续形成"8"字缝合后打结固定；下缘加固针可在最后一针 U 形缝合之后进行，或与最后一针 U 形缝合连续形成"8"字缝合后打结固定。

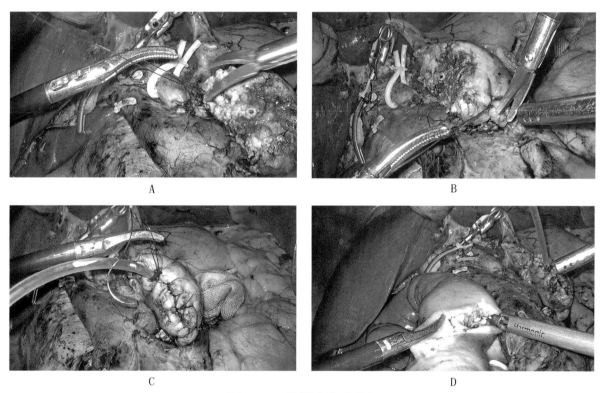

A

B

C

D

图 17-2 胰肠吻合前准备

注：A—胰腺上缘缝合 1 针预止血；B—胰腺下缘缝合 1 针预止血；C—胰腺残端间断缝合呈"鱼口状"关闭，胰管插入硅胶管并以可吸收线缝合固定；D—于对系膜缘切开空肠全层，开口略小于胰腺残端。

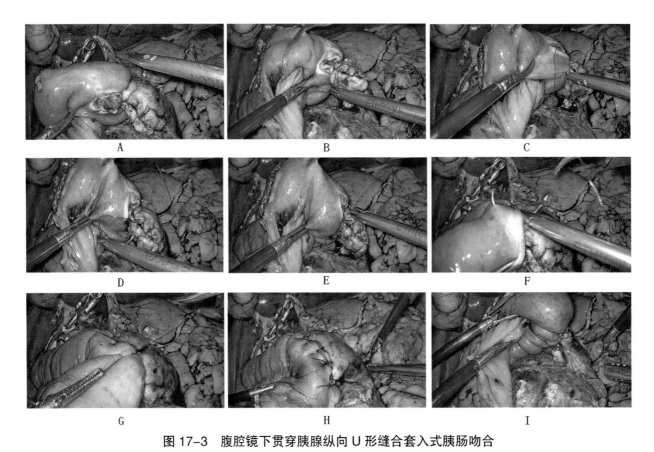

图 17-3　腹腔镜下贯穿胰腺纵向 U 形缝合套入式胰肠吻合

注：A—距残端 1.5～2.0cm 从前往后贯穿胰腺全层缝合（进针）；B—从胰腺后壁出针；C—缝合空肠后壁，距切缘 1～1.5cm 进针，以垂直方向从浆肌层潜行至切缘黏膜下出针；D—距残端 0.75～1cm 从后往前贯穿缝合胰腺（进针）；E—胰腺前壁出针；F—缝合空肠前壁，从切缘进针，以垂直方向浆肌层下潜行 1～1.5cm 出针；G—U 形缝合完成后打结固定，胰腺残端自动套入空肠"内翻袖口"内，胰被膜与空肠浆膜相贴；H—胰肠吻合完成后吻合口前壁情况；I—吻合口后壁情况。

三、如何做好腹腔镜下陈氏胰肠吻合技术

腹腔镜下胰肠吻合技术要求高，主刀缝合技术和团队配合都是保证缝合质量的重要因素。

1. 主刀操作技巧

笔者团队在做胰肠吻合时主刀站于病人两腿之间，缝合时术者上臂与躯体的角度原则越小越有利于缝合稳定，因此在病人摆体位时臀部尽量与手术台下缘平齐，双腿分开留出足够空间，使术者站于病人两腿之间时能尽量贴近病人躯干。适当调整手术床的高度和倾斜角度，使得术者能轻松地将其前臂与操作器械保持在一条直线上。主刀通常采用脐两侧的 Trocar 进行操作，但有时胰腺残端位置过于偏离正中线左侧，经由脐左侧 Trocar 可能无法以最佳角度贯穿缝合胰腺前后壁，此时术者可借助于左侧肋缘下 Trocar 以获得更好的操作角度。有条件时缝合尽量采用 3D 腹腔镜，3D 腹腔镜画面立体感强，操作时更为精准，无论是在夹针、调针和运针，还是在绕线打结方面都有着明显的优势，能够显著提高缝合的精准性和速度。

　　2. 团队配合要点

　　一助通常站于病人左侧，协助主刀调整肠管、胰腺残端和支撑管位置，以获得良好的显露和视野。并在术者缝合过程帮助牵拉缝线、夹持线尾、打结扶线和剪线等，保证缝合打结的顺利进行。贯穿胰腺导致出血时，助手积极配合清理术野和压迫出血点，避免出现胰腺被膜下血肿并协助主刀尽快止血。持镜手站于病人右侧，为避免其持镜手臂对术者左手操作造成干扰，持镜手可坐于手术凳上，右手持镜，将前臂轻放于病人右腿之上，如此既能增加镜头视野的稳定性，又能为术者左手腾出足够操作空间。

四、如何减少术后胰腺残端出血发生概率

　　陈氏胰肠吻合技术原创法属于套入式胰肠吻合，胰腺残端套入空肠腔内，不可避免遭受胰液和肠液混合浸泡腐蚀，因此残端出血的可能性较导管对黏膜吻合法有所增加，出血多发生于术后 7 ~ 10d，大多可通过介入治疗止血。笔者团队的经验提示胰腺残端的预处理对于预防其术后出血尤为重要，预处理分为两方面：①断面处理，笔者习惯于在胰腺断面仔细止血后将断面"鱼口状"关闭，"鱼口状"关闭残端既能起到止血作用，又能减小其裸露面与消化液的接触面积。②妥善处理胰腺残端供血动脉，术后残端出血多数为胰背动脉及其分支和（或）交通支，胰背动脉通常由脾动脉或肝总动脉起始部发出，沿胰颈背面垂直向下走行，在胰腺下缘背侧移行为胰横（胰下）动脉，有时会和来自肠系膜上动脉的分支在胰腺下缘形成交通支。因此须着重注意此三处：胰背动脉发出点、其与胰横动脉移行处，以及与肠系膜上动脉分支交通点。通常在此三处均应以 5-0 Prolene 线缝合预处理，胰腺血供丰富，虽在以上三处缝合，亦不至于导致胰腺残端缺血。

　　在长期临床实践和继续探索过程中，陈孝平又将其原创方法进一步拓展并衍生出多种方式方法，从而形成陈氏胰肠吻合技术体系，其中肠壁 C 形包裹胰端陈氏吻合法（图 17-4），已经跨越"套入式胰肠吻合"藩篱，将空肠 - 胰腺包裹式"咬合"，胰管与黏膜自然对合，自然愈合，属于"胰管对黏膜"范畴，既保留陈氏胰肠吻合技术原有的优处，又可避免胰端显露于肠腔。

　　此外，妥善留置胰管支撑管亦能起到减少术后残端出血的作用。我们在术中常规放置胰管内支撑管和胆道引流管。支撑管直径尽量与胰管直径相仿，其一端插入胰管并缝合固定于残端，另一端在胰腺外留置足够长度，确保能将胰液第一时间导流至胆肠吻合口附近，再通过胆道引流管引出体外。此举能减少胰腺残端附近的胰液聚集，降低残端出血的风险。对于偏好胰管外引流的术者，在完成胰管上方的 U 形缝合后，可将硅胶管一头插入胰管内，另一头采用"尹氏置管法"[5]：以带针缝线缝合牵引，将带针缝线由腔内向腔外穿出空肠盲袢前壁。出针点与胰肠吻合口保持足够距离，以缝线牵引胰管支撑管自空肠壁穿出，而后以空肠浆肌层隧道包埋硅胶管固定（图 17-5）。在选择胰管外引流时，须注意 U 形缝合时切勿钩挂支撑管，否则将造成术后拔管困难。为避免此情形发生，在做好胰管上下两针 U 形后须试抽动胰管支撑管以排除其被缝线挂住。最好能采用慢吸收缝线（PDSplus）来完成紧靠胰管上下两侧的 U 形缝合，即便缝了胰管支撑管，随着缝

线的吸收，不至影响支撑管的拔出。

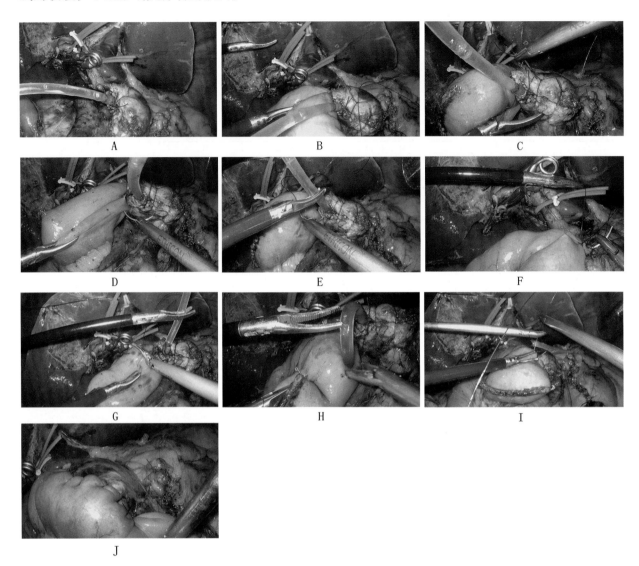

图 17-4 肠壁 C 形包埋胰腺残端法连续陈氏胰肠吻合技术

注：A—胰管内插入相同直径硅胶管并以可吸收线缝合固定；B—以长度 40cm 的 3-0 Prolene 线做连续胰肠吻合，吻合口上缘预先间断缝合一针包埋加固；C—自头侧向足侧做贯穿胰腺纵向连续 U 形缝合，距残端 1.5 ～ 2.0cm 从前往后贯穿胰腺；D—缝合空肠后壁，距系膜缘 1.5 ～ 2cm 进针，浆肌层潜行 1 ～ 1.5cm 出针；E—距残端 0.75 ～ 1cm 从后往前贯穿胰腺；F—缝合空肠前壁，距空肠后壁缝合出针点 1.5 ～ 2cm 进针，浆肌层下潜行 1 ～ 1.5cm 出针；G—胰管头侧完成 2 个 U 形缝合后，在与胰管相对应位置空肠壁做一小孔；H—将硅胶管通过小孔向胆肠吻合口方向插入空肠袢；I—连续缝合时，每做好一个 U 形缝合后收紧缝线并由助手牵引固定，直至完成所有 U 形缝合及胰肠吻合口下缘包埋加固缝合；J—胰肠吻合完成后吻合口情况。

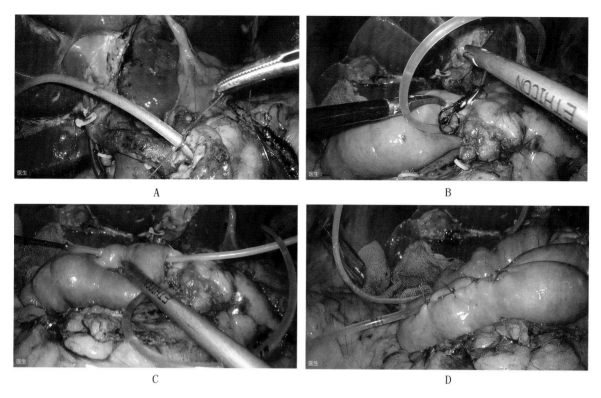

图 17-5　陈氏胰肠吻合技术胰管外引流

注：A—将硅胶管一端插入胰管并以可吸收线缝合固定；B—胰管上方的 U 形缝合做完后，以带线缝针牵引硅胶管穿入空肠腔内；C—将硅胶管从空肠盲袢前壁穿出；D—做空肠浆肌层隧道将硅胶管包埋固定。

五、腹腔镜下陈氏胰肠吻合技术的变化和术中选择

陈氏胰肠吻合技术核心理念是空肠黏膜内翻套入式胰肠 U 形缝合。在此核心理念下，术者根据术中情况和个人偏好，可采用间断 U 形缝合、连续 U 形缝合和间断"8"字 U 形缝合等不同方式。腹腔镜下最常用的方式是间断 U 形缝合。每做好一个 U 形缝合后收紧打结，然后再向足侧做下一个 U 形缝合。其优点是体内不需要留置太长的缝线，每一个 U 形缝合都能确保收紧牢靠，视野良好。其缺点主要在于需反复多次打结。连续 U 形缝合的优点在于其能减少打结操作，且能减少器械进出腹腔次数；其缺点在于通常需要 35 ～ 40cm 的缝线进入腹腔内，较长的缝线在腹腔内易形成卷曲和缠绕，且每缝一针都需要反复多次的收线和拉紧，可能因缝线未收紧而导致吻合口不严密，抑或者是缝线不慎绞锁而导致整个吻合失败。因此腹腔镜胰腺手术时一般仅在胰管较粗，胰腺质地较硬时酌情采用，且助手必须有条不紊地收紧每一针 U 形缝合。对于胰管未能找到或未能放置支撑管时，一般不建议采用连续缝合方式，因为此法有可能因缝线横向收紧而导致胰管闭塞。

六、腹腔镜下陈氏胰肠吻合技术可行性和安全性

我们统计了腹腔镜下陈氏胰肠吻合技术在连续 116 例腹腔镜胰十二指肠切除术中的应用资料。其中胰肠吻合时间为（18.2 ± 7.6）min（范围为 14 ～ 35min）。术后发生胰腺生化漏 10 例（10.3%），

B 级胰漏 1 例（0.9%）；术后消化道出血 12 例（10.3%），术后腹腔局部感染 5 例（4.3%），胃排空延迟 4 例（3.4%），肺部感染 14 例（12.1%）。术后 30d 无死亡病例，术后 30～90d 内死亡 2 例（1.7%），1 例因胃十二指肠动脉残端假性动脉瘤破裂导致死亡，1 例因术后肿瘤复发、广泛转移导致死亡[4]。由此可见腹腔镜下陈氏胰肠吻合技术的术后胰漏等并发症发生率和死亡率都处于一个较低的水平，是安全可行的。

（尹新民　李云峰）

参 考 文 献

[1] 陈孝平，张志伟，张必翔，等. 双"U"形贯穿缝合法行胰腺-空肠端端套入式吻合[J]. 中华外科杂志，2007，45（5）：355-356.

[2] CHEN X P，HUANG Z Y，LAU J W，et al. Chen's U-suture technique for end-to-end invaginated pancreaticojejunostomy following pancreaticoduodenectomy[J]. Ann Surg Oncol，2014，21（13）：4336-4341.

[3] 陈孝平. 贯穿胰腺纵向"U"形缝合法行空肠内翻套入式胰肠吻合术[J]. 腹部外科，2017，30（3）：153-154.

[4] 尹新民，李云峰，成伟，等. 贯穿胰腺纵向"U"形缝合法空肠内翻套入式胰肠吻合技术在腹腔镜胰十二指肠切除术应用（附116例报告）[J]. 中华外科杂志，2020，58（2）：8.

[5] 刘胜，尹新民，刘毅，等. "尹氏"T管放置法在腹腔镜胆肠吻合术中的临床疗效分析[J]. 中华腔镜外科杂志（电子版），2019（1）：4.

第十八章　机器人辅助陈氏胰肠吻合术

胰腺手术发展至今，已有近百年的历史。消化道的重建，尤其是胰肠或胰胃吻合，是胰腺手术绕不开的话题。无论是缝线、器械的改进抑或是方法的改变，最终的目的只有一个：降低胰瘘的发生率[1,2]。笔者从事胰腺手术已有40余年，在自身的尝试中，也在不断改进胰肠吻合方法。同时，作为国内最早开展机器人胰腺手术的外科医生，笔者也通过机器人手术系统对胰肠吻合进行尝试与改进。在初次听闻陈孝平院士所发明的陈氏胰肠吻合后，笔者就非常感兴趣，在充分了解其步骤及关键要点后，在机器人手术系统下进行了初步尝试，现将部分心得体会及操作技巧做总结介绍。

一、陈氏吻合术的针对人群

从病人胰腺形态上看，主要可以按如下几类区分：按胰腺质地可分为脂肪胰与硬化胰；按胰腺剖面形态可分为纺锤形胰与三角形胰；按胰腺厚度可分为薄胰与厚胰。另外根据病人胰管是否扩张也可分类，针对不同的胰腺以及胰肠吻合的应用场景，实则每位病人的胰肠吻合都是不同的，根据笔者行陈氏吻合及其他吻合方法的经验，认为陈氏吻合适用于各种类型的胰肠吻合，但在如下两种情况下尤其适用（图18-1），更为安全可靠。

1. 薄胰

胰腺的厚薄对于胰肠吻合完成的难易度影响是比较大的，尤其是笔者及其他术者常常选择的导管对黏膜吻合，在完成外圈缝合时，在胰腺较薄的情况下，缝合过程中如果进针较深可能会缝闭主胰管，而如果进针较浅避开主胰管，则可能对胰腺实质产生切割，尤其在收紧缝线准备打结时更易发生。陈氏吻合可以很好地规避这个风险，通过对整个胰腺实质全层的连续回字形缝合，可以很好地避开主胰管，同时也可以保证胰腺与肠壁的完美贴合。而通过在主胰管中置入并固定胰管支撑管，也可以保证主胰管与空肠孔洞对合准确不移位，保证了胰肠吻合的愈合牢固。

2. 三角形胰

针对胰腺剖面，笔者认为胰腺可分为纺锤形及三角形，绝大部分胰腺剖面为纺锤形，围绕主胰管的胰腺各部位厚薄质地均匀，吻合难度不大。但对于少部分的三角形胰腺，吻合过程中会碰到与薄胰吻合类似的困难。同时，由于胰腺前后壁的厚度不同，胰肠吻合的进针相对更加难以均匀，甚至可能出现漏针的情况，导致术后胰瘘的发生。而陈氏吻合，由于是前后壁回字形直接缝合，因此进针点和进针角度不受胰腺形状和厚薄限制，完成吻合后，胰腺的各个部位均能与肠壁完整贴合，不会出现上述部分点位漏针或疏松的情况，有利于胰肠吻合的愈合。

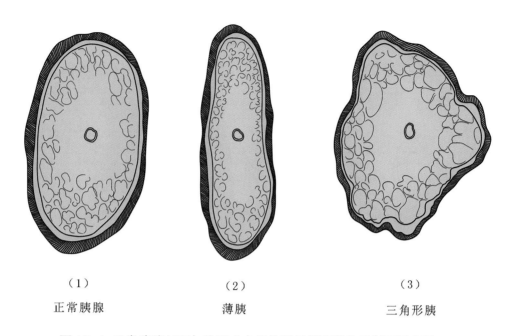

（1）正常胰腺 （2）薄胰 （3）三角形胰

图 18-1 正常胰腺剖面与陈氏吻合极为适用的两种胰腺剖面示意图

二、机器人下陈氏吻合的步骤及操作要点

1. 吻合前的准备

机器人下陈氏吻合前准备与其他吻合方式类似，吻合前需要注意以下几点：

（1）胰腺残面的处理：首先，必须找到主胰管（图 18-2A），对于像陈氏吻合这样缝合针数少、操作简便的吻合方法，胰管与肠壁开孔的准确对合是非常重要的，而实现这一点非常重要的基础便是找到主胰管并置入胰管支撑管。尤其是胰管较细的情况下，胰腺实质与肠壁的缝合往往无法牢固固定吻合口，此时胰管中支撑管在肠壁开孔中的稳定置入（图 18-2B），是避免术后胰瘘发生重中之重的前提。

（2）胰腺残面的止血：胰腺是富血供器官，由肠系膜上动脉、脾动脉及肝动脉等多支大动脉发出分支进行供血，因此临床上经常会碰到胰腺残面术后发生出血的情形。这种出血与胃十二指肠动脉（GDA）或是肠系膜上动脉（SMA）等大血管出血不同，并不是所有出血的情形都需要外科干预，有时可通过胰腺残面与肠壁的紧密贴合，起到压迫止血的效果。但同样由于陈氏吻合缝合针数较少，在简化操作流程的同时，胰腺与肠壁的压迫力相对较小，因此在完成胰肠吻合前必须做好胰腺残面的止血，推荐使用 Prolene 缝线进行缝扎止血。

2. 吻合的具体操作

机器人下与开腹状态下完成陈氏吻合过程稍有不同。主要区别在于吻合之初，需要额外在胰腺上缘与空肠肠壁缝合一针作为固定线（图18-2C），这是由于机器人下，无法很好地将空肠残端进行位置固定，导致吻合过程中进针出针点发生偏倚，不利于吻合的完成。其余操作与开腹状态下基本类似，即在完成空肠侧壁打洞并置入胰管支撑管后（图18-2D），通过3～4针连续缝合，贯穿整个胰腺前后壁与空肠浆肌层，将胰腺残面与空肠侧壁固定缝合（图18-2E），在此过程中，需要注意避开主胰管，避免缝闭。空肠开孔也不要求与主胰管尺寸完全吻合，需要保证胰管支撑管的充分置入并固定。最后轻轻牵拉缝线，保证合适的张力再完成打结（图18-2F）。由于机器人视野下没有力反馈，因此笔者是通过观察胰腺与空肠的形变程度来判断缝线的松紧程度。这一点，需要外科医师进行一定手术量的锻炼才可达成。缝线的种类，一般根据胰腺质地与厚薄选取不可吸收的3-0或者4-0 Prolene缝线。

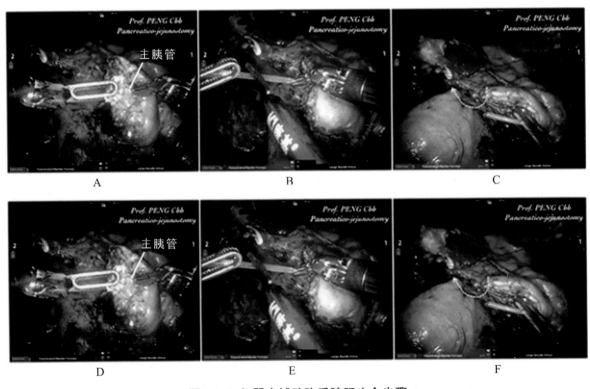

图 18-2 机器人辅助陈氏胰肠吻合步骤

注：A—找寻主胰管；B—置入胰管支撑管并裁剪合适长度；C—第一针U形固定缝针；D—空肠侧壁打洞；E—连续全层U形缝合固定胰腺前后壁与空肠侧壁；F—胰肠吻合完成图。

3. 引流管的放置

机器人手术由于体表有5个孔洞，因此放置引流管通常是利用已有的孔洞进行留置，体内往往将引流管头端放置于胰肠吻合上方，肝动脉下缘。根据病人个体情况差异风险高低，也可另外打洞，放置一根简易单腔引流管于胰肠吻合下缘，兼顾到吻合口后壁以及肠系膜上动脉周围的引流。尤其是手术范围大、清扫彻底的病例中，术野渗出往往较多，而术后再行穿刺引流的难度较大，不利于积液的引流，因此在此处放置一根引流管就可很好地避免液体积聚。

三、总结

陈氏吻合术是胰肠吻合发展过程中非常重要的改良，其有着操作简便、可行性强、吻合质量高等多种优点。其特点使得该方法尤其适合于微创手术，尤其是腹腔镜胰十二指肠切除术，将极大地缩短手术时间、提高胰肠吻合的可靠性并降低术者的疲劳感，有利于该术式的推广。机器人手术系统相对于腹腔镜手术，由于器械的改进，已经很大程度上降低了胰肠吻合的难度，但陈氏吻合的提出，对于机器人胰十二指肠切除术的围手术期效果提升及并发症率的降低，将带来革命性的变革，随着未来多项随机对照研究结果的获得，将更好地支持陈氏胰肠吻合的可靠性与安全性，笔者也相信，将有越来越多的外科医师选取陈氏吻合作为自己常用的吻合方式，更好地完成手术，为病人的生命安全与健康，做出自己的努力和贡献。

（彭承宏　施昱晟）

参 考 文 献

[1]　陈孝平. 陈氏贯穿胰腺连续缝合法行肠壁内翻套入式胰肠吻合术的几点体会[J]. 腹部外科，2019，32
　　　（2）：77-79.

[2]　谢学海，杨尹默. 胰肠吻合术式评价及技术要点[J]. 外科理论与实践，2022，27（1）：1-5.

第十九章　原位辅助性肝移植的实验研究与临床应用

Welch 等[1]和 Moore 等[2]分别于 1955 年和 1959 年进行了异位肝移植和原位肝移植的动物实验。1963 年，Starzl 等[3]为胆道闭锁儿童施行了人类首例肝移植（原位肝移植），揭开了临床肝移植的序幕。1964 年，Absolon 等[4]在临床上首次开展异位肝移植。为了克服异位肝移植（也称为辅助性肝移植）的诸多缺点，陈孝平于 1983 年在国际上首次提出原位辅助性部分肝移植（auxiliary partial orthotopic liver transplantation，APOLT）的理念并成功建立动物模型，即切除受者部分肝脏创造空间，行原位部分肝移植，解决异位移植空间不足和血管、胆道重建等问题[5-7]。目前共完成 APOLT 治疗各种终末期肝病 17 例，尤其是在国际上首次成功应用于常见疾病乙型肝炎后肝硬化和丙型肝炎后肝硬化[8]。最早完成的 2 例 Wilson 病病人移植后现已随访 10 年以上，健康存活。APOLT 对增加活体供者供肝来源和安全、推广应用劈离式肝移植、治疗暴发性肝功能衰竭与代谢性肝病均具有重要意义。近年来，陈孝平团队又率先建立小鼠原位辅助性部分肝移植模型，并应用于 Wilson 病的治疗研究[9,10]。

一、动物实验创立原位辅助性部分肝移植（APOLT）术式

陈孝平于 1982—1985 年在武汉医学院附属同济医院（即华中科技大学同济医学院附属同济医院）完成其博士毕业论文《狗同种异体辅助性部分肝移植实验研究》，导师为裘法祖院士，发表多篇中英文论著，并于 1985 年在武汉国际器官移植会议上做报告，创立了原位辅助性部分肝移植（APOLT）术式[5-7, 11-13]（图 19-1，图 17-1）。当时的实验有如下成绩：①提出移植肝应接近原位，有利于为移植肝重建可靠的血供和通畅的胆道引流；②切除受体 30% 肝组织，创造一个供移植肝置放的空位；③移植部分肝的体积达到全肝的 37% 即可，不仅可减少其在腹腔内占位，而且能够起代替或支持受体肝功能的作用；④强调供肝重建动脉和门静脉双重血供的重要性；⑤创立插入式胆道重建新术式；⑥提出在临床上为病人实施亲属间活体肝移植的设想。

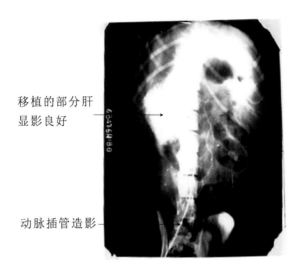

移植的部分肝
显影良好

动脉插管造影

图 19-1　1983 年完成世界上第一个原位辅助性肝移植动物模型（狗），术后 80d 动脉造影显示移植肝存活良好

二、APOLT 在普外科领域的临床转化

1985 年陈孝平博士毕业后留任同济医院普外科工作，将 APOLT 术式中创立的胆管插入式胆肠吻合方法应用于医源性胆管损伤、肝门部胆管癌等病人，演变转化成 3 种胆道重建新术式，即胆管全插入式胆肠吻合、胆管前壁插入式胆肠吻合和只缝合胆管后壁肝肠吻合[14-17]，详见前述第十四章。

三、APOLT 治疗 Wilson 病（典型病例"暴走妈妈"）

2006 年起陈孝平兼任华中科技大学同济医学院器官移植研究所所长，即刻进行 APOLT 在移植领域的临床转化。此时，国际上已将 APOLT 术式应用于临床：1991 年 Gubernatis[18]针对暴发性肝衰的首例 APOLT 获得成功；1993 年 Whitington[19]对代谢性肝病 -1 型 Crigler-Najjar 综合征施行首例活体供肝 APOLT；1999 年 Inomata[20]完成首例 APOLT 治疗终末期肝硬化（原发性胆汁性肝硬化）。

代谢性肝病通常只是缺乏某种肝脏合成的代谢酶，所以只需能合成一定量代谢酶的很小体积（10% ～ 20%）的移植物即达到治疗目的。APOLT 正好可以达到这一目的，不需要行全肝移植。代谢性肝病——Wilson 病是一种相对较常见的单基因遗传性肝病，由于铜代谢障碍而导致肝纤维化和以基底节为主的脑部病理改变，长期以来原位肝移植是唯一的根治方法。2008 年起陈孝平教授采用 APOLT 治疗 Wilson 病，取得了良好的效果。最早完成的病人目前已存活十年以上（图 19-2），曾经生活无法自理，连端起碗筷都成问题的少年如今已经从事手机修理工作，说明他完全能够胜任这种高质量、高精度的工作[21,22]。中央电视台三套节目现场直播 2009 年"暴走妈妈割肝救子"的 APOLT 手术，供受者恢复顺利，为减掉脂肪肝而暴走长江江堤的妈妈当年被评为感动中国十大人物，供受者也已随访十年[23,24]。目前已完成 APOLT 治疗 Wilson 病 8 例，术后近期无死亡，

5年生存率为87.5%。

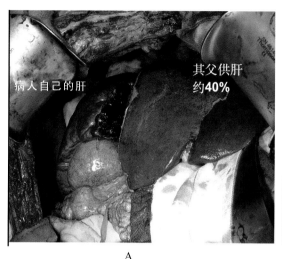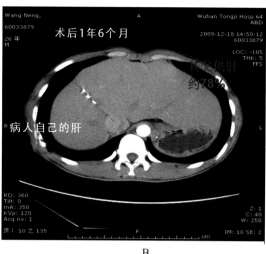

图 19-2 原位辅助性部分肝移植治疗 Wilson 病

注：A—为术中照片，可见病人自己肝硬化的肝脏和其父健康的供肝；B—受体术后 CT 片，可见其父供肝体积显著增大。

四、APOLT 治疗乙肝肝硬化和血吸虫病肝硬化

国际上 APOLT 应用于暴发性肝衰时，取得了优于原位肝移植的效果，多数病人自体肝脏可完全再生，最终完全停用免疫抑制剂。APOLT 应用于代谢性肝病时，只需要小部分肝脏（常为左半肝）完成某种代谢功能即可，既保留了有功能的受体肝以备移植物失去功能时维持生命或以备未来的基因治疗，又增加了供体来源。暴发性肝衰和代谢性肝病病人在肝移植所有病例中只占到约6%，乙肝相关性肝病才是肝移植最主要的适应证。

2013 年，我国器官捐献模式改革刚刚起步，公民逝世后捐献例数有限，供肝短缺尤其严重，我们准备开展活体和劈离的原位辅助性左肝移植。但是当辅助性肝移植应用于终末期乙肝肝病时，保留的受体肝脏是一个乙肝病毒库，乙肝病毒会感染移植物并迅速导致移植物失去功能，乙肝相关性肝病也因此被列为辅助性肝移植的禁忌证[25,26]。2012 年 Loggi[27] 等报道，随着抑制乙肝病毒复制的药物进一步研发，乙肝供肝时使用相关药物，乙肝病毒可得到有效控制，乙肝供肝已可安全地应用于常规肝移植。

基于上述考虑，我们前瞻性地进行了原位辅助性左肝移植治疗成人终末期乙肝肝病的研究，成果发表在 2017 年的美国移植杂志上[8]。我们在国际上首次成功地应用原位辅助性左肝移植治疗乙肝肝硬化病人（图 19-3），既往京都大学研究小组报道过 2 例病人均于术后 35d 内死亡[28]。我们 4 例病人的左肝移植物在恩替卡韦保护下未受乙肝病毒感染（图 19-4），肝穿标本显示移植物形态结构正常，现已随访存活 4.8 ～ 5.9 年。我们的研究表明，乙肝病人在抗乙肝病毒药物治疗下，可以行辅助性肝移植，乙肝肝硬化是辅助性肝移植的适应证，这改变了既往认为乙肝是辅助性肝

移植禁忌证的观念。对于如何选择合适的肝硬化受体，我们认为保留的原肝必须具备一定的功能，才能帮助小肝移植物度过危机，直至再生至足够的体积（图 19-5）。肝硬化病人终末期肝病模型（MELD）评分不超过 25 分或者具备一定的活动能力（如生活部分自理）可以考虑原位辅助性左肝移植。

我们为一例晚期血吸虫肝硬化病人施行了 APOLT，病人术后恢复良好，已生存 9 年多，正常生活、工作。

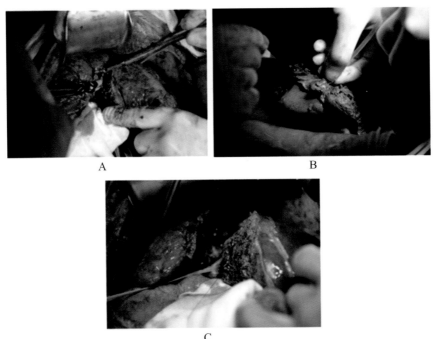

图 19-3 原位辅助性左肝移植治疗乙肝肝硬化

注：A—显示切除终末期乙肝肝硬化病人的左半肝；B—显示亲属活体捐献的左半肝供肝；C—显示原位植入健康的左半肝。

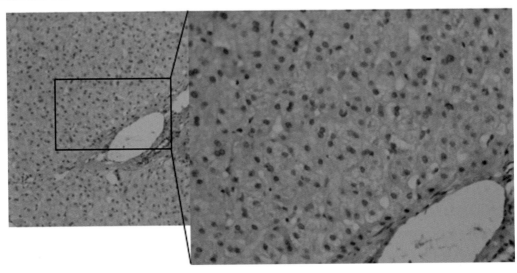

图 19-4 术后 6 个月移植肝肝穿标本显示，在恩替卡韦预防治疗下，免疫组化染色 HBsAg、HBcAg 均为阴性

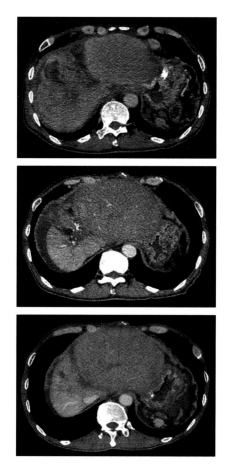

图 19-5　系列 CT 图显示辅助性肝移植术后 1 个月、3 个月和 12 个月，
左肝移植物体积逐渐增加，保留的原肝硬化肝脏逐渐萎缩

五、APOLT 治疗肝癌

　　肝癌病人因为肝癌在病肝复发的风险大或者多中心起源，所以也被列为 APOLT 的禁忌证[26]。2013 年 Belghiti[29] 报道国际上首例原位辅助性全肝移植治疗肝癌，供肝来自 82 岁的供体，移植物和受体的体重比 0.77%。因为是肝癌病人，故于术后 1 个月即切除保留的肝硬化肝脏，随访病人 20 个月肿瘤无复发。从这项研究可以思考，受体风险某种程度的增加（也可能没有增加）以增加供体来源或保证供体的安全是值得的。同一年的 11 月我们完成了国际上第 1 例 APOLT 治疗肝癌，切除的左三肝的病理显示肝癌符合新米兰标准，原计划术后 1～2 个月即切除保留的受体肝脏。但是病人因为身体状况恢复良好不愿意手术，直至辅助性肝移植术后 10 个月病肝肿瘤复发才同意切除残余的病肝，现已随访 5 年无肿瘤复发。

　　非常有意义的是，按照肿瘤学标准我们这个肝癌病例得到了治愈，那么肝癌还是辅助性肝移植的禁忌证吗？当然不是，回顾传统肝移植治疗肝癌的历史，肝移植发展的早期主要用于治疗局限在肝内的晚期肝癌，因为效果差被列为禁忌证，后面通过临床研究确立米兰标准或 UCSF 标准等以筛选适合行肝移植的肝癌病人。同样，传统肝移植治疗肝门部胆管癌时随着诊断和治疗水平的提高也经历了禁忌证与适应证的变化。我们认为选择合适的肝癌病例也是可以行辅助性肝移植的，这就需要筛选出生物学行为好的肝癌类型和进行严谨的临床研究。

六、在国际上成功建立小鼠 APOLT 模型并应用于 Wilson 病研究

1983 年陈孝平[5-7]率先在国际上建立犬的 APOLT 模型。动物实验随之逐渐开展。汤钊猷、彭承宏等团队先后分别建立了大鼠、猪的 APOLT 模型，并进行了一系列移植基础研究工作。由于小鼠具有繁殖迅速、饲养成本低、标准化严格、转基因技术成熟等优点，目前常用的模型大部分以小鼠为研究对象。陈孝平教授团队又在世界上首创小鼠 APOLT 模型（图 19-6），为 APOLT 的基础研究提供了极有价值的模型[9]。

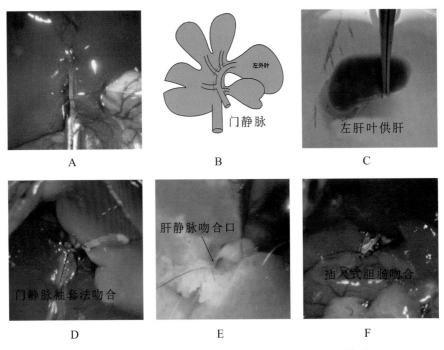

图 19-6 在国际上首次建立的小鼠辅助性肝移植模型

注：手术技巧总结如下。A—支架管插入供体胆总管并固定；B—供肝左外叶作为辅助性移植物；C—固定供肝门静脉袖套；D—袖套管插入受体门静脉，可见灰白色肝脏为辅助性移植物，红色肝脏为保留的正常肝；E—吻合辅助性移植物肝静脉后壁；F—关腹前可见辅助性移植物灌注良好、颜色红润。

我们进一步将这一模型应用于 Wilson 病的研究。实验表明 $Atp7b^{-/-}$ 小鼠血清铜及肝铜明显增多，肝脏病变随周龄变化明显，是模拟 Wilson 病肝脏病变的理想动物模型。APOLT 可以改善 $Atp7b^{-/-}$ 小鼠的铜代谢障碍，终末期移植时供肝明显增生，早期移植可以延缓剩余肝脏病变的进程，减少铜在其他组织器官中的沉积。我们首次利用 $Atp7b$ 基因敲除小鼠进行肝移植以治疗肝豆状核变性，创新性提出对 Wilson 病早期行辅助性肝移植具有延缓自身肝脏肝硬化进程的积极意义[10]。

（王少发）

参 考 文 献

[1] WELCH C S. A note on transplantation of the whole liver in dogs[J]. Transplant Bull，1955，2：54-55.

[2] MOORE F D，SMITH L L，BURNAP T K，et al. One-stage homotransplantation of the liver following total hepatectomy in dogs[J]. Transplant Bull，1959，6（1）：103-107.

[3] STARZL T E，MARCHIORO T L，VONKAULLA K N，et al. Homotransplantation of the liver in humans[J]. Surg Gynecol Obstet，1963，117：659-676.

[4] ABSOLON K B，HAGIHARA P F，GRIFFEN W O，et al. Experimental and clinical heterotopic liver homotransplantation[J]. Rev Int Hepatol，1965，15（8）：1481-1490.

[5] 陈孝平，夏穗生，裘法祖. 狗同种异体原位旁辅助性部分肝移植[G]. 武汉国际器官移植研讨会论文汇编，武汉，1985：19-20.

[6] 陈孝平，夏穗生，裘法祖. 狗同种异体原位旁辅助性部分肝移植[J]. 中华器官移植杂志，1987，8（2）：55-57.

[7] CHEN X P. An experimental study of auxiliary partial liver allotransplantation in dogs[J]. Journal of Tongji Medical University，1987，7（1）：15-20.

[8] WANG S F，CHEN X P，CHEN Z S，et al. Left lobe auxiliary liver transplantation for end-stage hepatitis B liver cirrhosis[J]. Am J Transplant，2017，17（6）：1606-1612.

[9] 程琪，高丹，龙新，等. 小鼠辅助性原位部分肝移植模型的建立[J].中华器官移植杂志，2014，55：552-554.

[10] CHENG Q，HE S Q，GAO D，et al. Early application of auxiliary partial orthotopic liver transplantation in murine model of wilson disease[J]. Transplantation，2015，99：2317-1324.

[11] 陈孝平，夏穗生，汪素兰，等. 狗左侧髂窝内同种异体部分肝移植[J]. 中华器官移植杂志，1985，6（1）：4.

[12] 陈孝平.同种异体辅助性部分肝移植的实验研究[J]. 中华外科杂志，1987，25：704-707.

[13] 陈孝平.狗同种异体辅助性部分肝移植实验研究[D]. 武汉：武汉医学院. 1985.

[14] 陈孝平.插入式胆肠吻合术治疗医源性胆道损伤27例[J]. 中华普通外科杂志，2009，24（3）：193-195.

[15] 杨宏强，陈孝平.胆管前壁套入式（或插入式）肝肠吻合术的动物实验研究[J]. 中华外科杂志，2009，47：1663-1664.

[16] CHEN X P. Extent of liver resection for hilar cholangiocarcinoma[J]. Br J Surg，2009，96：1167-1175.

[17] WANG S F，CHEN X P. Biliary complications after living donor liver transplantation[J]. Liver Transpl，2011，17：1127-1136.

[18] GUBERNATIS G，PICHLMAYR R，KEMNITZ J，et al. Auxiliary partial ortho-topic liver transplantation（APOLT）for fulminant hepatic failure：first successful case report[J]. World J Surg，1991，15（5）：660-665.

[19] WHITINGTON P F，EMOND J C，HEFFRON T，et al. Orthotopic auxiliary liver transplantation for Crigler-Najjar syndrome type 1[J]. Lancet，1993，342：779-780.

[20] INOMATA Y，KIUCHI T，KIM I，et al. Auxiliary partial orthotopic living donor liver transplantation as an aid for small-for-size grafts in larger recipients[J]. Transplantation，1999，67：1314-1319.

[21] 我省首例亲属活体肝移植成功. 新浪网，2008年09月12日. http://news.sina.com.cn/o/2008-09-12/011814436869s.shtml

[22] 十年后父子俩健康如常人. 新浪网，2018年07月24日. http://k.sina.com.cn/article_2286908003_884f726302000nap7.html

[23] 暴走妈妈陈玉蓉，割肝救子感动中国. 网易. 2019-08-12. http://dy.163.com/v2/article/detail/EMDJ0CJA0514WPH1.html

[24] "暴走妈妈"陈玉蓉：年夜饭桌上没少一个人，就是最大的幸福. 澎湃新闻. 2015-02-18. https://www.thepaper.cn/newsDetail_forward_1304622

[25] TERPSTRA O T，SCHALM S W，WEIMAR W，et al. Auxiliary partial liver transplantation for end-stage chronic liver disease[J]. N Engl J Med，1988，319：1507-1511.

[26] IKEGAMI T，SHIOTANI S，NINOMIYA M，et al. Auxiliary partial orthotopic liver transplantation from living donors[J]. Surgery，2002，131（1）：205-210.

[27] LOGGI E，MICCO L，ERCOLANI G，et al. Liver transplantation from hepatitis B surface antigen positive donors：a safe way to expand the donor pool[J]. J Hepatol，2012，56（3）：579-585.

[28] KASAHARA M，TAKADA Y，EGAWA H，et al. Auxiliary partial orthotopic living donor liver transplantation：Kyoto University experience[J]. Am J Transplant，2005，5：558-565.

[29] DOKMAK S，ELKRIEF L，BELGHITI J. Auxiliary liver transplantation with a small deceased liver graft for cirrhotic liver complicated by hepatocellular carcinoma[J]. Transpl Int，2013，26：102-104.

第二十章　离体肝切除 - 自体肝移植术

离体肝切除 – 自体肝移植术（Ex situ liver resection and autotransplantation，ELRA）是一种将肝切除与肝移植技术相结合的复杂外科手术。此术式有较好的肿瘤切缘，可以降低术中不可控出血的风险、增加复杂血管重建的手术空间与时间、最大限度地减少肝脏缺血再灌注损伤，治疗传统上在体切除非常困难或者无法切除的肝脏病变[1]。此外，ELRA 避免了病人行同种异体肝脏移植手术，因此无须终生服用免疫抑制剂[2]。

一、ELRA 的手术发展历史

体外切除和自体移植的概念和实践开始于 1963 年的自体肾移植，为 1 例高位输尿管损伤的病人施行[3]。1979 年，Aigner 等[4] 报道 1 例脾破裂后自体脾脏移植术，术中行血管吻合，为真正意义上第一例器官自体原位移植术。20 世纪 80 年代，减体积、劈离式和辅助性肝移植[5-6]等移植技术的发展，推动了肝外科切除技术、血管和胆管吻合技术的进步。1985 年，陈孝平、朱立元、姚尚龙三位医生用猪做实验，将实验动物猪的肝脏切除后，再原位移植至同一猪体内，开创了实验动物原位肝移植先河。该研究共对 3 头猪施行自体肝移植实验，第 1 头猪术后当天死亡，手术失败。第 2、第 3 头猪手术成功，术后 1 周后处死实验动物。1988 年，Pichlmayr[7] 等在人体实现自体肝移植，对 1 例胃平滑肌肉瘤的巨大肝转移病人实施离体冷灌注下肝肿瘤切除术。术中建立体外股液转流，以减轻门静脉和下腔静脉的淤血状态。对切除的肝脏采用低温灌注，以保护其免受缺血再灌注损伤。随后在冰水中体外切除病灶，并且在切除过程中，使用冷 HTK 液反复灌注肝脏。切除完病灶后再原位移植至体内。1991 年，Hannoun 等[8] 基于 ELRA 的理论，实施了半离体肝切除和自体肝移植手术，减少了术中无肝期时间，减少了需要进行血管吻合的部位。随后国内多个中心实施了半离体或离体肝切除的自体肝移植术。2005 年温浩和黄洁夫等[9] 完成 1 例复杂肝胆管癌病人的 ELRA 手术。2010 年，温浩和董家鸿[10] 等应用 ELRA 治疗终末期肝泡型肝棘球蚴病（hepatic alveolar echinococcosis，HAE），并对具有丰富侧支循环的病人实施了临时性的门 – 体静脉分流手术。在早期的临床实践中，此术式操作复杂、手术耗时、静脉转流时间长以及需要在冷灌注下实现部分肝切除，以上因素均可引发严重的肝脏缺血再灌注损伤，导致较高的死亡率[11]，限制了 ELRA 的广泛开展。近几年，随着麻醉技术、可选择的吻合血管材料的进步以及术后监护的理念更新，此类复杂手术成为常规手术。我们团队共开展临床自体肝移植 11 例，其中肝内胆管细胞癌 1 例、转移性肝癌 2 例、肝包虫病 8 例，取得了很好的效果。

二、ELRA 的手术适应证与禁忌证

1. ELRA 手术适应证

ELRA 已被报道用于治疗原发性肝癌、肝内胆管癌、结直肠癌肝转移、肝脏平滑肌肉瘤以及一些良性疾病，包括肝脏局灶性增生结节、肝脏巨大血管瘤、肝脏平滑肌瘤和实性纤维瘤[12-14]。当上述病变存在以下解剖学特征时，为 ELRA 的最佳适应证：①位于第一、第二和第三肝门之间的病变；②位于尾状叶并侵犯第二或第三肝门结构的恶性肿瘤和部分良性肿瘤[15-17]；③病变累及肝后下腔静脉（retrohepatic inferior vena cava，RHIVC）和肝静脉者[18-19]；④复杂肝外伤伴肝静脉汇合部及下腔静脉撕裂伤；⑤慢性 HAE 导致的 Budd – Chiari 综合征[20]。

目前报道最多的 ELRA 主要疾病种类为泡型肝棘球蚴病[21-23]。泡型肝棘球蚴病是一种恶性样生长的良性疾病，从血管侵犯方面来讲，晚期 HAE 不仅常侵犯肝脏主要门静脉和肝静脉系统，还可累及肝后下腔静脉（RHIVC），甚至向上浸润右心房和向下侵犯肾静脉 – 下腔静脉汇合部。在累及血管的同时，也可侵犯病人的胆道系统，造成胆管的阻塞，引起黄疸。泡型肝棘球蚴病的慢性感染和占位效应造成的特殊解剖条件，使 ELRA 非常适用于这种疾病。

2. ELRA 手术禁忌证

病人合并严重的肝硬化或 Budd – Chiari 综合征、胆汁淤积型肝炎、继发性硬化性胆管炎时[19, 24-26]，可导致肝功能不全，这些病人禁用 ELRA。如果多器官 AE 病人的肝外病变可以用阿苯达唑控制，为相对禁忌证。

三、ELRA 的术前评估

鉴于 ELRA 是一种复杂的非常规手术，施行此类手术需要肝胆外科、肝移植科、放射科、介入影像科、肝病内科等医生和麻醉师共同参与讨论，仔细评估以下几个内容：①肝功能，Child-Pugh 分级 A 级，无明显肝硬化；②无严重脂肪变性（≤ 30%）及活动性肝炎；③无明显胆汁淤积；④ 15min ICG 滞留率< 20%；⑤血清总胆红素应<正常值上限的 2 倍，对梗阻性黄疸病人应行以降低血胆红素为目的的胆道引流术[27]；⑥预估残肝体积与标准肝脏体积之比至少为 0.35[28-29]；⑦使用 MRI 与增强 CT 扫描来确定病变部位。累及血管及胆管时，应同时评估肝动脉、门静脉及胆管受侵范围，必要时可联合 PET-CT 检查是否存在肝外转移。3D 重建技术可帮助外科医生了解肝脏中每条重要血管的走行、变异以及病灶与周围血管的毗邻关系。与常规肝切除手术相比，病灶不可切除定义为 3 条肝静脉广泛累及以及累及 RHIVC 或者第一肝门血管和胆管。王文涛等根据下腔静脉、门静脉及肝静脉的浸润模式，将涉及解剖异常的病变分为 4 类：Ⅰ型，最大特点在于对第一肝门的严重侵犯，同时伴随轻微至中度的 IVC 和流出道的受侵表现；Ⅱ型，主要累及 IVC 的侵

犯，可能涉及膈肌或更深层的右心房；Ⅲ型，涉及肝脏多部位的血管侵犯，但无所有重要血管累及；Ⅳ型，涉及的血管侵犯较轻且范围较小。当确诊为Ⅰ型或Ⅱ型时，ELRA的实施是必要的；Ⅲ与Ⅳ型被认为是ELRA的相对适应证，后者也可以在体内进行手术[30]。

四、ELRA 的技术要点

ELRA 是技术要求最高的手术之一，涉及一系列复杂的过程，如肝血流阻断、肝脏切除、静脉转流、体外器官灌注和切除、重建涉及的主要血管和胆管等。

1. 肝脏切除技术

首先探查有无肝外病变，明确手术的根治机会。术中超声可进一步明确病灶的病变范围，排除术前影像学上没有发现的微小病灶，确定病灶与肝动脉、门静脉、肝静脉及 IVC 的关系。游离肝脏时需首先解剖第一肝门，骨骼化肝动脉、胆总管与门静脉[31]。接着游离肝周韧带，显露下腔静脉左侧壁和右侧壁。在游离肝脏的过程中应避免损伤来源于胃左动脉的副肝左动脉。如病灶累及第二肝门，则将肝脏从下腔静脉上游离出，结扎肝短静脉。切断胆管、门静脉和肝动脉后，在第二肝门处切除部分下腔静脉壁，完整切除肝脏。如病灶累及肝后下腔静脉，则显露下腔静脉两侧后，沿下腔静脉后方进行分离，注意结扎腰静脉，必须显露足够长度的下腔静脉，以便建立临时循环和术后重建流出道。继续解剖第二肝门，解剖出肝上下腔静脉，再次保留足够的长度以方便重建流出道。病灶如侵犯肝上下腔静脉和膈肌，则需要同时切除膈肌。如没有侵犯第二肝门，则确定肝左静脉、肝中静脉、肝右静脉三条静脉的走向和解剖变异，用悬吊的方式保护保留的肝静脉。

2. 肝脏离体灌注技术

ELRA 手术中，肝脏离体缺血时间可能较异体肝移植长，为了减少这种损伤，现阶段通常采用标准静态冷藏（SCS）或机器灌注（MP）的方式，这是减轻 ELRA 手术中缺血再灌注损伤的最常用策略之一[29]。常用的保存液及灌注液有 UW 液、HTK 液以及 EC 液等。研究表明 UW 液与HTK 液用于终末期泡型肝棘球蚴病病人 ELRA 中疗效相同，但前者可导致更高的术后胆道并发症发生率[32]。

以低温（0～4℃）进行灌注为最常用的保存方法之一[33-34]。对不同温度灌注方式的研究发现，32℃轻度低温再灌注可减轻缺血－再灌注对肝脏组织线粒体活性的影响，并且轻度低温再灌注能够显著提高线粒体膜电位、ATP 含量和线粒体呼吸，并显著减少了滞后相[35]。在 Enrico 等[36] 的研究中，离体肝脏被放入常温机器灌注系统中，连续灌注 2 h，然后将其原位植入同一动物体内，所有动物在手术过程中存活。这种灌注方式用于一位不可切除肝内胆管癌病人的 ELRA 手术时，再灌注后 60 min 记录到天冬氨酸转氨酶（AST）水平峰值（460±87）U/L，乳酸水平在 120 min 时上升（3.6±0.2）mmol/L。因此，了解灌注方式、灌注液、灌注温度影响缺血再灌注损伤的机制以及对改善缺血再灌注损伤效果的评估是 ELRA 过程中肝脏灌注技术的关键点。

3. ELRA 术中静脉转流与分流技术的应用

由于 ELRA 手术过程繁杂，且无肝期比同种异体肝移植长，通常情况下，人体只能耐受 60 ～ 90min 的无肝状态。在此期间，接受 ELRA 病人的血液循环和内环境更容易受到影响[37]。为了确保手术的成功实施并保护病人安全，建议使用无肝期的转流或分流技术。这种方法最早由 Moore 等[38] 在 1960 年提出，用于原位肝移植手术，目的是保持无肝期的血流动力学稳定。ELRA 术中行门腔分流可缩短手术时间和热缺血时间，因此减轻了肝损伤，同时改善术后肾功能，最终提高总体生存率和移植物生存率。建议所有接受 ELRA 的病人均应常规行临时 IVC 重建联合门腔分流手术，以保证血流动力学稳定，降低细菌移位导致的术后感染发生率（图 20-1）。

4. ELRA 术中血管重建技术

下腔静脉重建：对于部分侧壁切除的 IVC，缺损较小时可考虑采用直接缝合的方法或使用心包补片成形术（图 20-2），既可保持血管良好的张力也可维持血管通畅。缺损在 5cm 以内时，也可以采用双侧的大隐静脉拼接成形，用于替代缺损的下腔静脉。如果切除了 > 75% 的横截面，则需要完全切除和重建，并使用同种异体血管或人工血管对下腔静脉进行重建[39]（图 20-1）。环形聚四氟乙烯（PTFE）人工血管的尺寸可以匹配，采用 4-0 或 5-0 聚丙烯缝线缝合到位。但人造血管和异体静脉可导致严重感染、术后易形成血栓及排异反应的问题[40-41]。若肝后下腔静脉周围形成丰富的侧支循环，并在术中离断肝上下腔静脉与肝下下腔静脉，可以保持血流动力学稳定，可以考虑不进行肝后下腔静脉的重建[42]。

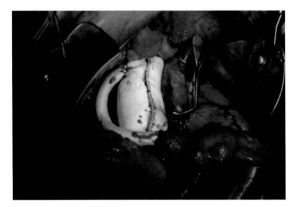

图 20-1　人工血管重建下腔静脉

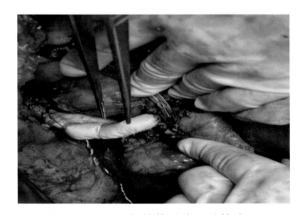

图 20- 2　心包补片重建下腔静脉

流出道重建：在进行自体移植前，需要确保残肝的肝静脉流出通畅。重建流出道时，应避免肝静脉口狭窄或者受到牵拉成角。对侵犯第二肝门或者累及 2 条以上主肝静脉的肿瘤，切除病灶后，断面各主要引流静脉之间距离较远，可以采用异体组织修补（图 20-3）或自体组织修补（图 20-4）。后者可使用大隐静脉、颈静脉、脐静脉、镰状韧带和腹壁壁层作为修补成形的材料[39]。

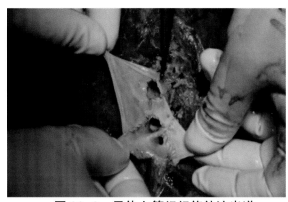

图 20-3　异体血管组织修补流出道

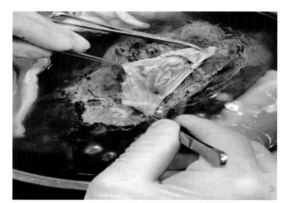

图 20-4　镰状韧带和壁层腹膜修补流出道

5. ELRA 术中胆管重建技术

根据病变累及胆管和肝切除的范围，可以做胆管对胆管吻合、胆肠吻合、一侧或者一叶胆管对胆管吻合同时联合胆肠吻合。

6. 膈肌修补

对终末期肝棘球蚴病或者恶性肿瘤病人行 ELRA，若发现需考虑行膈肌切除，保留足够的膈肌行对拢缝合。因切除范围过大无法实现低张力缝合时，为防止气胸及缝合口裂开等术后并发症，应使用补片对膈肌缺损部位进行修补。

7. 在体优先原则

离体切除中有可能失去部分流入道与流出道完整的正常肝脏组织和术后发生胆漏等并发症。为避免全离体切除的病例出现上述问题，可首先采取在体病灶切除、劈裂肝脏至受累及的重要管道，在体操作极为困难或无法操作时再采取全肝离体切除病灶和重建受侵管道的策略，以降低术后肝断面胆汁漏、出血和肝衰竭的风险，缩短残肝冷缺血时间 [43]。

8. 增加残肝体积的策略

残肝体积不足是无法手术切除的重要原因，选择性门静脉栓塞（portal vein embolization，PVE）、联合肝脏离断和门静脉结扎的二步肝切除术（associating liver partition and portal vein ligation for staged hepatectomy，ALPPS）、肝静脉剥夺术（liver venous deprivation，LVD）等促进肝脏体积增生技术为残肝体积不足提供了手术新思路 [43]。

ELRA 在晚期 HAE 中显示了非常良好的效果。尽管 ELRA 在高度恶性肿瘤中的预后表现较差 [21, 44]，但目前靶向治疗与免疫治疗效果的提高，可以为 ELRA 病人提供后续的治疗保障，从而扩大 ELRA 的适应证，让更多的病人从该术式中获益。

（张万广　樊海宁）

参 考 文 献

[1] HWANG R, LIOU P, KATO T. Ex vivo liver resection and autotransplantation: an emerging option in selected indications[J]. J Hepatol，2018，69：1002-1003.

[2] GEORGE A, RAMMOHAN A, REDDY SM, et al. Ex situ liver resection and autotransplantation for advanced cholangiocarcinoma[J]. BMJ Case Rep，2019，12: e230808.

[3] WEINER J, HEMMING A, LEVI D, et al. Ex vivo liver resection and autotransplantation: should it be used more frequently?[J]. Ann Surg，2022，276: 854-859.

[4] AIGNER K, DOBROSCHKE J, WEBER EG, et al. Successful reimplantation of splenic tissue after neonatal abdominal trauma[J]. Lancet，1980，1(8164): 360-361.

[5] HARDY JD. High ureteral injuries. Management by autotransplantation of the kidney[J]. JAMA，1963，184：97-101.

[6] BISMUTH H, HOUSSIN D. Reduced-sized orthotopic liver graft in hepatic transplantation in children[J]. Surgery，1984，95：367-370.

[7] PICHLMAYR R，BRETSCHNEIDER HJ, KIRCHNER E，et al. Ex situ operation on the liver. A new possibility in liver surgery[J]. Langenbecks Arch Chir，1988，373 (2)：122-126.

[8] HANNOUN L, BALLADUR P, DELVA E, et al. "Ex situ-in vivo" surgery of the liver: a new technique in liver surgery. Principles and preliminary results[J]. Gastroenterol Clin Biol，1991，15 (1)：758-761.

[9] 温浩，黄洁夫，张金辉，等.体外肝肿瘤切除加自体肝移植术治疗肝内胆管细胞癌一例[J].中华外科杂志，2006，9：642-644.

[10] WEN H, DONG JH, ZHANG JH，et al. Ex vivo liver resection followed by autotransplantation for end-stage hepatic alveolar echinococcosis[J]. Chin Med J，2011，124 (18)：2813-2817.

[11] RAAB R, SCHLITT HJ, OLDHAFER KJ, et al. Ex-vivo resection techniques in tissue-preserving surgery for liver malignancies[J]. Langenbecks Arch Surg，2000，385：179-184.

[12] OZSOY M, OZSOY Z, YILMAZ S, et al. Ex situ liver resection and partial liver autotransplantation for advanced cholangiocarcinoma[J]. Niger J Surg，2019，25：97-100.

[13] BUCHHOLZ BM, PINTER CARVALHEIRO DA SILVA BOTEON A, TANIERE P, et al. Autotransplantation of the liver for ex vivo resection of intrahepatic caval leiomyosarcoma: a case report[J]. Exp Clin Transplant，2020，18：396-401.

[14] SHEN S, KONG J, QIU Y, et al. Ex vivo liver resection and autotransplantation versus allotransplantation for end-stage hepatic alveolar echinococcosis[J]. Int J Infect Dis，2019，79：87-93.

[15] GRINGERI E, POLACCO M, D'AMICO FE, et al. Liver autotransplantation for the treatment of

unresectable hepatic metastasis: an uncommon indication: a case report[J]. Transplant Proc，2012，44：1930-1933.

[16] WAISBERG DR, PINHEIRO RS, NACIF LS, et al. Resection for intrahepatic cholangiocellular cancer: new advances[J]. Transl Gastroenterol Hepatol，2018，3：60.

[17] EGHLIMI H, ARASTEH P, SHAMSAEEFAR A, et al. Ex vivo resection and temporary portocaval shunt of unresectable hepatocellular carcinoma followed by autotransplantation of liver: a case report[J]. World J Surg Oncol，2020，18：7.

[18] VICENTE E, QUIJANO Y, IELPO B, et al. Ex situ hepatectomy and liver autotransplantation for cholangiocarcinoma[J]. Ann Surg Oncol，2017，24：3990.

[19] HWANG R, LIOU P, KATO T. Ex vivo liver resection and autotransplantation: an emerging option in selected indications[J]. J Hepatol，2018，69：1002-1003.

[20] WANG C, QIU Y, WANG W. Application of ex vivo liver resection and autotransplantation in treating Budd-Chiari syndrome secondary to end-stage hepatic alveolar echinococcosis: a case series[J]. Medicine (Baltimore)，2021，100：e27075.

[21] ZAWISTOWSKI M, NOWACZYK J, JAKUBCZYK M, et al. Outcomes of ex vivo liver resection and auto-transplantation: a systematic review and meta-analysis[J]. Surgery，2020，168：631-642.

[22] QIU Y, YANG X, WANG T, et al. Learning curve of ex vivo liver resection and autotransplantation in treating end-stage hepatic alveolar echinococcosis: a RACUSUM analysis[J]. Front Surg，2021，8：753968.

[23] JIANG T, AJI T, WANG Z, et al. Reconstruction of hepatic venous outflow and management of its complications using ex vivo liver resection and autotransplantation: a single-center experience[J]. Expert Rev Gastroenterol Hepatol，2022，16：279-287

[24] CHENG F, YANG Z, ZENG J, et al. Anesthesia management of modified ex vivo liver resection and autotransplantation[J]. Ann Transplant，2018，23：274-284.

[25] GRUTTADAURIA S, MARSH JW, BARTLETT DL, et al. Ex situ resection techniques and liver autotransplantation: last resource for otherwise unresectable malignancy[J]. Dig Dis Sci，2005，50：1829-1835.

[26] CHEN KF, TANG YY, WANG R, et al. The choose of different surgical therapies of hepatic alveolar echinococcosis: a single-center retrospective case-control study[J]. Medicine (Baltimore) ，2018，97：e0033.

[27] WEN H, VUITTON L, TUXUN T, et al. Echinococcosis: advances in the 21st century[J]. Clin Microbiol Rev，2019，32：e00075-18.

[28] YE QF，SENNINGER N. The consensus on liver autotransplantation from an international panel of experts[J]. Hepatobiliary Pancreat Dis Int，2017，16（1）：10-16.

[29] 卢远响，张万广.离体肝切除术研究进展[J].临床外科杂志，2022，30（1）：1-3.

[30] QIU Y, YANG X, SHEN S, et al. Vascular infiltration-based surgical planning in treating end-stage hepatic alveolar echinococcosis with ex vivo liver resection and auto-transplantation[J]. Surgery，2019，165：

889-896

[31] 束越，施舒鹏，常久翔，等. 乙型肝炎相关性肝细胞癌腹腔镜手术安全性分析[J]. 腹部外科，2023，36 (1)：40-44, 49.

[32] APAER S，TUXUN T，LI T，et al. Compared efficacy of University of Wisconsin and histidine-tryptophan-ketoglutarate solutions in ex-situ liver resection and autotransplantation for end-stage hepatic alveolar echinococcosis patients [J]. Hepatobiliary Pancreat Dis Int，2019，18 (5)：430-438.

[33] VAN RIJN R, SCHURINK IJ, DE VRIES Y, et al. Hypothermic machine perfusion in liver transplantation：a randomized trial[J]. N Engl J Med，2021，384 (15)：1391-1401.

[34] BANKER A, BHATT N, RAO PS, et al. A review of machine perfusion strategies in liver transplantation[J]. Clin Exp Hepatol，2023，13 (2)：335-349.

[35] MARTINS RM, TEODORO JS, FURTADO E, et al. Mild hypothermia during the reperfusion phase protects mitochondrial bioenergetics against ischemia-reperfusion injury in an animal model of ex-vivo liver transplantation-an experimental study[J]. Int J Med Sci，2019，16(9)：1304-1312.

[36] GRINGERI E, AURICCHIO P, PERIN L, et al. A translational approach to standardization of machine perfusion adoption in Ex vivo liver resection[J]. Ann Surg Oncol，2020，27 (6)：1919.

[37] 王伟，叶啟发，范晓礼，等. 自体肝移植术中静脉转流技术的探讨 [J]. 中华肝胆外科杂志，2015，21 (9)：641-644.

[38] MOORE FD, WHEELE HB, DEMISSIANOS HV, et al. Experimental whole-organ transplantation of the liver and the spleen [J]. Ann Surg，1960，152 (3)：374-387.

[39] MAIMAITINIJIATI Y, AJI T, JIANG TM, et al. Approaches to reconstruction of inferior vena cava by ex vivo liver resection and autotransplantation in 114 patients with hepatic alveolar echinococcosis [J]. World J Gastroenterol，2022，28 (31)：43514362.

[40] CHUNG MH, CHUANG CC, LIAW LF, et al. Thrombotic ringed polytetrafluoroethylene graft with infection after living-donor liver transplantation [J]. Transplant Proc，2018，50 (9)：2606-2610.

[41] ARIMA H, NAGATA M, FUJISAKI K, et al. GRAFT infection of thoracic aorta due to group C beta-hemolytic streptococcus：a case report [J]. Angiology，2005，56 (2)：237-241.

[42] YANG XW, WANG T, KONG JJ, et al. Resection of retrohepatic inferior vena cava without reconstruction in ex vivo liver resection and autotransplantation：a retrospective study[J]. BMC Surg，2020，20 (1)：56.

[43] 庞北川，张娜，左邦佑，等. 终末期肝泡型包虫病的肝移植治疗[J]. 器官移植，2024，15 (2)：163-170.

[44] SERRABLO A, GIMÉNEZ-MAUREL T, UTRILLA FORNALS A, et al. Current indications of ex-situ liver resection: a systematic review [J]. Surgery，2022，172 (3)：933-942.